JN044809

管理栄養士国家試験対策オリジナル問題集

オリジナル問題集

管理栄養士

国試合格のエッセンス

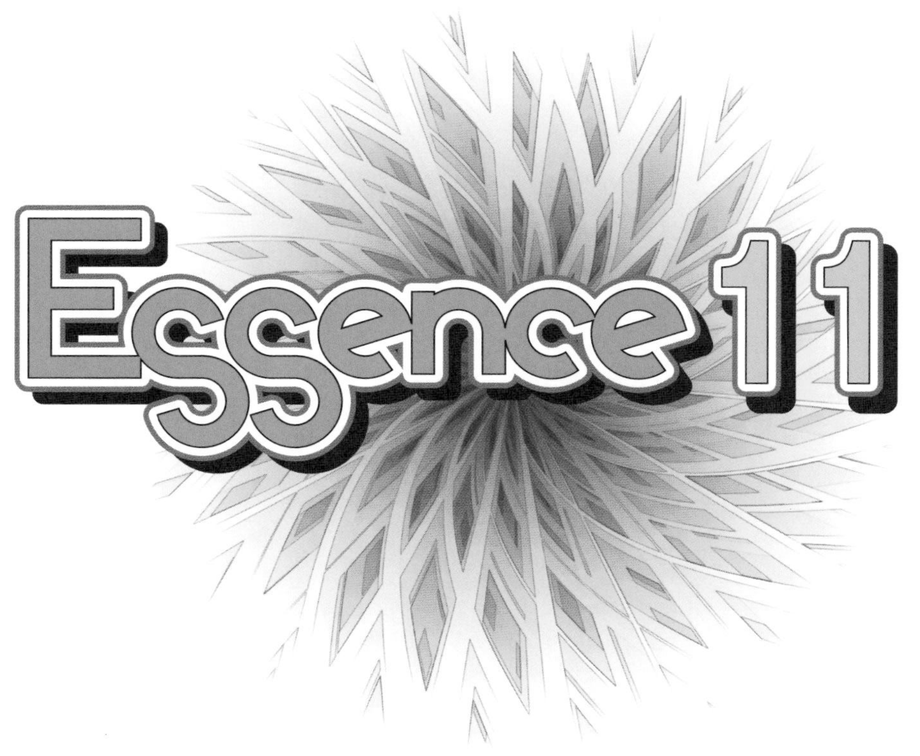

日本医歯薬研修協会[編]

はじめに

イシヤクのオリジナル問題集「管理栄養士国試合格のエッセンス」受験生待望の第11巻が、さらに内容を充実させ発刊になりました。第34回国家試験から適用の新しい出題基準（ガイドライン）では、出題項目の整理、各科目ごとの問題数の変更により、管理栄養士国家試験はその傾向が大きく変化しました。このような状況の中、これまでと同様な国試既出問題（過去問）中心の国試対策で、新出題形式に対する準備をしないまま「合格は楽勝！」と言えるでしょうか。日本医歯薬研修協会では、39年にわたり歯科医師国家試験、医師国家試験、薬剤師国家試験などの医療系国家試験受験対策に携わった経験からオリジナル問題にこだわり続けています。国試既出問題対策と良質なオリジナル問題演習こそが国試合格の両輪と考えるからです。本書「管理栄養士国試合格のエッセンス11」は、受験生に新傾向問題に対応した良質なオリジナル問題を通し、国試合格に必要なエッセンス（本質、真髄）を提供するために編集されています。
日本医歯薬研修協会では受験生の皆様が、「エッセンス」シリーズ第10巻にひきつづいて本書の利用でさらに国家試験合格を確実なものとし、国試本番で戸惑わない知識を備え、輝かしい未来への扉を開かれることを希望しています。

2020．11．28　日本医歯薬研修協会

Contents

マークについて

それぞれの問題を精査し難易度を３段階にわけました。
の数が多いほど難易度の高い問題になります。

問題 ■200問■

国家試験の構成

（第34回管理栄養士国家試験より適用）

午前問題	題　数	試験時間	
社会・環境と健康	16	10:00〜12:25	2時間25分
人体の構造と機能及び疾病の成り立ち	26		
食べ物と健康	25		
基礎栄養学	14		
応用栄養学	16		
午前問題計	97		
午後問題	**題　数**	**試験時間**	
栄養教育論	13	13:40〜16:20	2時間40分
臨床栄養学	26		
公衆栄養学	16		
給食経営管理論	18		
応用力試験	30		
午後問題計	103		

国家試験受験資格

厚生労働省「新しい管理栄養士国家試験について」より引用

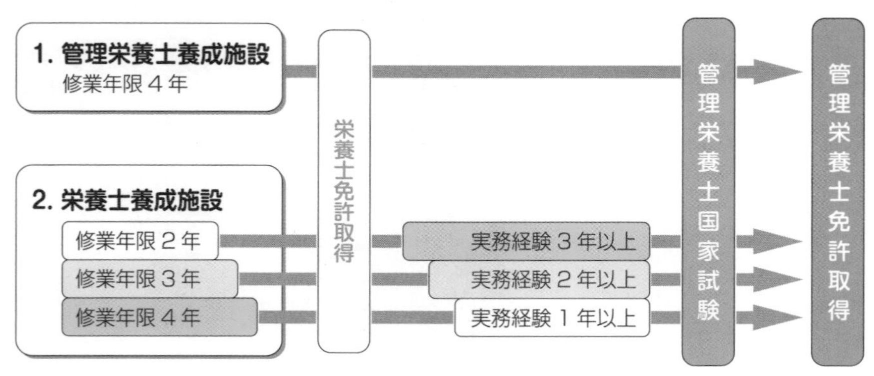

問　題

■ 200問 ■

1 社会・環境と健康

1　地域レベルのヘルスプロモーション推進事業の例である。**最も適切な**のはどれか。１つ選べ。

(1)　地域医療支援病院の設置
(2)　特別養護老人ホームの設置
(3)　公共施設のバリアフリー化
(4)　公園内のウォーキングコースの整備

2　気候変動抑制に関する多国間の国際的な取り決めである。正しいのはどれか。１つ選べ。

(1)　パリ協定
(2)　ロンドン条約
(3)　バーゼル条約
(4)　ワシントン条約
(5)　モントリオール議定書

3　わが国の近年の人口動態統計に関する記述である。最も適当なのはどれか。１つ選べ。

(1)　合計特殊出生率は、1.2を下回っている。
(2)　粗死亡率（全死因）は、低下傾向である。
(3)　死因順位の第３位は、脳血管疾患である。
(4)　20歳代の死因順位の第１位は、悪性新生物である。
(5)　女性の胃がんの年齢調整死亡率は、低下傾向である。

4 患者調査に関する記述である。正しいのはどれか。１つ選べ。

(1) 総務省によって行われる。

(2) 調査は５年に１度行われる。

(3) 調査項目に通院者率がある。

(4) 主な傷病の総患者数では、糖尿病が最も多い。

(5) 傷病別の推計入院患者数では、精神及び行動の障害が最も多い。

5 症例対照研究に関する記述である。最も適当なのはどれか。１つ選べ。

(1) 追跡調査を実施する。

(2) 寄与危険を計算できる。

(3) コホート研究に比べて、費用が高くなる。

(4) コホート研究に比べて、調査期間が短期間である。

(5) コホート研究に比べて、曝露情報への信頼性が高い。

6 疾患Ａの有病率が80%の集団1,000人に対して、敏感度80%、特異度70%のスクリーニング検査を実施した。このスクリーニング検査の評価に関する記述である。正しいのはどれか。１つ選べ。

(1) 偽陽性率は、20%である。

(2) 偽陰性率は、30%である。

(3) 陽性反応的中度は、50%である。

(4) 特異度が上昇すると、敏感度も上昇する。

(5) 有病率の低下により、陽性反応的中度は低下する。

7　わが国のたばこ対策に関する記述である。正しいのはどれか。１つ選べ。
(1)　禁煙補助薬は、医師の処方を必要とする。
(2)　特定保健指導において、禁煙支援が行われる。
(3)　入院基本料の算定条件として、屋内への分煙施設の設置が義務付けられている。
(4)　たばこ事業法により、施設管理者への受動喫煙防止が義務付けられている。
(5)　たばこパッケージには、喫煙による健康影響に関する注意喚起画像の表示が義務付けられている。

8　飲酒に関する記述である。最も適当なのはどれか。１つ選べ。
(1)　健康日本21（第二次）の目標には、飲酒者の減少がある。
(2)　プリン体の少ないアルコール飲料であっても、血清尿酸値は上昇する。
(3)　飲酒は、食道がんのリスク要因にならない。
(4)　生活習慣病のリスクを高める飲酒量は、男性では純アルコール換算で20g／日としている。
(5)　適正飲酒の概念の普及・啓発は、飲酒運転の防止につながる。

9　「虚血性心疾患の一次予防ガイドライン（2012年改訂版）」に示されている虚血性心疾患のリスク因子である。**誤っている**のはどれか。１つ選べ。
(1)　加齢
(2)　飲酒習慣
(3)　精神的ストレス
(4)　冠動脈疾患の家族歴
(5)　CKD（慢性腎臓病）

10 以下は、感染症法に基づく感染症類型を説明した文章である。該当する感染症類型として、正しいのはどれか。１つ選べ。

「感染力及び罹患した場合の重篤性等に基づいて総合的な観点からみた危険性は高くはないが、特定の職業への就業によって感染症の集団発生を起こしうる感染症。」

(1) １類感染症
(2) ２類感染症
(3) ３類感染症
(4) ４類感染症
(5) ５類感染症

11 給食受託会社Ａに勤務し、病院Ｂに配属されている管理栄養士のＫさん（45歳、男性）である。調理作業中に揚げ油により両手を火傷し、ただちに病院Ｂの皮膚科を受診した。

その際、適用となる公的保険である。正しいのはどれか。１つ選べ。

(1) 介護保険
(2) 雇用保険
(3) 組合管掌健康保険
(4) 労働者災害補償保険
(5) 全国健康保険協会管掌健康保険（協会けんぽ）

12 公的医療保険の給付対象である。正しいのはどれか。１つ選べ。

(1) 正常分娩
(2) フッ化物歯面塗布
(3) 生殖補助治療
(4) 入院中の食事代
(5) インフルエンザの予防接種

13 地域保健法における市町村（保健所設置市を除く）の役割である。正しいのはどれか。1つ選べ。
(1) 感染症予防の拠点
(2) 健康危機管理の拠点
(3) 食品衛生に関する指導
(4) 関係機関への技術的な援助
(5) 地域保健対策に必要な人材の確保

14 母子健康手帳に関する記述である。正しいのはどれか。1つ選べ。
(1) 妊娠から出産後1歳までの母子の健康・成長を記録する手帳である。
(2) 妊婦健康診査を受診した医療機関で交付される。
(3) 妊婦健康診査の結果は、妊婦自身が記載する。
(4) 予防接種の記入欄がある。
(5) 省令様式には、児童虐待を発見した際の通告方法が記載されている。

15 地域包括ケアシステムの構成要素である。**誤っている**のはどれか。1つ選べ。
(1) 医療
(2) 介護
(3) 年金
(4) 介護予防
(5) 生活支援

16 学校保健安全法に関する記述である。正しいのはどれか。1つ選べ。
(1) 対象に保育所が含まれる。
(2) 厚生労働省が所管している。
(3) 教職員の健康診断に関する規定がある。
(4) 感染症による出席停止は、学校医が決める。
(5) 就学時健康診査は、就学後1か月以内に実施する。

2 人体の構造と機能及び疾病の成り立ち

17 上皮組織に関する記述である。最も適当なのはどれか。１つ選べ。

(1) 血管内皮は、移行上皮である。
(2) 食道は、重層扁平上皮である。
(3) 大腸粘膜は、単層扁平上皮である。
(4) 腎盂は、単層円柱上皮である。
(5) 膀胱は、重層円柱上皮である。

18 たんぱく質に関する記述である。最も適当なのはどれか。１つ選べ。

(1) たんぱく質の一次構造には、βシートがある。
(2) コラーゲンは、二重らせん構造をもつ。
(3) インスリンは、Ａ鎖とＢ鎖の２本のポリペプチド鎖から成る。
(4) 免疫グロブリンの単量体は、１本ずつＬ鎖とＨ鎖をもつ。
(5) ヘモグロビンは、２量体である。

19 核酸に関する記述である。最も適当なのはどれか。１つ選べ。

(1) ヌクレオチドは、六炭糖を含む。
(2) 核酸に含まれるピリミジン塩基の種類は、DNAとRNAで同一である。
(3) 染色体DNAを基にして、mRNAが生成されることを転写という。
(4) イントロンは、たんぱく質に翻訳される。
(5) プリン塩基は、尿素と二酸化炭素に代謝される。

20 生体エネルギーの産出に関する記述である。最も適当なのはどれか。１つ選べ。

(1) 好気的条件下でも、解糖系などの嫌気的反応は起こる。
(2) 電子伝達系では、ユビキチンが電子の供与に関わっている。
(3) 電子伝達系の電子受容体は酸素分子であり、最終的に二酸化炭素となる。
(4) 脱共役たんぱく質（UCP）の働きによって、ATPを産出する。
(5) 基質レベルのリン酸化では、水素イオン（H^+）濃度勾配を利用してATPを産出している。

21 酵素に関する記述である。最も適当なのはどれか。１つ選べ。

(1) アポ酵素は、補欠分子族を含む。
(2) 酵素のアロステリック部位は、基質を結合する。
(3) 化学反応における活性化エネルギーは、酵素によって上昇する。
(4) ミカエリス定数（Km）が小さいほど、酵素と基質の親和性が高い。
(5) 競合阻害では、酵素反応の最大速度は低下する。

22 脂質代謝に関する記述である。最も適当なのはどれか。１つ選べ。

(1) 脂肪酸は、β酸化により水と二酸化炭素になる。
(2) 脂肪酸は、ミトコンドリア内で合成される。
(3) ケトン体は、肝臓の細胞質ゾルで生成される。
(4) ケトン体は、肝臓でエネルギー源とならない。
(5) リノール酸は、アラキドン酸から生成される。

23 代謝性アルカローシスを引き起こす病態である。最も適当なのはどれか。１つ選べ。

(1) １型糖尿病
(2) 原発性アルドステロン症
(3) 肺気腫
(4) 過呼吸症候群
(5) 周期性嘔吐症

24 個体の死に関する記述である。**誤っている**のはどれか。１つ選べ。

(1) 心臓死では、瞳孔が散大している。
(2) 心臓死では、平坦脳波を認める。
(3) 脳死では、深昏睡を認める。
(4) 脳死では、対光反射が消失している。
(5) 植物状態では、自発呼吸を認めない場合が多い。

25 臨床検査に関する記述である。最も適当なのはどれか。１つ選べ。

(1) 心電図のＰ波は、心室の興奮を反映している。
(2) 血清アルブミン値の低下は、血漿膠質浸透圧を上昇させる。
(3) HbA１cは、過去１～２週間の血糖値を反映する。
(4) CEA（癌胎児性抗原）は、胃がんで高値となる。
(5) CT（コンピュータ断層撮影）は、磁気を利用している。

26 疾患の治療に関する記述である。最も適当なのはどれか。１つ選べ。

(1) ホスピスでは、急性期医療を行っている。
(2) わが国では、脳死状態での心臓移植は認められていない。
(3) 親子間での移植は、同種移植である。
(4) 臓器移植時にみられる拒絶反応には、免疫抑制薬は無効である。
(5) 一次救命措置とは、医療器具や薬剤などを用いて医師や救急救命士が行う救命処置をいう。

27 糖尿病に関する記述である。最も適当なのはどれか。１つ選べ。

(1) 尿中Ｃ-ペプチド排泄量は、インスリン産生能の指標である。
(2) 糖尿病は、褥瘡発症の外的誘因である。
(3) アルブミン尿は、糖尿病腎症の末期になって出現する。
(4) 尿糖が陽性であれば、糖尿病と診断できる。
(5) 糖尿病患者が感冒（風邪）に罹患すると、血糖値は低下傾向となる。

28 咀嚼・嚥下に関与する器官の構造・機能に関する記述である。最も適当なのはどれか。１つ選べ。

(1) 耳下腺は、内分泌腺である。
(2) 口峡は、歯列よりも口唇側の領域である。
(3) 舌咽神経は、舌の運動を支配する。
(4) 側頭筋は、咀嚼筋の１つである。
(5) 喉頭蓋は、嚥下時に鼻咽頭腔を閉鎖する。

29 炎症性腸疾患に関する記述である。最も適当なのはどれか。１つ選べ。

(1) クローン病は、更年期に好発する。
(2) クローン病の好発部位は、回腸末端である。
(3) クローン病では、炎症は粘膜に限局している。
(4) 潰瘍性大腸炎では、非連続性の病変がみられる。
(5) 潰瘍性大腸炎の患者数は、クローン病患者よりも少ない。

30 循環器系の構造と機能に関する記述である。最も適当なのはどれか。１つ選べ。

(1) 血管運動中枢は、脊髄に存在する。
(2) 大動脈は、弾性線維を多く含む。
(3) １回拍出量が増加すると、収縮期血圧は低下する。
(4) 右心室の壁厚は、左心室の壁厚より厚い。
(5) アンギオテンシンⅡは、末梢血管を拡張させる。

31 左心不全でみられる症状・所見である。最も適当なのはどれか。１つ選べ。

(1) 腹水
(2) 肺水腫
(3) 肝肥大
(4) 下腿浮腫
(5) 頸静脈怒張

32 腎臓・尿路の構造と機能に関する記述である。最も適当なのはどれか。1つ選べ。

(1) 右の腎臓の方が、左より頭側に存在している。
(2) 腎臓の皮質は、髄質より内側に存在している。
(3) 腎臓と膀胱の間は、尿道である。
(4) グルコースは、ほぼ100%集合管で再吸収される。
(5) 正常尿のpHは、約5.0～7.0である。

33 透析に関する記述である。最も適当なのはどれか。1つ選べ。

(1) 近年の透析導入患者の主要原疾患は、慢性糸球体腎炎が最も多い。
(2) ループス腎炎による透析導入患者は、女性より男性で多い。
(3) 糸球体濾過量(GFR) 60mL／分／1.73m^2は、透析導入の対象範囲である。
(4) 物質除去能率は、血液透析が腹膜透析よりも高い。
(5) 血液透析の多くは、自宅で施行されている。

34 ホルモンに関する記述である。最も適当なのはどれか。1つ選べ。

(1) アセチルコリンは、カテコールアミンの一種である。
(2) オキシトシンは、脳下垂体前葉から分泌される。
(3) コルチゾールは、副腎皮質の束状層から分泌される。
(4) プロゲステロンは、排卵を誘発する。
(5) ソマトスタチンは、インスリンの分泌を促進する。

35 内分泌疾患に関する記述である。最も適当なのはどれか。1つ選べ。

(1) バセドウ病では、血清甲状腺刺激ホルモン(TSH)値が低下する。
(2) 原発性アルドステロン症では、血漿レニン活性が上昇する。
(3) クッシング症候群では、糖新生が抑制される。
(4) 甲状腺機能低下症では、頻脈になる。
(5) 先端巨大症では、低血糖症を合併する。

36 神経系の構造と機能に関する記述である。最も適当なのはどれか。1つ選べ。

(1) 体温調節中枢は、延髄にある。
(2) 聴覚中枢は、後頭葉にある。
(3) 神経活動電位の伝導速度は、無髄神経線維が有髄神経線維より速い。
(4) 副交感神経の興奮は、心拍数を減少させる。
(5) 脳神経は、31対である。

37 COPD（慢性閉塞性肺疾患）に関する記述である。最も適当なのはどれか。1つ選べ。

(1) 拘束性障害に分類される。
(2) 安静時エネルギー消費量（REE）が上昇する。
(3) 食欲は、増進する。
(4) 男性よりも女性に多い。
(5) 呼吸性アルカローシスになる。

38 運動器系の構造と機能に関する記述である。最も適当なのはどれか。1つ選べ。

(1) 筋小胞体は、粗面小胞体である。
(2) 骨格筋は、平滑筋である。
(3) 尺骨は、下腿の骨である。
(4) 脛骨は、上腕の骨である。
(5) 長管骨の成長は、骨端軟骨で行われる。

39 妊娠と分娩に関する記述である。最も適当なのはどれか。1つ選べ。

(1) プロラクチンは、子宮収縮作用をもつ。
(2) 黄体形成ホルモンは、排卵後に増加する。
(3) 胎盤は、ヒト絨毛性ゴナドトロピンを産生・分泌する。
(4) オキシトシンは、排卵を抑制する。
(5) エストロゲンは、下垂体前葉から分泌される。

40 血液系疾患に関する記述である。最も適当なのはどれか。1つ選べ。

(1) 鉄欠乏性貧血では、小球性低色素性貧血をきたす。
(2) 溶血性貧血では、血清フェリチン値は低下する。
(3) 特発性血小板減少性紫斑病（ITP）では、骨髄の低形成がみられる。
(4) 再生不良性貧血は、ビタミンB_{12}欠乏により起きる。
(5) 血友病は、ビタミンK欠乏により起きる。

41 免疫と生体防御に関する記述である。**誤っている**のはどれか。1つ選べ。

(1) ナチュラルキラー（NK）細胞は、非特異的免疫を担う。
(2) 唾液は、リゾチームを含む。
(3) ワクチン接種による免疫は、能動免疫である。
(4) 形質細胞は、細胞性免疫を担う。
(5) マクロファージは、抗原提示機能を持つ。

42 感染症とその病原体に関する組合せである。**誤っている**のはどれか。1つ選べ。

(1) 手足口病 ——— エンテロウイルス
(2) 子宮頸がん ——— ヒトパピローマウイルス
(3) 発疹チフス ——— リケッチア
(4) 麻疹 ——— マイコプラズマ
(5) オウム病 ——— クラミジア

3 食べ物と健康

43 米とその加工品に関する記述である。最も適当なのはどれか。1つ選べ。

(1) もち米は、アミロペクチンよりアミロースを多く含む。
(2) うるち米ともち米の炭水化物含量は、ほとんど変わらない。
(3) ビタミンB_1含量は、五分つき米に比べ七分つき米で多い。
(4) 精白米のアミノ酸価は、そば粉（全層粉）よりも高い。
(5) ビーフンの原料は、もち米である。

44 野菜類に関する記述である。最も適当なのはどれか。1つ選べ。

(1) トマトは、アブラナ科の植物である。
(2) 大根の辛味成分は、先端部ほど多い。
(3) なすのアントシアニン系色素は、褐変が起こりにくい。
(4) アスパラガスのアミノ酸組成では、アラニン、プロリンが多い。
(5) たけのこのえぐ味は、タンニン類によるものである。

45 魚介類に関する記述である。最も適当なのはどれか。1つ選べ。

(1) 魚肉たんぱく質のアミノ酸スコアは、80を下回る。
(2) 脂質含量は、赤身魚より白身魚のほうが多い。
(3) タウリンは、いかやたこなどの軟体動物に多く含まれる。
(4) 新鮮な海産魚には、トリメチルアミンが多く含まれる。
(5) 血合肉は、鉄の含有量が少ない。

46 甘味料に関する記述である。最も適当なのはどれか。1つ選べ。

(1) 車糖とは、結晶粒径が大きい精製糖のことをいう。
(2) グラニュー糖は、ざらめ糖の一種である。
(3) 三温糖の褐色は、アミノカルボニル反応による。
(4) 転化糖は、麦芽糖を原料として製造される。
(5) 水あめの主成分は、ショ糖である。

47 コロイド溶液に関する記述である。**誤っている**のはどれか。１つ選べ。

(1) コロイド溶液では、チンダル現象が起こる。
(2) コロイド溶液中のコロイド粒子は、ブラウン運動する。
(3) コロイド溶液中のコロイド粒子は、半透膜を通過できない。
(4) ゼラチンゲルは、ニュートン流動する。
(5) 寒天ゾルを冷蔵すると、ゲル化する。

48 でんぷんの老化に関する記述である。最も適当なのはどれか。１つ選べ。

(1) 糊化でんぷんが老化すると、消化性が向上する。
(2) アミロース含有率の高いでんぷんほど、老化しにくい。
(3) でんぷんを冷蔵庫内で保存すると、老化を抑制できる。
(4) 砂糖の添加は、でんぷんの老化を抑制する。
(5) 酢の添加は、でんぷんの老化を抑制する。

49 食品の色とそれに関わる色素成分の組合せである。最も適当なのはどれか。１つ選べ。

(1) ぶどうの紫色 ―――― エニン
(2) ターメリックの黄色 ―― メトミオグロビン
(3) こんぶの褐色 ―――― アスタキサンチン
(4) とうもろこしの黄色 ―― カプサンチン
(5) 紅茶の赤色 ――――― リコペン

50 特定保健用食品の関与成分のうち、食後の血糖上昇を抑制する作用を有する成分である。最も適当なのはどれか。１つ選べ。

(1) キシリトール
(2) γ-アミノ酪酸
(3) 難消化性デキストリン
(4) カゼインホスホペプチド
(5) 低分子化アルギン酸ナトリウム

51 食品衛生法に関する記述である。正しいのはどれか。1つ選べ。

(1) 食品とは、医薬品、医薬部外品を含めた全ての飲食物をいうと定義している。

(2) 販売の用に供する食品及び添加物に関する表示の基準について定めている。

(3) 内閣総理大臣は、食品若しくは添加物の製造、加工、使用、調理若しくは保存の方法につき基準を定めることができる。

(4) 農林水産大臣は、営業上使用する容器包装の原材料につき規格を定めることができる。

(5) 厚生労働大臣は、食品衛生監視員に食品、添加物、器具及び容器包装の輸入に係る監視指導を行わせる。

52 油脂の酸化に関する記述である。最も適当なのはどれか。1つ選べ。

(1) トランス脂肪酸を生成する。

(2) 過酸化物量は、酸化時間とともに増加し続ける。

(3) 油脂の粘度が上昇する。

(4) 発煙点が上昇する。

(5) 水分を除去することにより防止できる。

53 微生物性食中毒の起因菌に関する記述である。最も適当なのはどれか。1つ選べ。

(1) サルモネラ属菌は、芽胞を形成する。

(2) カンピロバクターは、大気中でも増殖する。

(3) 腸炎ビブリオは、真水で死滅する。

(4) 黄色ブドウ球菌の潜伏期間は、約1日である。

(5) 腸管出血性大腸菌は、菌数が10,000個以上になると食中毒症状が現れる。

54 寄生虫と宿主・原因食品の組合せである。最も適当なのはどれか。１つ選べ。

(1) 日本海裂頭条虫 ――――― あじ
(2) トキソプラズマ ――――― ドジョウ
(3) アニサキス ――――――― あゆ
(4) 有棘顎口虫 ――――――― 牛肉
(5) クリプトスポリジウム ―― 野菜

55 化学性食中毒に関する記述である。最も適当なのはどれか。１つ選べ。

(1) わが国では、カドミウムの成分規格が定められた食品はない。
(2) わが国では、食品中の抗生物質の残留基準を設定している。
(3) ダイオキシン類は、水に溶解しやすい。
(4) 水俣病は、無機水銀を原因として発生した。
(5) 鉛は、微量であれば蓄積性がない。

56 食品添加物の表示に関する記述である。**誤っている**のはどれか。１つ選べ。

(1) 特定原材料に由来する食品添加物では、当該特定原材料名を併記する。
(2) 着色目的で添加したβ-カロテンは、表示が免除される。
(3) 豆腐製造で用いた凝固剤は、種類に関わらず「豆腐用凝固剤」と表示できる。
(4) L-アスコルビン酸ナトリウムは、「ビタミンC」と表示できる。
(5) クチナシ色素を着色料として用いた場合は、「着色料（クチナシ色素）」と表示する。

57 食品添加物の安全性評価に関する記述である。正しいのはどれか。1つ選べ。

(1) 最大無毒性量（NOAEL）は、動物に単回投与しても有害な影響がない量である。

(2) 一日摂取許容量（ADI）は、ヒトが1年間摂取しても有害な影響がないと認められた量である。

(3) 一日摂取許容量（ADI）は、最大無毒性量（NOAEL）の100倍量である。

(4) 使用基準は、一日摂取許容量（ADI）よりも少ない量で設定される。

(5) 食品添加物の指定は、食品安全委員会が行う。

58 食品添加物とその用途の組合せである。正しいのはどれか。1つ選べ。

(1) エリソルビン酸 ———— 漂白剤

(2) ジフェニル ———— 保存料

(3) 過酸化水素 ———— 防かび剤

(4) クエン酸カルシウム ———— 酸化防止剤

(5) サッカリンナトリウム ———— 甘味料

59 栄養成分量及び熱量の表示に関する記述である。正しいのはどれか。1つ選べ。

(1) 食品100g当たりの数値を表示しなければならない。

(2) 実際に分析して得た実測値を表示しなければならない。

(3) 表示義務項目に、食物繊維含量がある。

(4) 義務表示項目の成分が含まれない場合でも、表示を省略できない。

(5) 含量が微量の場合は、「微量」や「Tr」といった表示が認められている。

60 栄養機能食品に関する記述である。正しいのはどれか。１つ選べ。

(1) 栄養機能食品は、保健機能食品に該当しない。

(2) 栄養機能食品には、定められたマークを表示する。

(3) 栄養機能食品で定められているビタミンは、ビタミンＢ群のみである。

(4) 栄養機能食品への注意喚起表示は、任意である。

(5) 栄養機能食品は、規格基準に合致していれば、消費者庁長官の個別の許可は必要ない。

61 特別用途食品に関する記述である。正しいのはどれか。１つ選べ。

(1) 機能性表示食品が含まれる。

(2) 許可基準のない疾患に関する病者用食品は、個別に評価し許可される。

(3) 病者用食品は、個別評価型が大半を占める。

(4) 乳児用調製粉乳は、病者用食品の一つである。

(5) 総合栄養食品の許可基準には、かたさの基準がある。

62 食品の加工法に関する記述である。最も適当なのはどれか。１つ選べ。

(1) 搗精とは、穀類などを粉末にする操作をいう。

(2) 晶析とは、圧力をかけて濾過する操作をいう。

(3) 蒸留とは、２種類以上の成分を均一な状態にする操作をいう。

(4) 乳化とは、乳酸菌を加える操作をいう。

(5) 濃縮とは、液体中の溶質濃度を高める操作をいう。

63 食肉加工品に関する記述である。最も適当なのはどれか。１つ選べ。

(1) 原料肉に亜硝酸塩を添加すると、肉のミオグロビンがメトミオグロビンに変化する。

(2) 生ハムの製造では、水煮による加熱殺菌処理を行わない。

(3) ドライソーセージでは、水分含有率が55％以下となっている。

(4) ウインナーソーセージの製造では、豚腸がケーシングとして用いられる。

(5) コンビーフは、塩漬けした牛肉と豚肉を合わせたものを原料とする。

64 食品の保存に関する記述である。最も適当なのはどれか。1つ選べ。

(1) 一般的なカビの生育に必要な水分活性の最低値は、細菌よりも高い。

(2) 食品を乾燥させると、微生物が増殖しやすくなる。

(3) 食品の急速凍結では、食品組織の破壊が起こりにくくなる。

(4) 紫外線照射では、食品の内部まで殺菌される。

(5) MA (Modified Atmosphere) 包装では、包装内の酸素濃度を上昇させる。

65 容器包装素材に関する記述である。最も適当なのはどれか。1つ選べ。

(1) ポリエチレンは、青果物の包装に適している。

(2) ポリ塩化ビニルは、ポリ塩化ビニリデンよりも気体透過性が低い。

(3) ポリスチレンは、耐熱性に優れる。

(4) ポリカーボネートは、耐寒性が低い。

(5) オブラートは、セルロースを原料として製造される。

66 鶏卵の調理特性に関する記述である。最も適当なのはどれか。1つ選べ。

(1) 卵白の起泡性には、オボムチンが関与する。

(2) 卵白泡は、食塩を加えると安定性が高くなる。

(3) 凝固開始温度は、卵白のほうが卵黄より高い。

(4) 完全凝固温度は、卵白のほうが卵黄より高い。

(5) 卵白の乳化力は、卵黄に比べて高い。

67 揚げ物に関する記述である。最も適当なのはどれか。1つ選べ。

(1) 揚げ油の温度は、揚げ物の種類にかかわらず180℃が適温である。

(2) 揚げ油は、一度に多量の材料を油に投入すると温度が下がりにくい。

(3) 揚げ物には、熱容量の大きい厚手の鍋が適している。

(4) 調理済みの冷凍食品は、解凍してから揚げる。

(5) 魚肉料理の揚げ物では、中心温度が50℃で1分間以上加熱されていることを確認する。

4 基礎栄養学

68 栄養学の歴史に関する記述である。正しいのはどれか。1つ選べ。

(1) ラボアジェ (Lavoisier) は、クエン酸が酸化されてオキサロ酢酸になる回路を発見した。

(2) ベルナール (Bernard) は、牛乳から糖質、脂質、たんぱく質を分離した。

(3) リービッヒ (Liebig) は、エネルギー換算係数を提唱した。

(4) ローズ (Rose) は、必須脂肪酸を実験的に証明し、その必要量を明らかにした。

(5) フンク (Funk) は、抗脚気因子をビタミンと命名した。

69 摂食の調節に関する記述である。**誤っている**のはどれか。1つ選べ。

(1) 摂食行動は、ホルモン分泌の影響を受ける。

(2) 摂食行動は、迷走神経刺激の影響を受ける。

(3) 摂食行動は、中脳において調節されている。

(4) 摂食行動は、レプチンの影響を受ける。

(5) 食欲は、動脈中と静脈中のグルコース濃度の差が大きいほど低下する。

70 消化と吸収に関する記述である。最も適当なのはどれか。1つ選べ。

(1) でんぷんの消化は、胃から始まる。

(2) たんぱく質の消化は、口腔から始まる。

(3) オリゴペプチドは、小腸の吸収上皮細胞に能動輸送により取り込まれる。

(4) 腸内細菌が産生したビタミンは、吸収できない。

(5) カルシウムの吸収は、胃酸により抑制される。

71 膵臓の外分泌腺から分泌されるポリペプチドである。最も適当なのはどれか。1つ選べ。

(1) グレリン

(2) ソマトスタチン

(3) キモトリプシノーゲン

(4) セクレチン

(5) インスリン

72 糖質の代謝に関する記述である。最も適当なのはどれか。1つ選べ。

(1) 筋肉は、糖新生を行う。

(2) 赤血球で生成した乳酸は、糖新生の材料として利用されない。

(3) インスリンは、肝細胞のグルコース輸送体（GLUT 2）に作用する。

(4) グルカゴンは、肝臓グリコーゲンの分解を促進する。

(5) ウロン酸回路（グルクロン酸経路）は、リボース 5-リン酸を生成する。

73 食物繊維と難消化性糖質に関する記述である。最も適当なのはどれか。1つ選べ。

(1) 水溶性食物繊維は、腸内細菌により分解され、グルコースとして吸収される。

(2) 不溶性食物繊維の過剰摂取は、ミネラルの吸収を促進する。

(3) 難消化性糖質は、食後のインスリン分泌を抑制する。

(4) 難消化性糖質は、グリセミック・インデックス値（GI値）を上昇させる。

(5) 難消化性糖質は、プロバイオティクスである。

74 アミノ酸の代謝に関する記述である。最も適当なのはどれか。1つ選べ。

(1) 分枝アミノ酸は、肝臓に効率よく取り込まれて代謝される。

(2) 芳香族アミノ酸を代謝する組織は、主に筋肉である。

(3) グルタミン酸は、小腸に効率良く取り込まれて代謝される。

(4) ロイシンは、グルコースに転換される。

(5) フィッシャー比に用いる血漿分枝アミノ酸は、フェニルアラニンとチロシンである。

75 たんぱく質の栄養に関する記述である。**誤っている**のはどれか。１つ選べ。

(1) アミノ酸価は、最も多い不可欠アミノ酸のアミノ酸評点パターンとの比率で表される。

(2) 生物価は、たんぱく質の栄養価の生物学的判定法である。

(3) 窒素出納は、食事による窒素摂取量と糞便や尿、汗への窒素排泄量の差で表される。

(4) 高たんぱく質食では、アミノ酸の分解が促進される。

(5) 空腹時では、体たんぱく質の分解が促進される。

76 脂質の臓器間輸送に関する記述である。最も適当なのはどれか。１つ選べ。

(1) カイロミクロンの主なアポたんぱく質に、アポB－48がある。

(2) カイロミクロンは、肝臓で合成されたトリグリセリドを運搬する。

(3) VLDL中のトリグリセリドは、ホルモン感受性リパーゼによって分解される。

(4) LDLは、VLDLよりトリグリセリド含有率が高い。

(5) 血中の遊離脂肪酸は、トランスフェリンと結合して運搬される。

77 水溶性ビタミンに関する記述である。最も適当なのはどれか。１つ選べ。

(1) 核酸の合成には、ビタミンB_1が関与している。

(2) アミノ基転移反応には、ビタミンB_2が関与している。

(3) 葉酸が不足すると、血中ホモシステイン値は低下する。

(4) ビオチンは、コエンザイムA（CoA）の構成成分である。

(5) ビタミンCが欠乏すると、出血傾向がみられる。

78 脂溶性ビタミンに関する記述である。最も適当なのはどれか。１つ選べ。

(1) ビタミンAは、オステオカルシンの合成に関与している。

(2) β-カロテンの大量摂取は、ビタミンAの過剰症を誘発する。

(3) ビタミンDは、生体膜におけるフリーラジカルの生成を防止する。

(4) ビタミンEの過剰では、頭蓋内圧が亢進する。

(5) ビタミンKは、腸内細菌により合成される。

79 ミネラルに関する記述である。最も適当なのはどれか。1つ選べ。

(1) 体内のリンは、約80%が核酸やATPの構成成分として細胞内に存在している。

(2) ヨウ素は、副甲状腺ホルモンの構成成分である。

(3) マグネシウムは、微量ミネラルに含まれる。

(4) 亜鉛の欠乏症では、皮膚炎がみられる。

(5) 発汗では、マンガンの喪失はない。

80 水・電解質の代謝に関する記述である。最も適当なのはどれか。1つ選べ。

(1) バソプレシンは、集合管での水分の再吸収を抑制する。

(2) 浮腫は、細胞間質液量の低下によって生じる。

(3) 水分摂取量が減少すると、不可避尿量は減少する。

(4) 不感蒸泄によって失われる水分量は、外界温度の影響を受ける。

(5) 同じ重量の糖質と脂質から生成される代謝水の量は、変わらない。

81 エネルギー代謝に関する記述である。最も適当なのはどれか。1つ選べ。

(1) 脂質の呼吸商は、糖質の呼吸商より大きい。

(2) 脂肪の燃焼では、酸素消費量と二酸化炭素産出量のモル数は等しい。

(3) 体重あたりの基礎代謝量は、除脂肪体重に反比例する。

(4) 食事誘発性熱産生（DIT）は、三大栄養素のうち脂質が最も大きい。

(5) 二重標識水法では、酸素と水素の安定同位元素の減少速度を利用してエネルギー消費量を求める。

5 応用栄養学

82 栄養ケア・マネジメントに関する記述である。**誤っている**のはどれか。１つ選べ。

(1) スクリーニングは、侵襲性の低いものが適している。
(2) 栄養アセスメントは、主観的情報と客観的情報の両者に基づいて行う。
(3) 栄養ケア計画の目標設定には、優先順位をつけない。
(4) モニタリングは、中間的な評価である。
(5) 最終目標は、栄養状態や健康状態を改善し、QOLを向上させることである。

83 静的栄養アセスメントの指標である。**誤っている**のはどれか。１つ選べ。

(1) 体脂肪率
(2) 血清アルブミン
(3) 血清ヘモグロビンA1c値
(4) フィッシャー比
(5) ウエスト／ヒップ比

84 日本人の食事摂取基準（2020年版）の策定に関する記述である。正しいのはどれか。１つ選べ。

(1) 目標とするBMIの範囲は、男女別に設定されている。
(2) 65歳以上におけるBMIは、フレイルの予防に配慮して設定されている。
(3) エネルギー産生栄養素バランスは、0歳から設定されている。
(4) 成人のナトリウム（食塩相当量）の目標量（DG）は、男女とも8.0g／日未満である。
(5) 脂質異常症の重症化予防を目的としたコレステロールの摂取量は、400mg／日未満としている。

85 日本人の食事摂取基準（2020年版）において目標量（DG）が策定されている栄養素である。**誤っている**のはどれか。１つ選べ。

(1) 炭水化物
(2) 食物繊維
(3) n－３系脂肪酸
(4) 飽和脂肪酸
(5) カリウム

86 成長・発達・加齢に関する記述である。**誤っている**のはどれか。１つ選べ。

(1) 乳歯は、２歳半頃までに生えそろう。
(2) 新生児のラクターゼ活性は、成人よりも低い。
(3) １～２歳の基礎代謝基準値は、３～５歳より高い。
(4) 加齢により塩味の味覚閾値は、上昇する。
(5) 加齢により糸球体濾過量は、減少する。

87 母乳（成熟乳）と牛乳の比較に関する記述である。最も適当なのはどれか。１つ選べ。

(1) エネルギーは、牛乳より母乳に多く含まれる。
(2) たんぱく質は、牛乳より母乳に多く含まれる。
(3) 脂質は、牛乳より母乳に多く含まれる。
(4) 多不価飽和脂肪酸は、母乳より牛乳に多く含まれる。
(5) 炭水化物は、牛乳より母乳に多く含まれる。

88 妊娠期の栄養管理に関する記述である。最も適当なのはどれか。１つ選べ。

(1) エネルギー付加量は、妊娠による総消費エネルギーの変化量と同様である。
(2) 妊婦の体たんぱく質蓄積量は、体マグネシウム蓄積量を用いて算定できる。
(3) 脂質の目標量（DG）は、非妊娠時より多い。
(4) 胎児の成長に合わせ、カルシウムの付加量を増加する。
(5) 鉄の付加量には、臍帯、胎盤への鉄貯蔵の分が加味されている。

89 新生児期・乳児期の発達に関する記述である。最も適当なのはどれか。１つ選べ。

(1) 身長は、出生後１年間で約２倍に伸びる。
(2) 体重は、出生後１年間で約1.5倍となる。
(3) 出生直後は、胸囲の方が頭囲よりも大きい。
(4) 大泉門は、生後６か月頃に閉鎖する。
(5) 手づかみ食べは、目と手と口の協調運動である。

90 授乳・離乳の進め方に関する記述である。最も適当なのはどれか。１つ選べ。

(1) 離乳食の回数は、生後7、8か月頃に１日３回を目安とする。
(2) 歯ぐきでつぶせる固さのものを与えるのは、生後7、8か月頃からである。
(3) 卵は、先に卵白のみを与えてから全卵へ移行する。
(4) 離乳食が始まり、１日２回食が始まったら母乳は飲ませないようにする。
(5) 離乳の完了とは、エネルギーや栄養素の大部分を食物から摂れるようになる状態をいう。

91 学童期の成長・発達に関する記述である。最も適当なのはどれか。１つ選べ。

(1) 身長の年間発育量のピークは、女子より男子が早い。
(2) 学童期前半から、女子では初経がみられる。
(3) 学童期後半から、男子では骨格の発達がみられる。
(4) 永久歯の萌出が始まる時期は、9～11歳である。
(5) 脳・神経系の発達は、学童期後半で成人の50%となる。

92 思春期女子の生理的特徴に関する記述である。最も適当なのはどれか。１つ選べ。

(1) 黄体形成ホルモン（LH）の分泌量は、減少する。
(2) 思春期前に比べ、皮下脂肪量は減少する。
(3) １日当たりのカルシウム蓄積量は、思春期前半に最大となる。
(4) エストロゲンの分泌量は、減少する。
(5) 神経性やせ症では、活動量が低下する。

93 更年期に関する記述である。最も適当なのはどれか。１つ選べ。

(1) 女性では、エストロゲンの分泌が上昇する。
(2) 男性では、テストステロンの分泌が低下する。
(3) 女性では、血清LDL-コレステロールの値が低下する。
(4) 男性は、女性と比較しうつ病を発症しやすい。
(5) 更年期障害の判定には、バーセルインデックスを用いる。

94 高齢期に関する記述である。最も適当なのはどれか。１つ選べ。

(1) 除脂肪体重を増加させると、サルコペニアが進行する。
(2) 褥瘡の予防では、体位を動かさないようにする。
(3) 変形性膝関節症では、肥満がリスク因子となる。
(4) 高齢者では、腎血流量が増加する。
(5) 高齢者では、血管抵抗が低下する。

95 習慣的な運動の身体への影響に関する記述である。最も適当なのはどれか。1つ選べ。

(1) 安静時収縮期血圧が低下する。
(2) 骨吸収が促進される。
(3) 骨格筋のグルコース輸送体（GLUT 4）の機能が低下する。
(4) ホルモン感受性リパーゼ活性が抑制される。
(5) 血清LDL-コレステロール値が上昇する。

96 ストレスに関する記述である。最も適当なのはどれか。1つ選べ。

(1) 警告反応期のショック相では、体温、血圧、血糖値の上昇が始まる。
(2) 抵抗期では、副腎が萎縮する。
(3) 抵抗期では、副腎髄質ホルモンの分泌が増加する。
(4) 抵抗期では、胃酸の分泌が減少する。
(5) 外科手術では、窒素出納は正に傾く。

97 特殊環境の身体への影響に関する記述である。最も適当なのはどれか。1つ選べ。

(1) 高温環境では、アルドステロン分泌が低下する。
(2) 高温環境では、尿量が増加する。
(3) 高温環境では、ナトリウムの必要量が低下する。
(4) 低温環境では、基礎代謝が亢進する。
(5) 低温環境では、血圧低下がみられる。

6 栄養教育論

98 思春期女子を対象として骨粗鬆症予防教室を開いた。ヘルスビリーフモデルの罹患性の認知を高めるための管理栄養士の支援である。**最も適切な**のはどれか。１つ選べ。

(1) 骨粗鬆症患者のレントゲン写真を見せる。
(2) カルシウムが多く含まれる食品を伝える。
(3) やせが骨密度低下に関わることを伝える。
(4) 食事量が少ないと体重が減少することを伝える。

99 朝食の欠食が多い一人暮らしの男子大学生である。「朝食を取りたいとは思っているが、学校のある日は時間がなくて取れていない」と話している。トランスセオレティカルモデルに基づいた支援として、**誤っている**のはどれか。１つ選べ。

(1) 毎日朝食を取った場合の、良い点と悪い点を一緒に考える。
(2) 朝時間が確保できない理由を一緒に考える。
(3) 朝食の欠食を続けることによる健康へのリスクを説明する。
(4) 具体的な目標を宣言するように勧める。
(5) 手軽に摂取できる食品を紹介する。

100 食事制限が必要となった糖尿病の中年男性を対象にアセスメントを行う。計画的行動理論の要素に基づくアセスメント内容である。**誤っている**のはどれか。１つ選べ。

(1) 食事制限をしようと思っているか。
(2) 食事制限ができると思っているか。
(3) 食事制限が必要になったことについてどう思っているか。
(4) 食事制限をすることによって得られる成果を理解しているか。
(5) 家族が対象者に対して健康でいてほしいと願っているか。

101 管理栄養士が栄養カウンセリングにおいて、高齢者の生活状態を確認する際の質問である。開かれた（開いた）質問として、最も適当なのはどれか。１つ選べ。

(1) 食事の際、むせることはありますか。
(2) 食事は自分で作られていますか。
(3) 家族と同居されていますか。
(4) どういうものが食べにくいですか。
(5) のどの渇きに気がつきますか。

102 1か月前にダイエットをすると宣言した30代女性である。「ダイエットがうまくいかず、減量をあきらめようと思う」と話している。このクライアントに対する共感的態度として、**最も適切な**のはどれか。１つ選べ。

(1) 「１か月前に始めたばかりじゃないですか。」と、喝を入れる。
(2) 「きっとうまくいくはずです。がんばりましょう。」と、励ます。
(3) 「うまくいかないと、つらいですよね。」と、言葉を返す。
(4) 「どうして無理だと思うのですか。」と、理由を尋ねる。

103 減量のために禁酒を目標とした成人男性である。宴席に誘われてお酒を飲んでしまい、失敗したと思い込んでいる。行動変容技法のうち、認知再構成の例として、**最も適切な**のはどれか。１つ選べ。

(1) 疲れていたからだと、自分を励ます。
(2) お酒が飲みたい時は、30分我慢する。
(3) お酒を自分の近くに置かない。
(4) お酒が飲みたくなったら、まず、深呼吸をする。

104 特定保健指導の初回面接において、「健診結果をご覧になってどう思われましたか」と質問した際の対象者の回答である。目標宣言の準備性が整った回答として、最も適当なのはどれか。1つ選べ。

(1) 食事を変えるのはストレスです。
(2) 血圧が高いというのは自覚しています。
(3) 来月からスポーツジムに通う予定です。
(4) 結果はいつも妻に渡すので、私は見ていません。
(5) 先月から会社ではエレベーターを使わずに、階段を使うようにしています。

105 禁煙指導を受けている男性への栄養教育である。対象者の自己効力感（セルフ・エフィカシー）を低下させる恐れがある管理栄養士の発言である。最も適当なのはどれか。1つ選べ。

(1) あなたならできますよ。大丈夫です。
(2) 目標を決めてから、禁煙できていて素晴らしいです。
(3) 同じ方法で禁煙に成功した方がいらっしゃいます。
(4) 禁煙は、誰にでもできる簡単なことですよ。
(5) 今から一緒にたばこに誘われた時の断り方を練習しましょう。

106 ソーシャルキャピタルの向上を目的とした地域レベルでの取組例である。最も適当なのはどれか。1つ選べ。

(1) 市が主導して、24時間営業のスポーツジムを誘致した。
(2) 地域の栄養士会が作成したレシピを、駅の利用者に配布した。
(3) 市民農園の利用者が、地域住民対象の「収穫祭」を企画・開催した。
(4) 市が市内の商店街に対して、「減塩メニュー」のイベントを依頼した。
(5) 市が主催する「健康まつり」のゲストに、オリンピック選手を呼んだ。

107 生態学的モデルを活用し、大学生の朝食欠食者の減少を目指す。地域レベルの取組として、**最も適切な**のはどれか。１つ選べ。

(1) 家族が朝食用のおにぎりを持たせる。
(2) 学内の食堂で低価格の朝食を提供する。
(3) 大学周辺の飲食店が、テイクアウトできる朝食を提供する。
(4) サークルごとに朝食の摂取を促すポスターを制作し、学内に掲示する。

108 甘いもの好きなメタボリックシンドロームの40歳女性である。この対象者が設定する減量を目的とした行動目標である。最も適当なのはどれか。１つ選べ。

(1) お菓子のエネルギー値がわかるようになる。
(2) お菓子の食べ過ぎと肥満との関係を理解する。
(3) お菓子を食べる回数を１日１回にする。
(4) お菓子の買い置きを減らす。
(5) 体重を１か月で2kg減らす。

109 減量を目的とした栄養教育を行った際の評価項目と評価の種類の組合せである。最も適当なのはどれか。１つ選べ。

(1) 野菜の摂取量を確認する ―――――――――― 経過評価
(2) 腹囲の変化を確認する ――――――――――― 影響評価
(3) 減量の必要性に対する理解度を確認する ――― 結果評価
(4) 食事量と体重の変化を確認する ―――――――― 総括的評価
(5) 対象者の日々の食費を確認する ―――――――― 経済評価

110 妊娠初期の女性を対象にビタミンＡの過剰摂取防止を目的とした栄養教育を行った。管理栄養士の発言として、**最も適切な**のはどれか。１つ選べ。

(1) レバーを摂取しないようにしましょう。
(2) 野菜等からのカロテンの摂取は気にしなくて大丈夫です。
(3) サプリメント類の摂取は極力控えましょう。
(4) 魚の摂取は控えましょう。

7 臨床栄養学

111 臨床栄養に関わる用語を説明した文章である。□に入るものとして、正しいのはどれか。１つ選べ。

「□とは、患者が積極的に治療方針の決定に参加し、その決定に従って治療を受けることである。」

(1) トリアージ
(2) アドヒアランス
(3) クリニカルパス
(4) コンプライアンス
(5) セカンドオピニオン

112 栄養における診療報酬に関する記述である。正しいのはどれか。１つ選べ。

(1) 在宅患者訪問栄養食事指導料の算定には、実技を伴う指導が必要である。
(2) 小学６年生に対する食物アレルギー食の個人栄養食事指導料は、算定できない。
(3) BMI 34 kg／m^2 の肥満症患者に対する個人栄養食事指導料は、算定できない。
(4) 集団栄養食事指導料の算定は、月１回を限度として入院期間中であれば何回でも算定できる。
(5) 栄養食事指導料が算定できるてんかん食とは、脂質制限が厳格に行なわれた治療食である。

113 栄養アセスメントに関する記述である。最も適当なのはどれか。１つ選べ。

(1) 除脂肪体重の算出には、身長の値を用いる。
(2) 下腿周囲長は、筋肉量の指標となる。
(3) 生体電気インピーダンス法（BIA）では、安静時消費エネルギー量が測定できる。
(4) 二重エネルギーX線吸収測定法（DXA）では、エネルギー消費量が測定できる。
(5) 体重減少率は、JARD 2001（日本人の新身体計測基準値）の年齢・性別ごとの中央値を基準とする。

114 ハリス-ベネディクト（Harris-Benedict）の式を使用して基礎エネルギー消費量を算出するために必要な項目である。**誤っている**のはどれか。１つ選べ。

(1) 性別
(2) 身長
(3) 体重
(4) 年齢
(5) ストレス係数

115 経腸栄養法に関する記述である。最も適当なのはどれか。１つ選べ。

(1) 半固形状栄養剤は、投与に時間を要する。
(2) 消化態栄養剤は、胃食道逆流の予防を目的に用いる。
(3) 成分栄養剤の長期投与では、脂肪乳剤の静脈投与が必要となる。
(4) 1kcal／mL濃度の半消化態栄養剤の水分含有量は、95％である。
(5) 消化態栄養剤の糖質源は、グルコースである。

116 静脈栄養法に関する記述である。最も適当なのはどれか。１つ選べ。

(1) 中心静脈栄養法では、バクテリアルトランスロケーションのリスクは低い。
(2) 中心静脈栄養法では、ビタミンB_1欠乏による乳酸アシドーシスに注意する。
(3) 中心静脈栄養法では、基本輸液に電解質は含まれない。
(4) 末梢静脈栄養法では、２週間以上の実施が可能である。
(5) 末梢静脈栄養法では、ブドウ糖濃度20％の溶液を使用できる。

117 医薬品とその作用の組合せである。最も適当なのはどれか。１つ選べ。

(1) カルシウム拮抗薬 ―――――――― 骨吸収促進
(2) 抗ヒスタミン薬 ――――――――― 食欲低下
(3) マジンドール ―――――――――― インスリン分泌促進
(4) HMG-CoA還元酵素阻害薬 ――― 血圧降下
(5) ラクツロース ―――――――――― 腸内アンモニア産生抑制

118 肥満症に関する記述である。最も適当なのはどれか。１つ選べ。

(1) クッシング症候群は、二次性肥満である。
(2) 食事療法の目的は、除脂肪組織を減少させることである。
(3) 減量では、体重減少に伴いエネルギー消費量が増大する。
(4) 高度肥満症患者に運動療法を行う場合は、食事療法を中止する。
(5) フォーミュラ食のみでの超低エネルギー食（VLCD）療法は、1週間を限度とする。

119 脂質異常症の危険因子を改善する食事に関する記述である。最も適当なのはどれか。１つ選べ。

(1) 高LDL-コレステロール血症では、食物繊維摂取量を15g/日以下にする。
(2) 高LDL-コレステロール血症では、不飽和脂肪酸の摂取を減らす。
(3) 高トリグリセリド血症では、炭水化物エネルギー比率をやや低めにする。
(4) 低HDL-コレステロール血症では、果物や果糖含有加工食品摂取を制限する。
(5) 高カイロミクロン血症では、脂質エネルギー比率を7％未満に制限する。

120 尿酸生成抑制作用のある高尿酸血症（痛風）治療薬である。最も適当なのはどれか。１つ選べ。

(1) コルヒチン
(2) プロベネシド
(3) チアゾリジン薬
(4) アロプリノール
(5) ビグアナイド薬

121 胃食道逆流症に関する記述である。**誤っている**のはどれか。１つ選べ。

(1) 肥満は要因となる。
(2) 食事の回数を減らす。
(3) 就寝前の食事を控える。
(4) 高脂肪食の摂取を控える。
(5) ヒスタミンH_2受容体拮抗薬の投与が有効である。

122 腸疾患の栄養管理に関する記述である。**誤っている**のはどれか。１つ選べ。

(1) イレウスでは、中心静脈栄養法を行う。
(2) クローン病の活動期では、たんぱく質を制限する。
(3) クローン病の寛解期では、低残渣食とする。
(4) 潰瘍性大腸炎の活動期では、高エネルギー食とする。
(5) 潰瘍性大腸炎の寛解期では、水溶性食物繊維を制限する。

123 循環器疾患とその栄養管理に関する組合せである。最も適当なのはどれか。１つ選べ。

(1) 脳出血 ―――――――― 低コレステロール食
(2) 狭心症 ―――――――― 高炭水化物食
(3) 心筋梗塞 ――――――― 減塩食
(4) うっ血性心不全 ――― 低カリウム食
(5) 心房細動 ――――――― 低リン食

124 ネフローゼ症候群の病態と栄養管理に関する記述である。**誤っている**のはどれか。１つ選べ。

(1) 高度のたんぱく尿（3.5g／日）の持続がみられる。
(2) 低アルブミン血症（3.0g／dL以下）がみられる。
(3) 微小変化型ネフローゼは、成人に多くみられる。
(4) 微小変化型ネフローゼでは、エネルギーを35kcal／kg体重／日とする。
(5) 微小変化型ネフローゼでは、たんぱく質を1.0～1.1g／kg体重／日とする。

125 CKD（慢性腎臓病）の食事療法基準に関する記述である。最も適当なのはどれか。１つ選べ。

(1) すべてのステージのエネルギー摂取量は、現体重あたり25～35kcal／日とする。
(2) ステージ1～2のたんぱく質摂取量は、進行のリスクのあるCKDにおいては、0.8g／kg標準体重／日を超えないようにする。
(3) 高血圧症の合併有無に関わらず、食塩摂取量を3g以上6g未満／日とする。
(4) ステージ3以降のカリウム摂取量は、2,000mg／日以下とする。
(5) リンの摂取量は、たんぱく質（g）×15で算出する。

126 甲状腺機能亢進時に制限をするものである。最も適当なのはどれか。１つ選べ。

(1) エネルギー
(2) ビタミンB_1
(3) ナイアシン
(4) カルシウム
(5) ヨード（ヨウ素）

127 16歳、女子高生。身長155cm、体重36kg。体重減少が心配になった家族に付き添われて来院した。友人から「ぽっちゃりしてきた」と言われたのがきっかけで、半年前から食事量が減少し、現在までに体重が15kg減少した。患者は活動的であり、まだ痩せているという自覚がない。月経は3か月前からみられていない。この患者に考えられる症候として、**最も適切な**のはどれか。1つ選べ。

(1) 徐脈
(2) 発熱
(3) 高血糖
(4) 高血圧

128 COPD（慢性閉塞性肺疾患）の病態と栄養管理に関する記述である。最も適当なのはどれか。1つ選べ。

(1) 体脂肪量の増加により体重増加を生じる。
(2) 炎症性サイトカインの低下を認める。
(3) 分枝アミノ酸の摂取を勧める。
(4) カルシウムの摂取を制限する。
(5) 腹部膨満感がある場合は、食事回数を減らす。

129 貧血の種類と症状の組合せである。最も適当なのはどれか。1つ選べ。

(1) 腎性貧血 ―――――――――― ヘモグロビン尿
(2) 溶血性貧血 ――――――――― 神経症状（四肢のしびれ）
(3) 鉄欠乏性貧血 ―――――――― 異食症
(4) 再生不良性貧血 ――――――― ハンター舌炎
(5) ビタミンB_{12}欠乏性貧血 ――― さじ状爪（スプーンネイル）

130 サルコペニアの診断に用いる項目である。最も適当なのはどれか。１つ選べ。

(1) 体重の減少
(2) 脚力の低下
(3) 歩行速度の低下
(4) 姿勢反射障害の有無
(5) ２ステップの長さ（最大二歩幅）

131 食物アレルギーに関する記述である。**誤っている**のはどれか。１つ選べ。

(1) 牛乳アレルギーの原因となる主なアレルゲンは、ラクトースである。
(2) 小麦アレルギーの原因となる主なアレルゲンは、グルテニンである。
(3) 卵のアレルゲン活性は、加熱処理により減弱する。
(4) 食後の運動で、アナフィラキシーショックが誘発される。
(5) アナフィラキシーショック時には、アドレナリンを投与する。

132 クリティカルケアに関する記述である。**誤っている**のはどれか。１つ選べ。

(1) 熱傷により、血管透過性が低下する。
(2) 熱傷患者では、水分の必要量が増大する。
(3) 外傷時には、たんぱく質の必要量は増大する。
(4) 敗血症発症時には、エネルギー必要量は増大する。
(5) 肝性脳症時には、分枝アミノ酸を投与する。

133 摂食機能障害に関する記述である。最も適当なのはどれか。１つ選べ。

(1) 誤嚥性肺炎は、左肺で起こりやすい。
(2) 嚥下の口腔期では、食物を捕食し、食塊を形成する。
(3) 顎を上に挙げると、誤嚥しにくい。
(4) シェーグレン症候群は、嚥下障害の原因となる。
(5) 胃ろうを造設している場合、誤嚥性肺炎は起こらない。

134 先天性代謝異常症と栄養管理の組合せである。最も適当なのはどれか。1つ選べ。

(1) フェニルケトン尿症 ——— チロシン制限食
(2) ガラクトース血症 ——— 果糖添加ミルク
(3) メープルシロップ尿症 ——— トリプトファン除去ミルク
(4) ホモシスチン尿症 ——— メチオニン除去・シスチン添加ミルク
(5) 糖原病Ⅰ型 ——— 低糖質食

135 妊娠糖尿病に関する記述である。最も適当なのはどれか。1つ選べ。

(1) 妊娠糖尿病は、妊娠前からの継続的な糖代謝異常症である。
(2) 妊娠後期の血糖コントロール不良により、胎児奇形および流産のリスクが高まる。
(3) 妊娠時の血糖管理の目的は、低出生体重児の予防である。
(4) 食事療法のみで目標血糖値が達成できない場合は、SGLT 2 阻害薬が有効である。
(5) 食事療法でコントロール目標に達しない場合は、インスリン療法を開始する。

136 褥瘡の発生リスクを評価するブレーデンスケールの項目である。最も適当なのはどれか。1つ選べ。

(1) 体重
(2) 体温
(3) 知覚の認知
(4) 経口摂取の有無
(5) 糖尿病の罹患有無

8 公衆栄養学

137 公衆栄養の歴史に関する記述である。正しいのはどれか。１つ選べ。

(1) 昭和22年の栄養士法の公布により、管理栄養士国家試験制度が制定された。
(2) 昭和27年に、健康増進法が施行された。
(3) 平成12年に、旧厚生省、旧文部省、農林水産省の３省合同で「食生活指針」を策定した。
(4) 平成17年に、消費者庁が発足した。
(5) 平成21年に、食品表示法が施行された。

138 最近の国民健康・栄養調査結果において、運動習慣のある男性の割合が最も高い年齢階級である。正しいのはどれか。１つ選べ。

(1) 30～39歳
(2) 40～49歳
(3) 50～59歳
(4) 60～69歳
(5) 70歳以上

139 わが国の食環境に関する記述である。**誤っている**のはどれか。１つ選べ。

(1) 食料需給表は、厚生労働省が作成する。
(2) 近年の米類の品目別自給率は、95%を超えている。
(3) 食料需給表における１人１日当たりの供給栄養量は、実際に摂取した栄養量より多い。
(4) 食品ロスは、年間500～800万トンと推計されている。
(5) フードデザート問題では、高齢者が健康面で影響を受ける。

140 国の栄養行政組織とその役割の組合せである。**誤っている**のはどれか。1つ選べ。

(1)　消費者庁 ――――― 日本食品標準成分表の策定
(2)　農林水産省 ―――― 食育の総合的推進
(3)　農林水産省 ―――― 食料自給率の向上
(4)　文部科学省 ―――― 学習指導要領に基づく児童・生徒に対する食育
(5)　厚生労働省 ―――― 健康日本21の策定

141 健康増進法で規定されている内容である。正しいのはどれか。1つ選べ。

(1)　飲食店の営業許可
(2)　低出生体重児の届出
(3)　医療費適正化計画の策定
(4)　学校における食育の推進
(5)　市町村による生活習慣相談等の実施

142 栄養士法に規定されている管理栄養士に関する記述である。正しいのはどれか。1つ選べ。

(1)　管理栄養士免許は、管理栄養士養成課程を修了した者に与えられる。
(2)　管理栄養士免許は、厚生労働大臣が交付する。
(3)　罰金以上の刑に処せられた者には、管理栄養士免許を与えない。
(4)　管理栄養士は、職務上知り得た患者等の情報を正当な理由なく漏洩、利用してはならない。
(5)　管理栄養士が健康の保持増進のための栄養の指導を行う際は、主治の医師の指導を受けなければならない。

143 国民健康・栄養調査の実施に関する記述である。正しいのはどれか。1つ選べ。

(1)　食育基本法に基づいて実施される。
(2)　調査は、毎年6～9月に実施される。
(3)　調査地区の抽出には、家計調査で設定された単位区を用いる。
(4)　調査対象世帯は、都道府県知事が指定する。
(5)　栄養摂取状況調査では、食物摂取頻度調査を用いる。

144 健康日本21（第二次）中間評価後における「高齢者の健康」の目標項目である。**誤っている**のはどれか。１つ選べ。

(1) 高齢者の社会参加の促進
(2) 認知症サポーター数の増加
(3) 介護保険サービス利用者の増加抑制
(4) メタボリックシンドローム該当者の減少
(5) ロコモティブシンドロームを認知している国民の割合の増加

145 公衆栄養活動の国際機関とその活動目的の組合せである。**誤っている**のはどれか。１つ選べ。

(1) 世界保健機関（WHO）———— 人々の可能な最高の健康水準への到達
(2) 国連食糧農業機関（FAO）——— 食料及び農産物の生産の改善
(3) 国連児童基金（UNICEF）——— 世界中の子どもたちの命と健康の保護
(4) 国連世界食糧計画（WFP）——— 飢餓と貧困の撲滅
(5) 国際栄養士連盟（ICDA）———— NCD（非感染性疾患）の予防と管理

146 ある集団の総エネルギー摂取量（x）とたんぱく質摂取量（y）の間に、$y = 0.025x + 10$の回帰式が成り立った。この集団の平均エネルギー摂取量は1,800 kcalである。Aさんの残差法によるエネルギー調整たんぱく質摂取量を算出した。正しいのはどれか。１つ選べ。

ただし、Aさんのエネルギー摂取量は2,200 kcal、たんぱく質摂取量は80 gであった。

(1) 60 g
(2) 70 g
(3) 80 g
(4) 90 g
(5) 100 g

147 食事調査法のうち、食品成分表の精度に依存しない調査法である。最も適当なのはどれか。１つ選べ。

(1) 陰膳法
(2) 秤量記録法
(3) 目安量記録法
(4) 食物摂取頻度調査法
(5) 24時間食事思い出し法

148 地域集団を対象として、習慣的な食事摂取量の調査を行った。「日本人の食事摂取基準（2020年版）」を用いた評価として、最も適当なのはどれか。１つ選べ。

(1) エネルギーについて、推定エネルギー必要量を超える者の割合を算出した。
(2) たんぱく質について、推奨量未満の者の割合を算出した。
(3) 脂質について、目標量の範囲を逸脱する者の割合を算出した。
(4) ナトリウムについて、推定平均必要量を超える者の割合を算出した。
(5) ビタミンＡについて、平均摂取量と耐容上限量の差を算出した。

149 公衆栄養アセスメントで利用される情報とその出典の組合せである。正しいのはどれか。１つ選べ。

(1) 離婚率 ―――――――――――― 国勢調査
(2) 死因別死亡率 ――――――――― 患者調査
(3) 幼児の朝食習慣 ―――――――― 国民健康・栄養調査
(4) 児童生徒のう歯被患率 ――――― 乳幼児栄養調査
(5) 介護が必要となった原因 ―――― 国民生活基礎調査

150 Ａ市では、特定健康診査の結果、糖尿病の該当者が年々増加していることが分かった。Ａ市が一次予防を目的に行う活動として、**最も適切な**のはどれか。1つ選べ。

(1) 精密検査が必要な人に受診勧奨を行う。
(2) 夜間に受診できる医療機関の一覧を掲示する。
(3) 該当者の家族を対象に糖尿病改善教室を開催する。
(4) 低エネルギーメニューを提供する飲食店を市のホームページで紹介する。

151 Ａ市では、国民健康保険加入者に対する特定健康診査・特定保健指導をいずれも事業者Ｂ社に委託し、市は市民への広報、対象者への受診勧奨、未受診者の支援を行うこととした。事業者Ｂ社の健診・保健指導の質を評価する指標として、**最も適切な**のはどれか。1つ選べ。

(1) 特定健康診査の受診率の変化
(2) 特定保健指導の対象者の割合
(3) 特定保健指導の初回面接受診率の割合
(4) 特定保健指導の目標達成者の割合

152 保健所の栄養士が関与する食環境づくりプログラムである。最も適当なのはどれか。1つ選べ。

(1) 妊産婦に対する栄養摂取に関する援助
(2) 地域住民を対象としたウォークラリーの開催
(3) スーパーマーケットでのヘルシー惣菜の販売
(4) 高血圧症患者の家族を対象とした減塩教室の開催
(5) 特定給食施設への栄養士・管理栄養士配置の促進

9 給食経営管理論

153 特定給食施設で変更が生じたとき、健康増進法に基づき届出が必要な事項である。**誤っている**のはどれか。１つ選べ。

(1) 給食施設の種類
(2) 給食施設の設置者の氏名
(3) １日の予定給食数
(4) 給食の開始日
(5) 管理栄養士の氏名

154 給食システムのサブシステムのうち、支援システムに該当する業務である。最も適当なのはどれか。１つ選べ。

(1) 検食の実施
(2) 献立の作成
(3) 食材の検収
(4) 調理機器の購入
(5) 調理従事者の衛生教育

155 栄養士を置かなければならない給食施設である。正しいのはどれか。１つ選べ。

(1) 病床数50床の病院
(2) 児童数300人の小学校
(3) 入所児童10人の乳児院
(4) 入所児童50人の保育所
(5) １回100食を提供する社員寮

156 病院の栄養・食事管理に関する記述である。正しいのはどれか。１つ選べ。
(1) 入院基本料の算定要件として、常勤栄養士１名以上の配置がある。
(2) 入院時食事療養（Ｉ）の算定には、常勤医師が食事療養部門の責任者に就任する必要がある。
(3) 栄養士は、入院時食事療養（Ｉ）における検食を行うことができる。
(4) 高血圧患者のための減塩食は、特別食加算の算定対象である。
(5) 食堂加算は、１食につき算定する。

157 介護老人保健施設において、業務委託できる内容である。最も適当なのはどれか。１つ選べ。
(1) 使用食器の確認
(2) 食材料の点検
(3) 検便の実施
(4) 献立作成基準の作成
(5) 献立の確認

158 給食の原価に関する記述である。最も適当なのはどれか。１つ選べ。
(1) 製造原価は、材料費と人件費と販売経費で構成される。
(2) 調理従事者の福利厚生費は、経費である。
(3) 調理従事者の細菌検査費用は、人件費である。
(4) 販売価格は、総原価と利益を加えた金額である。
(5) 調理機器の減価償却費は、間接費である。

159 社員食堂におけるマーケティングとその具体的な内容の組合せである。最も適当なのはどれか。１つ選べ。
(1) 商品戦略 ―――――――― イベントメニューの予告
(2) 顧客満足度調査 ――――― 標的となる顧客の選定
(3) セグメンテーション ――― 顧客の細分化
(4) ターゲッティング ―――― 食事についてのアンケート調査
(5) マーチャンダイジング ―― 客層の決定

160 従業員の教育訓練に関する記述である。OFF-JTの特徴として、正しいのはどれか。1つ選べ。

(1) コストが安価である。
(2) 理論的な教育はしにくい。
(3) 個人のスキルアップが可能である。
(4) 教育内容は指導者の能力に左右される。
(5) 習得した能力が業務に応用できないことがある。

161 社員食堂において喫食者の給与栄養目標量の設定に必要な情報として、**最も適切な**のはどれか。1つ選べ。

(1) 社員食堂の利用状況
(2) 性別
(3) 飲酒習慣
(4) HbA1c

162 献立作成に関する記述である。**誤っている**のはどれか。1つ選べ。

(1) 各施設に合わせた行事食、郷土食を取り入れる。
(2) 旬の食材を取り入れて作成する。
(3) 1年間を1サイクルとし、1サイクル内で重複しないよう献立を作成する。
(4) 作業指示書には、調理手順が記されている。
(5) 献立の評価は、予定献立表と実施献立表を比較する。

163 A給食施設では、提供している「野菜の煮物」の硬さが日によってばらつきがあるとの指摘が多数あった。複数人の調理従事者が関わっているため、作業を標準化することにした。この指摘に対する標準化として、**最も適切な**のはどれか。1つ選べ。

(1) 盛り付け前に正職員が食材の硬さを確認する。
(2) 食材の下処理は正職員が行う。
(3) 使用する加熱機器と加熱時間を決定する。
(4) 喫食1時間前に調理を開始する。

164 食材の購入および検収に関する記述である。最も適当なのはどれか。１つ選べ。

(1) １人分の総使用量は、１人分の純使用量に発注係数を乗じて求める。
(2) 検収時には、業者に食材を下処理室まで運ばせる。
(3) 食材は、不測の事態に備えて多めに発注する。
(4) 食材費を抑えるために、カット野菜を発注する。
(5) 検収では、発注通りに食材が納入されているかのみ確認する。

165 給食のサブシステムである食材料管理に該当するオペレーションシステムである。最も適当なのはどれか。１つ選べ。

(1) クックフリーズシステム
(2) カミサリーシステム
(3) クックチルシステム
(4) アッセンブリーシステム
(5) ウェットシステム

166 院外調理に関する記述である。最も適当なのはどれか。１つ選べ。

(1) 院外調理されたクラムチャウダーの提供時の再加熱は、中心温度75℃以上で１分間以上行う。
(2) 院外調理では、喫食直前の再加熱を病院外で行うことができる。
(3) 院外調理で認められている調理方式には、クックサーブがある。
(4) 院外調理を実施する病院では、給食施設の設置を省略することができる。
(5) クックフリーズの調理方式で調製された筑前煮の保管温度は、－３℃以下である。

167 給食施設の施設・設備管理に関する記述である。最も適当なのはどれか。1つ選べ。

(1) 排気フードには、グリストラップを設置する。
(2) 手洗い設備は、各作業区域の入口の入ったところに設置する。
(3) 調理従業員の更衣室は、調理室から隔壁により3m以上離れた場所に設置する。
(4) 給食施設の外窓は、換気の目的に使用するため網戸を設置する。
(5) 調理従業員の移動を考え、各作業区域の出入口のドアを常時開けておく。

168「大量調理施設衛生管理マニュアル」に基づいてフードカッターを洗浄した。フードカッターの洗浄方法と殺菌の方法の組合せである。正しいのはどれか。1つ選べ。

	機械本体・部品の洗浄方法		殺菌の方法
(1)	1日1回分解して中性洗剤で洗浄	———	70℃で15分間の加熱
(2)	1日1回分解して中性洗剤で洗浄	———	80℃で7分間の加熱
(3)	1日1回分解して中性洗剤で洗浄	———	70%アルコールの噴霧
(4)	分解をせずに中性洗剤で洗浄	———	80℃で10分間の加熱
(5)	分解をせずに中性洗剤で洗浄	———	70%アルコールの噴霧

169「大量調理施設衛生管理マニュアル」に基づく調理従事者等の衛生管理に関する記述である。正しいのはどれか。1つ選べ。

(1) 調理従事者等は、毎日作業後に自らの健康状態を管理者に報告すること。
(2) 調理従事者等は臨時職員も含め、月に1回以上健康診断を受けること。
(3) 10月から3月のノロウイルス流行期には、月に1回以上又は必要に応じてノロウイルスの検便検査に努めること。
(4) ノロウイルス保有者は、下痢又は嘔吐等の症状がみられない場合は調理作業に従事できる。
(5) 原則として、調理従事者等は当該施設で調理された食品を喫食すること。

170 給食施設における危機管理対策である。最も適当なのはどれか。１つ選べ。

⑴　災害発生時の人員配置のために、インシデントレポートを分析する。

⑵　調理従事者の意識向上のために、インシデントレポートを実施する。

⑶　災害時対策として、冷凍食品のランニングストックを行う。

⑷　インシデント管理は、１件の重大事故が起こるには、１件の軽度事故が存在するという考え方に基づいている。

⑸　異物混入事故を防止するために、検便検査を実施する。

10 応用力試験

次の文を読み「171」、「172」に答えよ。

K病院に勤務する管理栄養士である。内分泌代謝科病棟を担当して、外来患者の栄養管理を行っている。

患者は、38歳、男性、事務職。会社の健診にて再検査となり来院した。父親が高LDL－コレステロール血症と狭心症で治療中であり、兄は心筋梗塞で突然死している。

身長172cm、体重75kg、ウエスト周囲長84cm、血圧132／80mmHg。両側のアキレス腱の肥厚を認める。空腹時の血液検査値は、LDL－コレステロール289mg／dL、HDL－コレステロール48mg／dL、トリグリセリド110mg／dL、血糖98mg／dL、HbA1c5.6％。尿酸値6.8mg／dL。肝、腎、および甲状腺機能は正常。

171 本症例の病態に関する記述である。最も適当なのはどれか。１つ選べ。

(1) 本態性高血圧である。
(2) メタボリックシンドロームである。
(3) 高尿酸血症である。
(4) LDL受容体の異常が考えられる。
(5) 糖尿病型である。

172 本症例の栄養管理に関する記述である。最も適当なのはどれか。１つ選べ。

(1) プリン体の摂取量は、400mg／日とする。
(2) 脂肪の摂取エネルギー比率は、15％とする。
(3) 飽和脂肪酸の摂取エネルギー比率は、7％以上とする。
(4) コレステロールの摂取量は、200mg／日未満とする。
(5) アルコールの摂取量は、エタノール換算で45g／日とする。

次の文を読み「173」、「174」に答えよ。

K病院に勤務する管理栄養士である。外来患者に対する栄養食事指導を担当している。

患者は、32歳、女性。12年前に近医紹介により当総合病院へ受診し、クローン病と診断されている。本日は腹痛を主訴として外来受診、クローン病再燃期と診断されている。身長160cm、体重45.0kg（健常時体重は50.5kg）。

173 クローン病に関する記述である。最も適当なのはどれか。1つ選べ。

(1) 若年者と比べて高齢者で発症しやすい。
(2) アルブミン/グロブリン比（A/G）比は、上昇する。
(3) 血清CRP値は基準値よりも低下している。
(4) 赤血球除去は有効である。
(5) 5-アミノサリチル酸製剤は有効である。

174 本症例に対する栄養療法である。**誤っている**のはどれか。1つ選べ。

(1) 再燃期では、成分栄養剤の利用を検討する。
(2) 摂取エネルギー量を1,700kcal/日とする。
(3) 脂質エネルギー比を25％E程度とする。
(4) ω-6系の脂肪酸の摂取を制限する。
(5) プロバイオテクスを用いる。

次の文を読み「175」、「176」に答えよ。

K病院に勤務する管理栄養士である。入院患者のベッドサイドにいる。

患者は、52歳、女性。身長157cm、体重59kg。上腹部の疼痛、発熱で急性胆嚢炎と診断された。入院治療が功を奏し、今週末に退院となる。血液検査結果も落ち着いてきた。

175 この患者の入院直後の血液検査結果で高値を示したものである。**誤っている**のはどれか。1つ選べ。

(1) アスパラギン酸アミノトランスフェラーゼ（AST）
(2) アラニンアミノトランスフェラーゼ（ALT）
(3) 白血球（WBC）
(4) 総鉄結合能（TIBC）
(5) C反応性たんぱく（CRP）

176 退院後、次回の外来栄養食事指導まで摂取を控える必要がない食品として、**最も適切な**のはどれか。1つ選べ。

(1) キングサーモン（80g）
(2) かつお　秋獲り（80g）
(3) したびらめ　（80g）
(4) 銀だら　（80g）

次の文を読み「177」、「178」に答えよ。

K病院に勤務する管理栄養士である。

患者は、58歳、男性。会社役員。身長175cm、体重70kg。健康診断で高血圧を指摘され、来院。血圧165/105mmHg。空腹時血糖 110mg/dL、HbA1c 6.4%。来院時、栄養指導を受けることになり、本人は血圧を下げるために禁酒を目標とした。

177 患者の現在の血圧分類である。最も適当なのはどれか。1つ選べ。

(1) 正常高値血圧
(2) Ⅰ度高血圧
(3) Ⅱ度高血圧
(4) Ⅲ度高血圧
(5) 収縮期高血圧

178 栄養指導の際に、自宅でついついお酒を飲んでしまい、後悔している。行動変容技法のうち、認知再構成を用いた管理栄養士の支援である。最も適当なのはどれか。1つ選べ。

(1) 飲んだお酒の種類と量を記録するように指導する。
(2) 何故お酒を飲みたいかを確認する。
(3) 1回くらいならあまり気にしなくてもよいと話す。
(4) 「禁酒」と書いた紙をお酒のボトルに貼るよう勧める。
(5) 禁酒することを家族と約束することを指導する。

次の文を読み「179」、「180」、「181」に答えよ。

K病院に勤務する管理栄養士である。入院患者のベッドサイドにいる。

患者は、85歳、男性。高血圧症から脳梗塞を10年前に発症。一命を取り留めるも寝たきりとなり、しばしば嚥下困難がみられる。以降、食欲不振から次第に低栄養状態に陥り、入退院を繰り返している。食事は誤嚥に注意しながら経口摂取をしてきたが、直近の推定摂取エネルギー量は500kcal/日程度である。誤嚥以外に消化器官の不調はない。今回の入院で新たに仙骨部の褥瘡が認められた。褥瘡ポケットは深く、浸出液が漏出している。

現在の身体計測値は、身長165cm、体重47.5kg（健常時体重67.0kg）、上腕周囲長比70％、上腕三頭筋周囲長比65％。血清における臨床検査値は、総たんぱく質値6.2g/dL、アルブミン値2.4g/dL、空腹時血糖165mg/dL、HbA1c値9.8％（NGSP値）、LDLコレステロール値80mg/dL、中性脂肪値120mg/dL、尿素窒素値15mg/dL、血清クレアチニン値0.8mg/dL、Na134mEq/Lである。

179 本症例に対する栄養アセスメントに関する記述である。最も適当なのはどれか。1つ選べ。

(1) 高張性脱水を認める。
(2) 甲状腺機能低下症を認める。
(3) 糖尿病と診断される。
(4) 腎臓系疾患の検査を行う。
(5) 褥瘡の内的要因として、寝たきりの生活が挙げられる。

180 本症例に対する栄養ケア計画として、**最も適切な**のはどれか。1つ選べ。

(1) 嚥下機能の評価を行う。
(2) 褥瘡については、外科的処置による治癒を目標とする。
(3) 胃瘻造設は禁忌である。
(4) 頸部の除圧を行う。

181 本症例に対する栄養療法に関する記述である。最も適当なのはどれか。１つ選べ。

(1) 緊急に高カロリー輸液を実施する。
(2) 陰イオン交換樹脂の服用を検討する。
(3) 単糖類のエネルギー比率を下げる。
(4) 亜鉛を制限する。
(5) 浸出液の漏出を防ぐため、水分を制限する。

次の文を読み「182」、「183」に答えよ。

A保育園に勤務する管理栄養士である。A保育園に通うKくんのお母さんから、離乳がなかなか進まないと相談があった。

Kくんは、11か月、男児。身長73cm（出生時51cm）、体重8.7kg（出生時3.0kg）。食物アレルギーはないが、食べむらがあるため、離乳食はつい似たようなものばかり与えてしまう。食後の母乳はよく飲み、おやつの乳児用ビスケットも好んで食べている。運動面は、つたい歩きもでき、活発的である。

182 Kくんの成長に基づくアセスメント結果である。**最も適切な**のはどれか。1つ選べ。

(1) 月齢に見合った身長および体重の増加がみられる。
(2) 肥満ぎみであり、授乳の回数を減らすことを検討する。
(3) やせぎみであり、運動量を減らすことを検討する。
(4) 身長および体重が小さく、必要な栄養量が確保できていない。

183 Kくんのお母さんへのアドバイスとして、**最も適切な**のはどれか。1つ選べ。

(1) エネルギーを摂れるよう、好きなおやつの量を増やしましょう。
(2) もうすぐ離乳を完了しなくてはならないため、母乳は与えないようにしましょう。
(3) 食べる楽しさを伝えられるよう、食品の種類や形態を工夫していきましょう。
(4) 大人と同じ味付けのものを与えて、食欲を増進させましょう。

次の文を読み「184」、「185」に答えよ。

A市教育委員会に勤務する管理栄養士のKさん。栄養教諭として、市内の学校給食を企画する立場にある。

A市では、共同調理場方式を採用しており、Kさんは共同調理場（A市学校給食センター）担当の栄養教諭と共同で、A市内の市立小学校の児童の対応を行っている。

Kさんは、「学校給食における食物アレルギー対応指針」（平成27年、文部科学省）に基づき、食物アレルギーをもつ児童への面談、ならびに給食調理員に対する研修を担当することになった。

184 食物依存性運動誘発アナフィラキシーを防ぐために児童へ伝えるべき内容として、**最も適切な**のはどれか。1つ選べ。

(1) 給食を食べた後の休憩の必要性について。
(2) エピペン®注射後の効果持続時間について。
(3) 食物アレルギーによる事故の事例について。
(4) アナフィラキシーとアナフィラキシーショックの違いについて。

185 給食調理員に対する研修のテーマとして、**最も適切な**のはどれか。1つ選べ。

(1) 手洗いの重要性
(2) エピペン®の使用方法
(3) 食物アレルギーの発症機序
(4) 調味料に含まれるアレルゲン

次の文を読み「186」、「187」、「188」に答えよ。

K病院に勤務する管理栄養士である。

患者は、18歳、マラソン選手の女性。身長165cm、体重48kg。先月のマラソン大会で貧血により失速し、転倒してしまった。持久力を上げるための食事について、栄養カウンセリングの依頼があった。

186 マラソン選手が発症しやすい貧血に関する記述である。最も適当なのはどれか。1つ選べ。

(1) マラソンの着地の衝撃により、再生不良性貧血を起こすことがある。
(2) 鉄欠乏性貧血では、持久性は低下しない。
(3) 男子の貯蔵鉄量は女子よりも少なく、男子の方が貧血になりやすい。
(4) 習慣的なトレーニングにより、希釈性貧血を起こすことがある。
(5) 運動選手に一番多くみられる貧血の種類は、悪性貧血である。

187 対象者の持久力を高めるための栄養カウンセリングにおいて、目標に関する話し合いを行った。行動契約の目標宣言として、**最も適切な**のはどれか。1つ選べ。

(1) たんぱく質の多い食品の種類を学ぶ。
(2) 持久性を上げるために、食事内容を変える重要性を知る。
(3) マラソン大会の1週間前から、カーボローディングを行う。
(4) トレーニングの知識を身につける。

188 次の大会が4日後となり、それに向けてトレーニング中である。午後の練習を16時に終えた。練習後の補食として、**最も適切な**のはどれか。1つ選べ。

(1) ゆで卵
(2) から揚げ
(3) カステラ
(4) 野菜ジュース

次の文を読み「189」、「190」に答えよ。

管理栄養士のＡさんは、Ｋ社健康保険組合にて特定保健指導を担当している。

今回の特定保健指導の対象者は、Ｂさん（65歳、男性）である。２か月前に受診した特定健康診査の結果は、以下の通りであった。

身長165cm、体重70kg。特定健康診査の結果は、腹囲87cm、血圧135/85mmHg、空腹時血糖値105mg/dL、中性脂肪140mg/dL、HDL-コレステロール45mg/dL、LDL-コレステロール145mg/dL。飲酒量は毎日500mL缶ビール１本程度、喫煙なし。日常的な運動習慣はない。

Ｂさんは、特定健康診査の結果、特定保健指導の対象となったため、今回、管理栄養士のＡさんが特定保健指導を担当することになった。

面接の際、Ｂさんより、「本当は今日の面接は参加したくなかった。」、「特に今の生活を変えるつもりはない。」との発言があった。

189 Ｂさんの特定健康診査における、ステップ２の追加リスクの数と保健指導レベルの組合せである。最も適当なのはどれか。１つ選べ。

	追加リスクの数	保健指導レベル
(1)	1	動機づけ支援
(2)	2	動機づけ支援
(3)	2	積極的支援
(4)	3	積極的支援
(5)	4	積極的支援

190 面接の際のＢさんの発言を受けた管理栄養士の対応として、**最も適切な**のはどれか。１つ選べ。

(1) ３か月以上の継続支援を勧める。
(2) 行動変容の重要性について、詳しく説明する。
(3) Ｂさんの具体的な行動目標を、毎日30分以上の散歩に決定する。
(4) 来年の健診で腹囲とBMIが基準以内であれば、面接の対象にならないことを伝える。

次の文を読み「191」、「192」に答えよ。

K特別養護老人ホームに勤務する管理栄養士である。

K特別養護老人ホームでは、入居者の個性や生活リズムに合わせて10人以下のグループで1つのユニットを形成するユニットケアを取り入れている。

対象者の性別、年齢、基礎代謝量、身体活動レベルは、下表の通りである。

表　K特別養護老人ホームAユニットのアセスメント結果

対象者	性別	年齢（歳）	基礎代謝量（kcal／日）	身体活動レベル
A	F	82	1,010	1.4
B	F	85	1,010	1.3
C	M	87	1,280	1.2
D	F	92	1,010	1.2
E	F	88	1,010	1.3
F	M	91	1,280	1.2
G	M	95	1,280	1.2
H	F	90	1,010	1.2
I	F	86	1,010	1.3
J	F	89	1,010	1.3

※身体活動レベルは、ベッド上安静1.2、ベッド外活動1.3、リハビリ中1.4とした。

191 Aユニットの推定エネルギー必要量の基準値として、**最も適切な**のはどれか。1つ選べ。

(1)　1,000 ± 200 kcal
(2)　1,200 ± 200 kcal
(3)　1,400 ± 200 kcal
(4)　1,600 ± 200 kcal

192 Aユニットで提供するおやつとして、**最も適切な**のはどれか。1つ選べ。

(1)　すいか（一口大にカットしたもの）
(2)　抹茶カステラ
(3)　ミルク寒天
(4)　カスタードプリン

次の文を読み「193」、「194」、「195」に答えよ。

B市保健センターに勤務する管理栄養士である。B市の高齢化の進展は他の地域と比較するとそれほど進んでいないが、将来を見据えた対策はとる必要があることから、管理栄養士は高齢者保健対策の一環として介護予防事業に関わることとなった。

193 市町村が行う地域支援事業に関する記述である。最も適当なのはどれか。1つ選べ。

(1) 施設サービスを行う。
(2) 会食サービスは必須である。
(3) ボランティアを対象とした研修会は含まない。
(4) 介護予防普及啓発事業として、介護予防教室を実施する。
(5) 地域介護予防活動支援事業として、介護予防に関するパンフレットを作成する。

194 B市では、地域の高齢者がいつまでも「食」を楽しみ、生活の質の向上を図ることを目的に、65歳以上を対象とした栄養教室を実施することとなった。短期的目標として、**最も適切な**のはどれか。1つ選べ。

(1) 低栄養予防の食事について知る。
(2) メタボリックシンドローム予防の重要性を理解する。
(3) 毎日、自分で食事を作る。
(4) 毎日、体重を測る。

195 B市で実施した高齢者栄養教室の評価を行うこととなった。影響評価として、**最も適切な**のはどれか。1つ選べ。

(1) 計画に沿ってプログラムは運営できている。
(2) 低栄養を予防する食事について理解した人が増えた。
(3) 参加者はプログラムに満足している。
(4) 対象者の3割が適正体重となった。

次の文を読み「196」、「197」に答えよ。

Ｋ給食会社に勤務する管理栄養士である。配属先のＫ事業所では、マンネリ化防止をはじめ顧客満足度の向上と売り上げ拡大を目的に定期的にイベントメニューを提供している。

196「1年後に東京都で4年に1度開催される国際的なスポーツイベント」にちなんで開催地のご当地メニューを提供することになった。**最も適切な**のはどれか。1つ選べ。

(1) 深川丼
(2) たこ焼き
(3) タコライス
(4) 味噌煮込みうどん

197 イベントメニューを1食でも多く売り上げるためのプロモーション戦略である。人的販売として**最も適切な**のはどれか。1つ選べ。

(1) 1週間前から食堂の各テーブルに手作りの予告POPを設置した。
(2) 提供前日にＫ事業所の社内メールに案内のメールを送信した。
(3) 提供当日、管理栄養士が販売コーナーの前で利用者に直接声をかけた。
(4) 提供当日、注文が入ってから調理員が利用者の目の前で盛付を行い提供した。

次の文を読み「198」、「199」、「200」に答えよ。

I保健所に勤務する管理栄養士である。

I地区の住民を対象に、高血圧症と調味料類の摂取の関連を調べるための研究を実施した。ベースライン時に高血圧症に罹患していない20～30歳代の男女の集団10,000人を30年間にわたって追跡し、高血圧症と調味料類の摂取との関連を研究する計画を立て実施した。調査期間には、定期的に食事調査を行い、調味料類の習慣的な摂取状況を把握し、高血圧症罹患についても調査した。調味料類の摂取が多い集団5,000人中500人の高血圧症罹患者がおり、調味料類の摂取が少ない集団5,000人中300人が高血圧症罹患があった。

198 この研究に用いられた研究デザインとして、**最も適切な**のはどれか。1つ選べ。

(1) 地域相関研究
(2) 前向きコホート研究
(3) 症例対照研究
(4) ランダム化比較対照試験

199 この研究で用いられるのに適する食事調査法である。最も適当なのはどれか。1つ選べ。

(1) 食物摂取頻度調査法
(2) 食事記録法（秤量法）
(3) 24時間食事思い出し法
(4) 食事記録法（目安法）
(5) 陰膳法

200 この研究結果で「調味料類の摂取が多い集団5,000人が、調味料類の摂取を抑えることで予防できたと予想される高血圧症数」である。最も適当なのはどれか。1つ選べ。

(1) 4人
(2) 30人
(3) 50人
(4) 200人
(5) 355人

解答一覧表

分野	問題番号	解答
社会・環境と健康（16問）	1	(4)
	2	(1)
	3	(5)
	4	(5)
	5	(4)
	6	(5)
	7	(2)
	8	(2)
	9	(2)
	10	(3)
	11	(4)
	12	(4)
	13	(5)
	14	(4)
	15	(3)
	16	(3)
人体の構造と機能及び疾病の成り立ち（26問）	17	(2)
	18	(3)
	19	(3)
	20	(1)
	21	(4)
	22	(4)
	23	(2)
	24	(5)
	25	(4)
	26	(3)
	27	(1)
	28	(4)
	29	(2)
	30	(2)
	31	(2)
	32	(5)
	33	(4)
	34	(3)
	35	(1)
	36	(4)
	37	(2)
	38	(5)
	39	(3)
	40	(1)
	41	(4)
	42	(4)
食べ物と健康（25問）	43	(2)
	44	(2)
	45	(3)
	46	(2)
	47	(4)
	48	(4)
	49	(1)
	50	(3)
	51	(5)
	52	(3)
	53	(3)
	54	(5)
	55	(2)
	56	(2)
	57	(4)
	58	(5)
	59	(4)
	60	(5)
	61	(2)
	62	(5)
	63	(2)
	64	(3)
	65	(1)
	66	(4)
	67	(3)
基礎栄養学（14問）	68	(5)
	69	(3)
	70	(3)
	71	(3)
	72	(4)
	73	(3)
	74	(3)
	75	(1)
	76	(1)
	77	(5)
	78	(5)
	79	(4)
	80	(4)
	81	(5)
応用栄養学（16問）	82	(3)
	83	(4)
	84	(2)
	85	(3)
	86	(2)
	87	(5)
	88	(5)
	89	(5)
	90	(5)
	91	(3)
	92	(3)
	93	(2)
	94	(3)
	95	(1)
	96	(3)
	97	(4)
栄養教育論（13問）	98	(3)
	99	(3)
	100	(3)
	101	(4)
	102	(3)
	103	(1)
	104	(3)
	105	(4)
	106	(3)
	107	(3)
	108	(3)
	109	(4)
	110	(2)
臨床栄養学（26問）	111	(2)
	112	(2)
	113	(2)
	114	(5)
	115	(3)
	116	(2)
	117	(5)
	118	(1)
	119	(3)
	120	(4)
	121	(2)
	122	(5)
	123	(3)
	124	(3)
	125	(3)
	126	(5)
	127	(1)
	128	(3)
	129	(3)
	130	(3)
	131	(1)
	132	(1)
	133	(4)
	134	(4)
	135	(5)
	136	(3)
公衆栄養学（16問）	137	(3)
	138	(5)
	139	(1)
	140	(1)
	141	(5)
	142	(2)
	143	(4)
	144	(4)
	145	(5)
	146	(2)
	147	(1)
	148	(3)
	149	(5)
	150	(4)
	151	(4)
	152	(5)
給食経営管理論（18問）	153	(5)
	154	(4)
	155	(3)
	156	(3)
	157	(3)
	158	(4)
	159	(3)
	160	(5)
	161	(2)
	162	(3)
	163	(3)
	164	(1)
	165	(2)
	166	(1)
	167	(3)
	168	(2)
	169	(3)
	170	(2)
応用力試験（30問）	171	(4)
	172	(4)
	173	(5)
	174	(3)
	175	(4)
	176	(3)
	177	(3)
	178	(3)
	179	(3)
	180	(1)
	181	(3)
	182	(1)
	183	(3)
	184	(1)
	185	(4)
	186	(4)
	187	(3)
	188	(3)
	189	(2)
	190	(4)
	191	(3)
	192	(4)
	193	(4)
	194	(1)
	195	(2)
	196	(1)
	197	(3)
	198	(2)
	199	(1)
	200	(4)

1 社会・環境と健康

人間や生活について理解を深めつつ、健康を保持増進するために社会や環境がどうあるべきかを問われる分野である。

特に、保健・医療・福祉・介護の制度、関連法規問題は制度主旨を理解し、社会的関心の高い事項を把握していれば確実な得点源となるため知識を整理しておくこと。

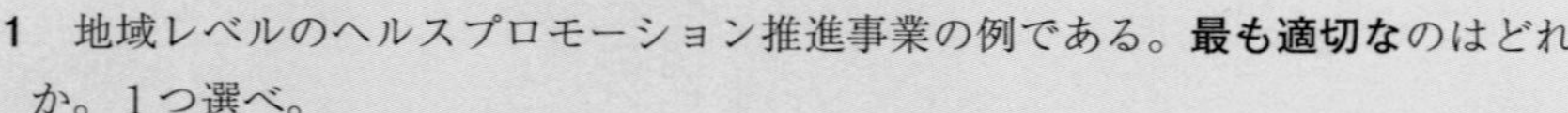

1　地域レベルのヘルスプロモーション推進事業の例である。**最も適切な**のはどれか。1つ選べ。

(1)　地域医療支援病院の設置
(2)　特別養護老人ホームの設置
(3)　公共施設のバリアフリー化
(4)　公園内のウォーキングコースの整備

正解へのアプローチ

ヘルスプロモーションは、オタワ憲章（1986年）における地域保健活動の宣言であり、「人々が自らの健康をコントロールし、改善することができるようにするプロセス」と定義されている。活動方法として、次の5項目を挙げている。

①健康的な公共政策づくり
②健康を支援する環境づくり
③地域活動の強化
④個人技術の開発
⑤ヘルスサービスの方向転換

なお、わが国において、健康日本21（第二次）や国民健康・栄養調査、トータルヘルスプロモーション（THP）などの活動は、ヘルスプロモーションの考え方を基盤とし、展開している。

選択肢考察

×(1)　地域医療支援病院は、一次医療を担う「かかりつけ医」を支援し、専門外来や入院、救急医療など地域医療の中核を担う体制を備えた病院で、都道府県知事が承認し、二次医療圏に設置される。したがって、地域医療支援病院の設置は、地域の医療提供体制の確保が目的である。

×(2)　特別養護老人ホーム（介護老人福祉施設）の入所要件は、要介護3以上の者である。したがって、特別養護老人ホームの設置は、ヘルスプロモーションを目的としたものではない。

×(3)　公共施設のバリアフリー化は、障害者福祉事業である。

○(4)　公園内のウォーキングコースの整備は、住民の主体的な健康増進を目的とした地域レベルの事業である。

正　解　(4)

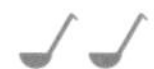

2　気候変動抑制に関する多国間の国際的な取り決めである。正しいのはどれか。1つ選べ。

(1)　パリ協定
(2)　ロンドン条約
(3)　バーゼル条約
(4)　ワシントン条約
(5)　モントリオール議定書

正解へのアプローチ

パリ協定は、国連気候変動枠組み条約第21回締約国会議（COP 21）が、2020年度以降の地球温暖化対策の枠組みを取り決めた協定である。1997年に採択された「京都議定書」から18年振りの国際合意である。

選択肢考察

○(1)　パリ協定は、地球温暖化対策の枠組みを取り決めた協定である。
×(2)　ロンドン条約は、廃棄物の海洋投棄を規制した条約である。
×(3)　バーゼル条約は、有害廃棄物の越境移動を規制した条約である。
×(4)　ワシントン条約は、野生生物の種の保存に関する条約である。
×(5)　モントリオール議定書は、オゾン層の保護に関する取り決めである。

正　解　(1)

要　点

地域環境の保全を目指した主な国際条約等

地球環境問題	国際条約等
地球温暖化	京都議定書（1997年） パリ協定（2015年）
オゾン層の破壊	ウィーン条約（1985年） モントリオール議定書（1987年）
酸性雨（pH＜5.6）	東アジア酸性雨モニタリングネットワーク（2001年）
熱帯雨林の減少	国際熱帯木材協定（1994年）
砂漠化	砂漠化対処条約（1996年）
野生生物種の減少	ワシントン条約・ラムサール条約（1975年） 生物多様性に関する条約（1993年） カルタヘナ議定書（2003年）
海洋汚染	油汚染に関する条約（1990年） 有害物質に関する条約（2000年）
有害廃棄物の越境	バーゼル条約（1992年）

1

3 わが国の近年の人口動態統計に関する記述である。最も適当なのはどれか。1つ選べ。

(1) 合計特殊出生率は、1.2を下回っている。
(2) 粗死亡率（全死因）は、低下傾向である。
(3) 死因順位の第3位は、脳血管疾患である。
(4) 20歳代の死因順位の第1位は、悪性新生物である。
(5) 女性の胃がんの年齢調整死亡率は、低下傾向である。

正解へのアプローチ

女性のがんの部位別年齢調整死亡率は、主要な部位では胃がん、肺がん、肝がんが低下傾向、大腸がん、食道がん、子宮がんが横ばい、乳がんと膵がんが上昇傾向である。

特に、胃がんの年齢調整死亡率が低下傾向、乳がんの年齢調整死亡率が上昇傾向であることが国家試験では頻出である。

選択肢考察

×(1) 合計特殊出生率は、1975年（昭和50年）以降、2.0を下回っているが、平成17年の1.26がピークであり、1.2を下回ったことはない。なお、平成30年人口動態統計調査では1.42であった。
×(2) 粗死亡率（全死因）は、人口の高齢化の影響で、近年上昇傾向である。
×(3) 近年の死因順位は、第1位：悪性新生物、第2位：心疾患、第3位：老衰である。脳血管疾患は第4位である。
×(4) 15～19歳、20歳代、30歳代の死因順位の第1位は、自殺である。
○(5) 胃がんの年齢調整死亡率は、昭和40年代から男女とも低下傾向である。

正 解 (5)

要 点

部位別にみた悪性新生物の年齢調整死亡率（人口10万対）の推移

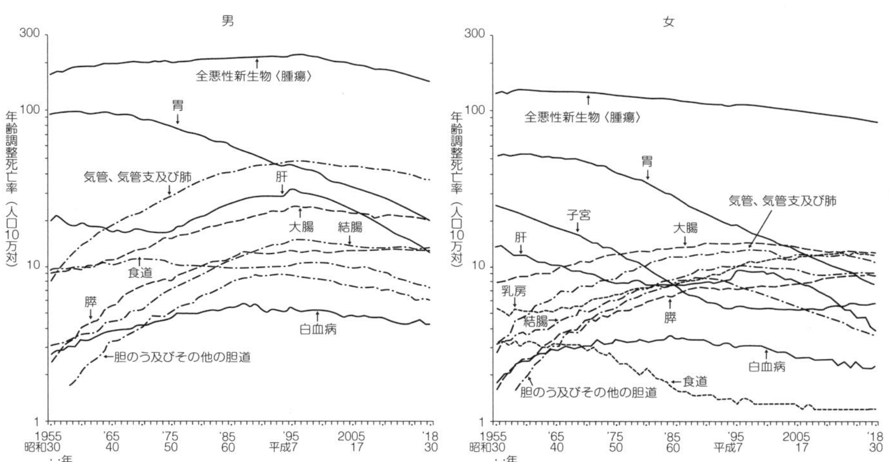

資料　厚生労働省「人口動態統計」
注　1）大腸は、結腸と直腸Ｓ状結腸移行部及び直腸を示す。ただし、昭和40年までは直腸肛門部を含む。
　　2）結腸は、大腸の再掲である。
　　3）肝は、肝及び肝内胆管を示す。
　　4）年齢調整死亡率の基準人口は「昭和60年モデル人口」である。

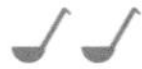

1

4 患者調査に関する記述である。正しいのはどれか。1つ選べ。

(1) 総務省によって行われる。

(2) 調査は5年に1度行われる。

(3) 調査項目に通院者率がある。

(4) 主な傷病の総患者数では、糖尿病が最も多い。

(5) 傷病別の推計入院患者数では、精神及び行動の障害が最も多い。

正解へのアプローチ

患者調査は、病院及び診療所を利用する患者の傷病状況などの実態を明らかにし、医療行政の基礎資料を得ることを目的として、厚生労働省によって3年に1度実施される。

無作為抽出された病院および診療所を対象として、施設の種類、ある1日に受診した患者の性・年齢、傷病名、入院の状況、在院期間、受診間隔などを調査する。これにより、患者数や受療率が計算される。

選択肢考察

×(1) 患者調査は、厚生労働省によって行われる。

×(2) 患者調査は、3年に1度行われる。

×(3) 患者調査によって計算されるのは、受療率である。通院者率は、国民生活基礎調査によって調査される。

×(4) 主な傷病の総患者数は、平成29年では高血圧性疾患が9,937千人と最も多く、次いで歯肉炎及び歯周疾患が3,984千人、糖尿病が3,289千人の順である。

○(5) 入院患者を傷病分類別にみると、平成29年では精神及び行動の障害が252.0千人で最も多い。

正 解 (5)

要 点

傷病分類別の推計患者数(平成29年患者調査より)

- 入院　精神及び行動の障害　252.0千人
  循環器系の疾患　228.6千人
  新生物　142.2千人
- 外来　消化器系の疾患　1,293.2千人
  循環器系の疾患　888.9千人
  筋骨格系及び結合組織の疾患　877.2千人

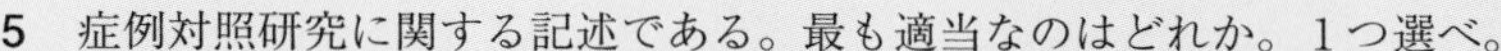

5　症例対照研究に関する記述である。最も適当なのはどれか。1つ選べ。

(1)　追跡調査を実施する。
(2)　寄与危険を計算できる。
(3)　コホート研究に比べて、費用が高くなる。
(4)　コホート研究に比べて、調査期間が短期間である。
(5)　コホート研究に比べて、曝露情報への信頼性が高い。

1

正解へのアプローチ

疫学研究方法の一つである症例対照研究は、症例群と対照群における過去の要因への曝露状況を比較する研究方法である。

症例対照研究は、コホート研究と比較する出題が想定されるため、それぞれの特徴を理解すること（要 点 参照）。

選択肢考察

×(1)　症例対照研究では、要因曝露状況を過去に遡って調査する。追跡調査を実施するのは、コホート研究である。

×(2)　症例対照研究は追跡調査を行わないため、罹患率や死亡率が算出できない。したがって、相対危険、寄与危険を算出できない。

×(3)　症例対照研究は、コホート研究に比べて費用が少ない。

○(4)　症例対照研究は過去の要因曝露状況を調査するだけであり、調査期間は短期間である。一方、コホート研究は長期間の追跡調査を行う。

×(5)　症例対照研究は、過去の要因曝露状況を記憶に依存することがあるため、曝露情報への信頼性は低い。一方、コホート研究は、調査対象をリアルタイムで追跡するため、得られる曝露情報への信頼性が高い。

正　解　(4)

1

要　点

症例対照研究とコホート研究の比較

項　目	症例対照研究	コホート研究
時間軸	後ろ向き研究	主に前向き研究（後ろ向き研究もある）
調査方法	既往調査、病歴調査	追跡調査
研究対象の規模（人数）	小	大
人口移動の大きい集団	可能	不可能
調査期間	短期（ほとんどゼロ）	長期（特に潜伏期の長い疾患、頻度の高い疾患）
費用・労力	小	大
稀な疾患の研究	適	不適
曝露情報の信頼性	低い（記憶に頼るため）	高い
診断の正確性	高い	低い（診断基準が必要）
罹患率の測定	できない	できる
相対危険度	近似値（オッズ比）の推定が可能	直接計算できる
寄与危険度	計算不可能	直接計算できる
他疾患の評価	できない	できる
他要因の評価	できる	できない

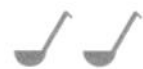

6　疾患Aの有病率が80%の集団1,000人に対して、敏感度80%、特異度70%のスクリーニング検査を実施した。このスクリーニング検査の評価に関する記述である。正しいのはどれか。1つ選べ。

(1)　偽陽性率は、20%である。
(2)　偽陰性率は、30%である。
(3)　陽性反応的中度は、50%である。
(4)　特異度が上昇すると、敏感度も上昇する。
(5)　有病率の低下により、陽性反応的中度は低下する。

1

正解へのアプローチ

問題文中に示されている集団の有病率およびスクリーニング検査の敏感度、特異度をもとに四分表を作成すると、以下の通りとなる。

		疾患		計
		あり	なし	
スクリーニング検査	陽性	640	60	700
	陰性	160	140	300
計		800	200	1,000

- 偽陽性率＝1－特異度　→1－0.7＝0.3
- 偽陰性率＝1－敏感度　→1－0.8＝0.2
- 陽性反応的中度＝640÷700≒0.914

選択肢考察

×(1)　偽陽性率は、30%である。
×(2)　偽陰性率は、20%である。
×(3)　陽性反応的中度は、91.4%である。
×(4)　トレードオフの関係により、特異度が上昇すると敏感度は低下する。
○(5)　同じ精度のスクリーニング検査を有病率の高い集団と低い集団に実施した際、有病率の高い集団のほうが陽性反応的中度は高くなる。つまり、集団の有病率が低下すると、陽性反応的中度は低下する。

正　解　(5)

1

要　点

スクリーニング検査の評価指標

	疾病あり	疾病なし	計
陽性	a	b	a＋b
陰性	c	d	c＋d
計	a＋c	b＋d	a＋b＋c＋d

敏感度：疾病のある者のうち、正しく陽性と判定した割合：a／(a＋c)

特異度：疾病のない者のうち、正しく陰性と判定した割合：d／(b＋d)

偽陽性率：疾病のない者が誤って陽性と判定される割合（1－特異度)：b／(b＋d)

偽陰性率：疾病のある者が誤って陰性と判定される割合（1－敏感度)：c／(a＋c)

陽性反応的中度：陽性が的中する確率：a／(a＋b)

陰性反応的中度：陰性が的中する確率：d／(c＋d)

✓✓✓

7　わが国のたばこ対策に関する記述である。正しいのはどれか。１つ選べ。
(1)　禁煙補助薬は、医師の処方を必要とする。
(2)　特定保健指導において、禁煙支援が行われる。
(3)　入院基本料の算定条件として、屋内への分煙施設の設置が義務付けられている。
(4)　たばこ事業法により、施設管理者への受動喫煙防止が義務付けられている。
(5)　たばこパッケージには、喫煙による健康影響に関する注意喚起画像の表示が義務付けられている。

正解へのアプローチ

わが国の喫煙対策では、たばこの規制に関する世界保健機関枠組条約（たばこ規制枠組条約）に基づく取り組みとして、受動喫煙の防止、禁煙支援・治療の普及、たばこ価格・税の引き上げ等が推進されている。

選択肢考察

×(1)　禁煙補助薬には「貼るタイプ」や「ガム」があり、これらは一般用医薬品として医師の処方がなくてもドラッグストアなどで購入できる。

○(2)　特定保健指導において禁煙支援を行う場合には、健診の受診が禁煙の動機付けの機会となるよう、対象者の禁煙意向を踏まえ、全ての喫煙者に禁煙の助言や情報提供を行い、禁煙したい喫煙者には禁煙外来、地域・職域で実施される禁煙支援、禁煙補助薬の活用をすすめる等、喫煙者に禁煙の助言や情報提供を行うことが望ましい。

×(3)　入院基本料を含めた複数の診療報酬の算定要件に、屋内全面禁煙の実施がある。

×(4)　健康増進法により、施設管理者への受動喫煙防止が規定されている。

×(5)　たばこパッケージには、たばこ事業法により喫煙による健康影響に関する注意喚起文言の表示が義務付けられている。ただし、注意喚起画像の表示はされていない。

正　解　(2)

8 飲酒に関する記述である。最も適当なのはどれか。１つ選べ。

(1) 健康日本21（第二次）の目標には、飲酒者の減少がある。

(2) プリン体の少ないアルコール飲料であっても、血清尿酸値は上昇する。

(3) 飲酒は、食道がんのリスク要因にならない。

(4) 生活習慣病のリスクを高める飲酒量は、男性では純アルコール換算で20g/日としている。

(5) 適正飲酒の概念の普及・啓発は、飲酒運転の防止につながる。

正解へのアプローチ

飲酒については、喫煙と同様に頻出項目である。健康日本21（第二次）の飲酒の目標項目は、生活習慣病のリスクを高める量を飲酒している者（純アルコール男性40g以上、女性20g以上）の割合の減少、未成年者の飲酒をなくす、妊娠中の飲酒をなくすである。飲酒は、口腔がん、咽頭がん、喉頭がん、食道がん、肝がん、大腸がんなどをはじめとする多くの健康問題の危険因子となる。

選択肢考察

×(1) 健康日本21（第二次）では、飲酒の健康に関する生活習慣および社会環境の改善に関する目標として、生活習慣病のリスクを高める量を飲酒している者（純アルコール換算で男性40g/日以上、女性20g/日以上）の割合を削減させることを目標としている。

○(2) プリン体の少ないアルコール飲料であっても、エタノール代謝に伴って血清尿酸値は上昇する。

×(3) アルコールの代謝産物のアセトアルデヒドが食道がんの原因となるため、飲酒は食道がんのリスク要因となる。特にALDH2（2型アセトアルデヒド脱水素酵素）の働きが弱い者はリスクが高いと言われている。

×(4) 生活習慣病のリスクを高める飲酒量は、純アルコール換算で男性では1日40gを超える飲酒、女性では1日20gを超える飲酒としている。

×(5) 飲酒運転の防止には、取締りの強化が効果的である。

正解 (2)

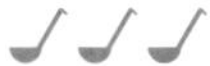

9 「虚血性心疾患の一次予防ガイドライン（2012年改訂版）」に示されている虚血性心疾患のリスク因子である。**誤っている**のはどれか。１つ選べ。

(1) 加齢
(2) 飲酒習慣
(3) 精神的ストレス
(4) 冠動脈疾患の家族歴
(5) CKD（慢性腎臓病）

1

正解へのアプローチ

「虚血性心疾患の一次予防ガイドライン（2012年改訂版）」で示されている日本人における虚血性心疾患の危険因子は、以下の通りである。

1．加齢（男性45歳以上、女性55歳以上）
2．冠動脈疾患の家族歴
3．喫煙習慣
4．高コレステロール血症（総コレステロール220 mg／dL以上、あるいはLDLコレステロール140 mg／dL以上）
5．高トリグリセライド血症（150 mg／dL以上）
6．低HDLコレステロール血症（40 mg／dL未満）
7．高血圧（収縮期血圧140 mmHg以上、あるいは拡張期血圧90 mmHg以上）
8．肥満（BMI 25以上かつウエスト周囲径が男性で85 cm、女性で90 cm以上）
9．耐糖能異常（境界型および糖尿病型）
10．メタボリックシンドローム
11．CKD（たんぱく尿、糸球体濾過量60 mL／分／1.73 m^2未満のいずれか、または両方が３か月以上持続）
12．精神的、肉体的ストレス

選択肢考察

○(1)、(3)、(4)、(5)
×(2) 過度な飲酒は虚血性心疾患のリスクを高めるが、適度な飲酒は虚血性心疾患のリスクを低下させるという報告がある。この現象を「Jカーブ」と呼ぶ。

正　解　(2)

1

♩♩♩

10　以下は、感染症法に基づく感染症類型を説明した文章である。該当する感染症類型として、正しいのはどれか。１つ選べ。

「感染力及び罹患した場合の重篤性等に基づいて総合的な観点からみた危険性は高くはないが、特定の職業への就業によって感染症の集団発生を起こしうる感染症。」

(1)　１類感染症
(2)　２類感染症
(3)　３類感染症
(4)　４類感染症
(5)　５類感染症

正解へのアプローチ

感染症法に基づく感染症類型の分類において、１類感染症、２類感染症、３類感染症の違いは、危険性であることが定義よりわかる。

また、１類感染症は危険性が極めて高く、２類感染症は呼吸器系の感染症、３類感染症は消化器系の感染症であるという違いでも、分類を判断できる。

選択肢考察

×(1)　１類感染症の定義は、感染力、罹患した場合の重篤性などに基づく総合的な観点からみた危険性が極めて高い感染症である。

×(2)　２類感染症の定義は、感染力、罹患した場合の重篤性などに基づく総合的な観点からみた危険性が高い感染症である。

○(3)　３類感染症の定義は、感染力、罹患した場合の重篤性などに基づく総合的な観点からみた危険性が高くないが、特定の職業への就業によって感染症の集団発生を起こし得る感染症である。

×(4)　４類感染症の定義は、動物、飲食物などを介して人に感染し、国民の健康に影響を与えるおそれがある感染症である。

×(5)　５類感染症の定義は、感染症の発生動向調査から、その結果に基づいて必要な情報を国民、医療従事者に情報提供・公開していくことによって発生、まん延を防止する感染症である。

正　解　(3)

要点

感染症法に基づく感染症の分類（平成30年5月現在）

	感染症名等	性　格
感染症類型	［1類感染症］ エボラ出血熱／クリミア・コンゴ出血熱／痘そう／南米出血熱／ペスト／マールブルグ病／ラッサ熱	感染力、罹患した場合の重篤性等に基づく総合的な観点からみた危険性が極めて高い感染症
	［2類感染症］ 急性灰白髄炎／結核／ジフテリア／重症急性呼吸器症候群（SARS）／中東呼吸器症候群（MERS）／鳥インフルエンザ（H5N1、H7N9）	感染力、罹患した場合の重篤性等に基づく総合的な観点からみた危険性が高い感染症
	［3類感染症］ コレラ／細菌性赤痢／腸管出血性大腸菌感染症／腸チフス／パラチフス	感染力、罹患した場合の重篤性等に基づく総合的な観点からみた危険性が高くないが、特定の職業への就業によって感染症の集団発生を起こし得る感染症
	［4類感染症］ E型肝炎／ウエストナイル熱／A型肝炎／エキノコックス症／黄熱／オウム病／オムスク出血熱／回帰熱／キャサヌル森林病／Q熱／狂犬病／コクシジオイデス症／サル痘／ジカウイルス感染症／重症熱性血小板減少症候群（病原体がフレボウイルス属SFTSウイルスであるものに限る）／腎症候性出血熱／西部ウマ脳炎／ダニ媒介脳炎／炭疽／チクングニア熱／つつが虫病／デング熱／東部ウマ脳炎／鳥インフルエンザ（鳥インフルエンザ（H5N1及びH7N9）を除く）／ニパウイルス感染症／日本紅斑熱／日本脳炎／ハンタウイルス肺症候群／Bウイルス病／鼻疽／ブルセラ症／ベネズエラウマ脳炎／ヘンドラウイルス感染症／発しんチフス／ボツリヌス症／マラリア／野兎病／ライム病／リッサウイルス感染症／リフトバレー熱／類鼻疽／レジオネラ症／レプトスピラ症／ロッキー山紅斑熱	動物、飲食物等の物件を介して人に感染し、国民の健康に影響を与えるおそれのある感染症（人から人への伝染はない）
	［5類感染症］ アメーバ赤痢／ウイルス性肝炎（E型肝炎及びA型肝炎を除く）／カルバペネム耐性腸内細菌科細菌感染症／急性弛緩性麻痺（急性灰白髄炎を除く）／急性脳炎（ウエストナイル脳炎、西部ウマ脳炎、ダニ媒介脳炎、東部ウマ脳炎、日本脳炎、ベネズエラウマ脳炎及びリフトバレー熱を除く）／クリプトスポリジウム症／クロイツフェルト・ヤコブ病／劇症型溶血性レンサ球菌感染症／後天性免疫不全症候群　／ジアルジア症／侵襲性インフルエンザ菌感染症／侵襲性髄膜炎菌感染症／侵襲性肺炎球菌感染症／水痘（患者が入院を要すると認められるものに限る）／先天性風しん症候群／梅毒／播種性クリプトコックス症／破傷風／バンコマイシン耐性黄色ブドウ球菌感染症／バンコマイシン耐性腸球菌感染症／百日咳／風しん／麻しん／薬剤耐性アシネトバクター感染症	国が感染症発生動向調査を行い、その結果等に基づいて必要な情報を一般国民や医療関係者に提供・公開していくことによって、発生・拡大を防止すべき感染症
新型インフルエンザ感染症	新型インフルエンザ 再興型インフルエンザ	新たに人から人に伝染する能力を有することとなったウイルスを病原体とするインフルエンザ かつて、世界的規模で流行したインフルエンザであって、その後流行することなく長期間が経過しているものとして厚生労働大臣が定めるものが再興した感染症 両型ともに、全国的かつ急速なまん延により国民の生命・健康に重大な影響を与えるおそれがあると認められるもの
指定感染症	政令で1年間に限定して指定された感染症	既知の感染症の中で上記1～3類、新型インフルエンザ等感染症に分類しきれない感染症で、1～3類に準じた対応の必要が生じた感染症
新感染症	［当初］ 都道府県知事が厚生労働大臣の技術的指導・助言を得て個別に応急対応する感染症	人から人に伝染すると認められる疾病であって、既知の感染症と症状等が明らかに異なり、その伝染力、罹患した場合の重篤度から判断した危険性が極めて高い感染症
	［要件指定後］ 政令で症状等の要件指定をした後に1類感染症と同様の扱いをする感染症	

1

11　給食受託会社Aに勤務し、病院Bに配属されている管理栄養士のKさん（45歳、男性）である。調理作業中に揚げ油により両手を火傷し、ただちに病院Bの皮膚科を受診した。
その際、適用となる公的保険である。正しいのはどれか。１つ選べ。
(1)　介護保険
(2)　雇用保険
(3)　組合管掌健康保険
(4)　労働者災害補償保険
(5)　全国健康保険協会管掌健康保険（協会けんぽ）

正解へのアプローチ

労働者災害補償保険は、労働者災害補償保険法に基づき、業務災害及び通勤災害に遭った労働者又はその遺族に、給付を行う公的保険である。
なお、労働者災害補償保険の運営の費用は、事業主が納付する保険料によって賄われる。したがって、労働者災害補償保険を適用した場合、患者の自己負担はない。

選択肢考察

×(1)　介護保険は、医療には適用されない。
×(2)　雇用保険は、労働者の生活及び雇用の安定と就職の促進のために、失業した者や教育訓練を受ける者等に対して、失業等給付を支給する公的保険である。
×(3)、(5)　いずれも公的医療保険である。業務災害（業務中の怪我など）には医療保険を適用しない。
○(4)　正解へのアプローチ　参照。

正　解　(4)

要　点

労災保険適用の流れ

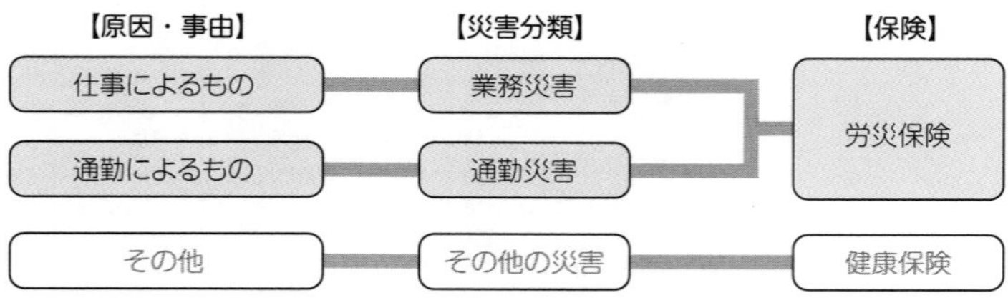

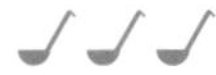

12 公的医療保険の給付対象である。正しいのはどれか。1つ選べ。
(1) 正常分娩
(2) フッ化物歯面塗布
(3) 生殖補助治療
(4) 入院中の食事代
(5) インフルエンザの予防接種

正解へのアプローチ

公的医療保険制度は、会社員や公務員等の被用者が加入している「被用者保険」、自営業の者が加入している「国民健康保険」、75歳以上が加入している「後期高齢者医療制度」の3つに大別することができる。健康診断（診断書交付を含む）、人間ドック、予防接種、正常妊娠および正常分娩、美容整形および審美歯科、入院室料差額、歯科材料費差額、間接治療費（交通費、補装具、眼鏡等）、薬局で処方せんなしで購入する医薬品などは保険給付外である。

選択肢考察

×(1) 正常妊娠・正常分娩は、保険適用外である。
×(2) フッ化物歯面塗布はう蝕の予防処置であり、保険適用外である。
×(3) 不妊治療には、大きく分けて一般不妊治療（タイミング法、人工授精）と、生殖補助治療（体外受精、顕微授精）という治療法がある。一般不妊治療のタイミング法は保険適用であるが、人工授精、体外受精、顕微授精は保険適用外の治療となっている。
○(4) 入院時食事療養費および入院時生活療養費は、保険給付される。
×(5) 予防接種は、保険適用外である。

正　解 (4)

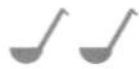

1

13　地域保健法における市町村（保健所設置市を除く）の役割である。正しいのはどれか。１つ選べ。

(1)　感染症予防の拠点

(2)　健康危機管理の拠点

(3)　食品衛生に関する指導

(4)　関係機関への技術的な援助

(5)　地域保健対策に必要な人材の確保

正解へのアプローチ

保健所の業務は広域的かつ専門的であり、市町村保健センターの業務は地域的かつ一般的で、地域住民への身近な対人保健サービスが中心となる。

選択肢考察

×(1)、(2)、(3)、(4)　保健所の役割である。

○(5)　地域保健対策に必要な人材の確保は、保健所、市町村保健センターいずれにも求められる役割である。

正　解　(5)

要　点

地域保健法で規定されている保健所の業務（地域保健法第６条）

一　地域保健に関する思想の普及及び向上に関する事項
二　人口動態統計その他地域保健に係る統計に関する事項
三　栄養の改善及び食品衛生に関する事項
四　住宅、水道、下水道、廃棄物の処理、清掃その他の環境の衛生に関する事項
五　医事及び薬事に関する事項
六　保健師に関する事項
七　公共医療事業の向上及び増進に関する事項
八　母性及び乳幼児並びに老人の保健に関する事項
九　歯科保健に関する事項
十　精神保健に関する事項
十一　治療方法が確立していない疾病その他の特殊の疾病により長期に療養を必要とする者の保健に関する事項
十二　エイズ、結核、性病、伝染病その他の疾病の予防に関する事項
十三　衛生上の試験及び検査に関する事項
十四　その他地域住民の健康の保持及び増進に関する事項

14 母子健康手帳に関する記述である。正しいのはどれか。1つ選べ。

(1) 妊娠から出産後1歳までの母子の健康・成長を記録する手帳である。
(2) 妊婦健康診査を受診した医療機関で交付される。
(3) 妊婦健康診査の結果は、妊婦自身が記載する。
(4) 予防接種の記入欄がある。
(5) 省令様式には、児童虐待を発見した際の通告方法が記載されている。

正解へのアプローチ

母子健康手帳は、母子保健法施行規則第7条により様式が定められている（省令様式）。母子健康手帳は各市町村で作成されるが、省令様式部分は全国共通である。主な内容は、妊娠中の経過、乳幼児期の健康診査の記録、予防接種の記録、乳幼児身体発育曲線などである。

省令様式のほか、日常生活上の注意や乳幼児の養育に必要な情報などを示した面を別に設けるものとしている（任意様式）。任意様式については厚生労働省から通知によって作成例が示されており、主な内容は、日常生活上の注意、子育て上の注意、妊産婦・乳幼児の栄養の摂取方法、予防接種に関する情報などとなっているが、各市町村の判断で独自の制度など具体的な記載内容を作成することが可能である。

選択肢考察

×(1) 母子健康手帳は、妊娠から小学校入学までの母子の健康・成長を記録する手帳である。
×(2) 母子健康手帳は、市町村長に妊娠の届出をすると、当該市町村により交付される。
×(3) 健康診査の結果は、医師または助産師が記載する。
○(4) 母子健康手帳には、予防接種の記入欄がある（正解へのアプローチ 参照）。
×(5) 省令様式には、そのような記載はない。

正 解 (4)

要　点

母子保健法施行規則により規定されている母子健康手帳の様式（省令様式）の記載事項

区分	記載事項
妊　娠	妊婦の健康状態等
	妊婦の職業と環境
	妊婦自身の記録
	妊娠中の経過
	検査の記録
	母親（両親）学級受講記録
	妊娠中と産後の歯の状態
出　産	出産の状態
	出産後の母体の経過
乳　児	早期新生児期（生後1週間以内）、後期新生児期（生後1～4週）の経過
	検査の記録
	保護者の記録（1か月頃、3～4か月頃、6～7か月頃、9～10か月頃）
	乳児健康診査（1か月児、3～4か月児、6～7か月児、9～10か月児）
幼　児	保護者の記録
	幼児健康診査（1歳頃、1歳6か月頃、2歳頃、3歳頃、4歳頃、5歳頃、6歳頃） ※1歳6か月児健康診査および3歳児健康診査は、全ての市区町村で実施されている旨の記載
発育曲線	男女別乳児身体発育曲線、幼児身体発育曲線（身長・体重、頭囲）
	男女別幼児身長体重曲線（身長・体重・肥満度）
予防接種	予防接種の記録

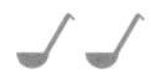

15 地域包括ケアシステムの構成要素である。**誤っている**のはどれか。１つ選べ。

(1) 医療
(2) 介護
(3) 年金
(4) 介護予防
(5) 生活支援

正解へのアプローチ

地域における医療及び介護の総合的な確保の促進に関する法律は、国民の健康の保持及び福祉の増進に係る多様なサービスへの需要が増大していることを受け、地域における創意工夫を生かしつつ、地域において効率的かつ質の高い医療提供体制を構築するとともに地域包括ケアシステムを構築することを通じ、地域における医療及び介護の総合的な確保を促進する措置を講じ、高齢者をはじめとする国民の健康の保持及び福祉の増進を図り、あわせて国民が生きがいを持ち健康で安らかな生活を営むことができる地域社会の形成に資することを目的としている。

選択肢考察

○(1)、(2)、(4)、(5)、×(3) 正解へのアプローチ 参照。

正　解 (3)

要　点

地域包括ケアシステム（厚生労働省ホームページより）

1

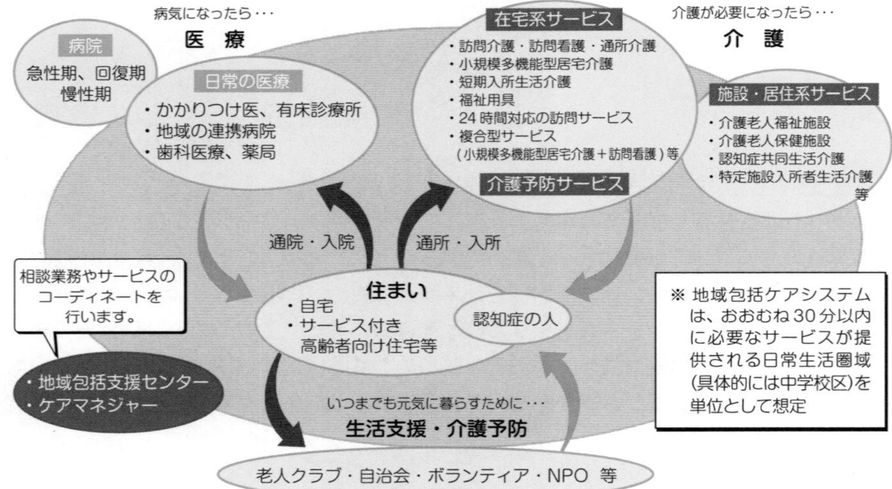

16　学校保健安全法に関する記述である。正しいのはどれか。１つ選べ。

(1)　対象に保育所が含まれる。
(2)　厚生労働省が所管している。
(3)　教職員の健康診断に関する規定がある。
(4)　感染症による出席停止は、学校医が決める。
(5)　就学時健康診査は、就学後１か月以内に実施する。

正解へのアプローチ

学校保健安全法は、学校における児童生徒等及び職員の健康の保持増進を図るため、学校における保健管理に関し必要な事項を定めるとともに、学校における教育活動が安全な環境において実施され、児童生徒等の安全の確保が図られるよう、学校における安全管理に関し必要な事項を定め、もって学校教育の円滑な実施とその成果の確保に資することを目的とするものである。

学校保健安全法の対象は、学校（幼稚園、小学校、中学校、義務教育学校、高等学校、中等教育学校、特別支援学校、大学及び高等専門学校）に在学する幼児、児童、生徒又は学生と職員である。

学校保健については、出題頻度の高い健康診断、学校感染症と出席停止期間、学校保健従事者（校長、保健主事、養護教諭、学校三師など）などについてまとめておくこと。

選択肢考察

×(1)　学校保健安全法の対象は、学校教育法第１条に規定する学校である。具体的には、幼稚園、小学校、中学校、義務教育学校、高等学校、中等教育学校、特別支援学校、大学及び高等専門学校が対象となる。保育所は児童福祉施設であり、学校には該当しない。

×(2)　学校保健安全法は、文部科学省が所管する法律である。

○(3)　学校保健安全法には、児童生徒等に対する健康診断だけでなく、教職員の健康診断に関する規定がある。

×(4)　校長は、感染症にかかっており、かかっている疑いがあり、又はかかるおそれのある児童生徒等があるときは、出席を停止させることができる。また、学校の設置者は、感染症の予防上必要があるときは、臨時に、学校の全部又は一部の休業を行うことができる。一方、学校医には出席停止や臨時休業の権限はない。

×(5)　就学時健康診査は、就学４か月前までに行うものとする。

正　解　(3)

2 人体の構造と機能及び疾病の成り立ち

人間はいかにして生命活動をしているか、遺伝子・細胞レベルからの知識、主要疾患の病態生理から診断・治療の基本的な考え方について問われる「専門基礎分野」である。

受験生が最も苦労し、高得点を得にくい分野であるが、国家試験合格には避けて通れない道である。充分に学習時間をとること。

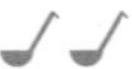

2

17 上皮組織に関する記述である。最も適当なのはどれか。１つ選べ。

(1) 血管内皮は、移行上皮である。
(2) 食道は、重層扁平上皮である。
(3) 大腸粘膜は、単層扁平上皮である。
(4) 腎盂は、単層円柱上皮である。
(5) 膀胱は、重層円柱上皮である。

正解へのアプローチ

上皮組織は、細胞の層と細胞の形状によって分類される。

上皮組織の機能として、身体の表皮の保護や栄養の吸収、消化液の分泌などがあることを把握しておくこと。

選択肢考察

×(1) 血管内皮は、単層扁平上皮である。扁平な細胞が、一層で内皮を形成している。
○(2) 口腔や食道、膣の粘膜上皮や皮膚の表層は、重層扁平上皮である。
×(3) 大腸粘膜は、単層円柱上皮である。消化管のうち、胃、小腸、大腸の粘膜は、分泌と吸収を行う単層円柱上皮である。
×(4) 腎盂は、移行上皮である。
×(5) 膀胱は、移行上皮である。

正 解 (2)

要 点

上皮組織の分類

扁平上皮	単層	血管、リンパ管、肺胞など
	重層	皮膚の表層、口唇、口腔、食道など
立方上皮	単層	腎の尿細管、分泌腺の導管、甲状腺分泌部など
	重層	成人の汗腺、食道腺の導管など
円柱上皮	非線毛単層	胃腸管、気道など
	線毛単層	上部気道の一部、卵管、子宮など
	重層	肛門粘膜など
	線毛多列	上部気道の表面
	非線毛多列	外分泌腺の導管など
移行上皮		膀胱の内面、腎盂や尿管や尿道の一部など

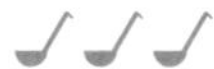

18 たんぱく質に関する記述である。最も適当なのはどれか。1つ選べ。

(1) たんぱく質の一次構造には、βシートがある。

(2) コラーゲンは、二重らせん構造をもつ。

(3) インスリンは、A鎖とB鎖の2本のポリペプチド鎖から成る。

(4) 免疫グロブリンの単量体は、1本ずつL鎖とH鎖をもつ。

(5) ヘモグロビンは、2量体である。

正解へのアプローチ

たんぱく質は、多数のアミノ酸が鎖状に結合してできた高分子化合物である。生体内に存在するたんぱく質に関して、それぞれの構造及び機能を把握し、まとめておくと良い。

選択肢考察

×(1) たんぱく質の一次構造は、ペプチド結合によるアミノ酸配列である。なお、二次構造には、一次構造のポリペプチド鎖がひだ状に折りたたまれたβシート構造や、一重のらせん構造であるαヘリックス構造がある。

×(2) コラーゲンは人体のたんぱく質の中で最も多く、三重らせん構造をもつ。主に骨や歯、皮膚などの結合組織を構成している。

○(3) インスリンは、A鎖とB鎖の2本のペプチド鎖から成り、S−S結合（ジスルフィド結合）によってつながったペプチドホルモンである。1本鎖であるプロインスリンが切断され、A鎖、B鎖、C−ペプチドとなり、A鎖とB鎖の結合しているものが、インスリンである。

×(4) IgGなど単量体の免疫グロブリンは、Y字の形状をしており、短い2本のL鎖と長い2本のH鎖からなる計4本のポリペプチドで構成されている。

×(5) ヘモグロビンは、2本のα鎖と2本のβ鎖の合計4本のポリペプチド鎖からなる。各ポリペプチド鎖には、ヘムが結合しており、酸素の運搬など輸送たんぱく質として働いている。

正　解 (3)

2

要 点

インスリンの産生（膵臓ランゲルハンス島β細胞）

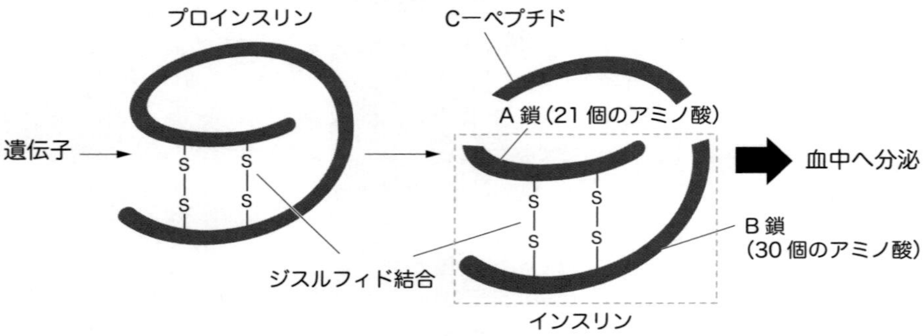

免疫グロブリンの基本構造

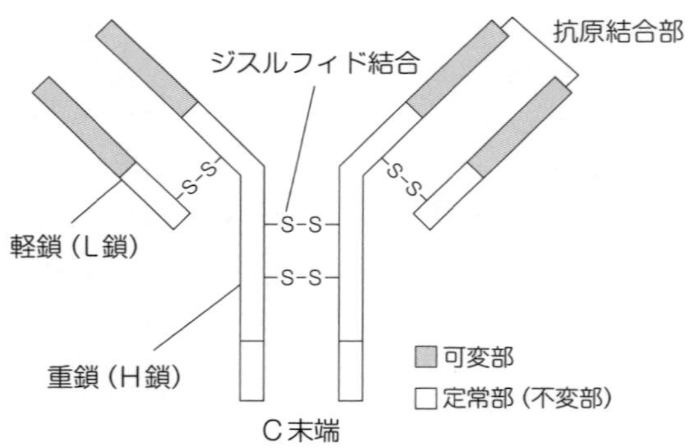

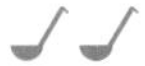

19 核酸に関する記述である。最も適当なのはどれか。1つ選べ。

(1) ヌクレオチドは、六炭糖を含む。
(2) 核酸に含まれるピリミジン塩基の種類は、DNAとRNAで同一である。
(3) 染色体DNAを基にして、mRNAが生成されることを転写という。
(4) イントロンは、たんぱく質に翻訳される。
(5) プリン塩基は、尿素と二酸化炭素に代謝される。

正解へのアプローチ

核酸の構造とその機能を理解し、把握しておくこと。また、遺伝子発現の調節や遺伝子操作に関しても理解を深める必要がある。

選択肢考察

×(1) ヌクレオチドは、塩基、五炭糖、リン酸から構成される。
×(2) 核酸に含まれるピリミジン塩基の種類には、DNAとRNAで異なる（要点参照）。
○(3) 染色体DNAを基にして、mRNAが生成されることを転写といい、mRNAに転写された遺伝情報に従って、たんぱく質が合成されることを翻訳という。また二本鎖DNAを基にして、全く同じ二本鎖DNAを作ることを複製という。
×(4) DNAはエクソンとイントロンからなり、たんぱく質に翻訳される部分をエクソン、翻訳されない部分をイントロンという。
×(5) プリン塩基は尿酸へ代謝され、尿中に排泄される。一方、ピリミジン塩基は、尿素と二酸化炭素へ代謝され、エネルギー源となる。

正　解　(3)

要　点

ヌクレオチドの成分

<table>
<tr><th colspan="4"></th><th>DNA（デオキシリボ核酸）</th><th>RNA（リボ核酸）</th></tr>
<tr><td rowspan="6">ヌクレオチド</td><td rowspan="5">ヌクレオシド</td><td colspan="2">ペントース（五炭糖）</td><td>デオキシリボース</td><td>リボース</td></tr>
<tr><td rowspan="4">塩基</td><td rowspan="2">プリン塩基</td><td>アデニン（A）</td><td>アデニン（A）</td></tr>
<tr><td>グアニン（G）</td><td>グアニン（G）</td></tr>
<tr><td rowspan="2">ピリミジン塩基</td><td>シトシン（C）</td><td>シトシン（C）</td></tr>
<tr><td>チミン（T）</td><td>ウラシル（U）</td></tr>
<tr><td colspan="3">リン酸</td><td colspan="2">リン酸</td></tr>
</table>

転写と翻訳

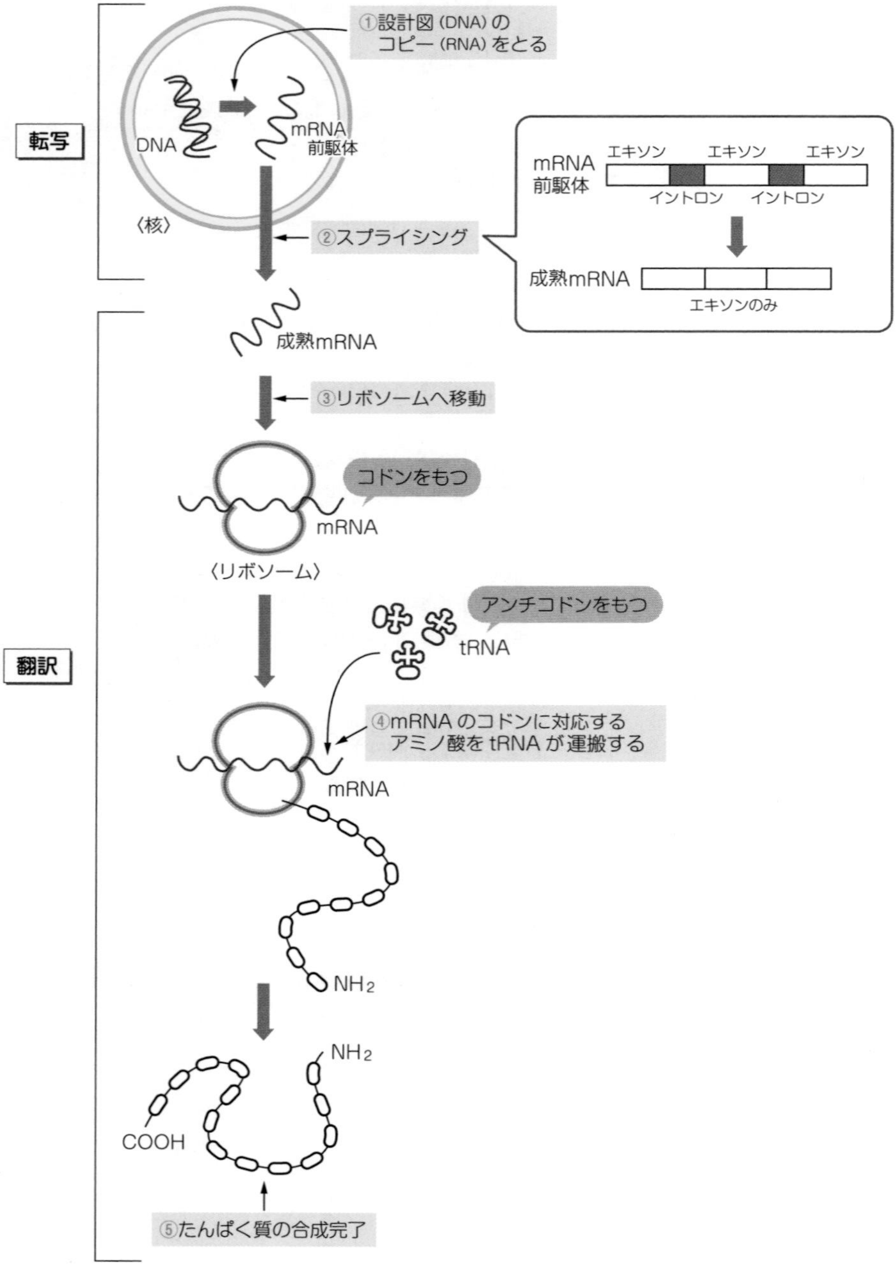

転写
①設計図（DNA）の
コピー（RNA）をとる
DNA
mRNA
前駆体
〈核〉
②スプライシング
mRNA
前駆体
エキソン
エキソン
エキソン
イントロン
イントロン
成熟mRNA
エキソンのみ
翻訳
成熟mRNA
③リボソームへ移動
コドンをもつ
mRNA
〈リボソーム〉
アンチコドンをもつ
tRNA
④mRNA のコドンに対応する
アミノ酸を tRNA が運搬する
mRNA
NH2
NH2
COOH
⑤たんぱく質の合成完了

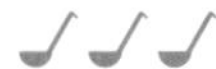

20 生体エネルギーの産出に関する記述である。最も適当なのはどれか。1つ選べ。

(1) 好気的条件下でも、解糖系などの嫌気的反応は起こる。
(2) 電子伝達系では、ユビキチンが電子の供与に関わっている。
(3) 電子伝達系の電子受容体は酸素分子であり、最終的に二酸化炭素となる。
(4) 脱共役たんぱく質(UCP)の働きによって、ATPを産出する。
(5) 基質レベルのリン酸化では、水素イオン(H^+)濃度勾配を利用してATPを産出している。

正解へのアプローチ

高エネルギー分子の構造と機能、基質レベルのリン酸化、酸化的リン酸化、電子伝達系におけるエネルギーの産生などについて、反応の場と過程について把握しておくこと。

選択肢考察

○(1) 酸素の有無にかかわらず、細胞質での解糖系の反応は進む、解糖系により生成されたピルビン酸は好気的条件下ではクエン酸回路に入り、ATPを生成するが、嫌気的条件下では乳酸に代謝される。

×(2) 電子伝達系において電子の受け渡しに関与しているのは、ユビキノンである。ユビキチンは、ユビキチン-プロテアソーム系などでたんぱく質の修飾や分解に関与している。

×(3) 電子伝達系では、酸素分子が最終的な電子受容体となり、水素イオンと反応して水となる(要 点 参照)。

×(4) ミトコンドリアでは反応で生じた水素イオン濃度勾配(プロトン勾配)を利用して、ATP合成酵素からATPを生成している(酸化的リン酸化)が、UCPはATP合成酵素を介さず、水素イオン濃度勾配を解消し、熱エネルギーとして発散してしまうため、ATPの生成を阻害する。

×(5) 水素イオン濃度勾配を利用してATPを産出するのは、酸化的リン酸化である。基質レベルのリン酸化では、筋肉などで基質のリン酸基転移反応によってADPからATPを生成している(要 点 参照)。

正 解 (1)

要点

電子伝達系

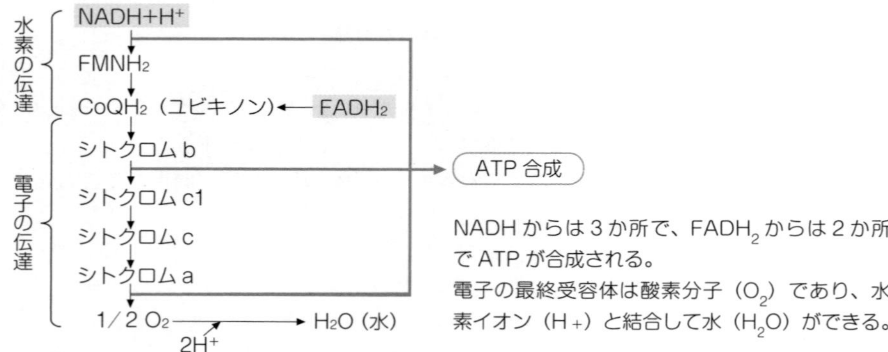

NADHからは3か所で、$FADH_2$からは2か所でATPが合成される。
電子の最終受容体は酸素分子（O_2）であり、水素イオン（H＋）と結合して水（H_2O）ができる。

細胞内でのATP産生機構

産生機構	産生の仕組み
基質レベルのリン酸化	高エネルギー性リン酸結合を、そのまま直接ADPに与えATPをつくる方法。解糖系（細胞質）で2か所、クエン酸回路（ミトコンドリア）で1か所（スクシニルCoAがコハク酸へと変換される反応）で産生される。
酸化的リン酸化	解糖系やクエン酸回路で生成したNADHや$FADH_2$の水素は電子伝達系（ミトコンドリア）で酸素と反応して水を生じる。その時に生成するエネルギーでADPにリン酸をつけてATPを合成する。この反応を酸化的リン酸化といい、1分子のNADHからは3分子のATPが、1分子の$FADH_2$からは2分子のATPが合成される。

21 酵素に関する記述である。最も適当なのはどれか。1つ選べ。

(1) アポ酵素は、補欠分子族を含む。

(2) 酵素のアロステリック部位は、基質を結合する。

(3) 化学反応における活性化エネルギーは、酵素によって上昇する。

(4) ミカエリス定数（Km）が小さいほど、酵素と基質の親和性が高い。

(5) 競合阻害では、酵素反応の最大速度は低下する。

正解へのアプローチ

酵素に関する問題は毎年出題されている。ミカエリス定数と親和性の関係、アポ酵素と補酵素とホロ酵素の関係、活性化エネルギーを低下させること、至適pHや最適温度で最も反応速度が速くなること、律速段階は最も遅い反応に関与していることは、繰り返し出題されているため、理解すること。

選択肢考察

×(1) アポ酵素は、補欠分子族（酵素の活性化に必要な非たんぱく質性物質）を含まない。酵素活性をもたないアポ酵素に補欠分子族が結合して、酵素活性をもつホロ酵素となる。

×(2) 酵素のアロステリック部位は、調節因子などが結合する部分であり、基質の結合部位（活性部位）とは異なる部分である。調節因子が結合すると、酵素の立体構造が変化するため、酵素活性が調節される。

×(3) 化学反応における活性化エネルギーは、酵素によって低下し、反応速度が速くなる。

○(4) ミカエリス定数（K_m）が小さいほど、酵素と基質の親和性は高くなる（要点参照）。

×(5) 競合阻害では、ミカエリス定数が増加するが、酵素反応の最大速度（V_{max}）は変化しない。なお、競合阻害とは、酵素の基質結合部位に基質と類似構造をした物質（競合阻害剤）が結合することにより、基質と酵素の親和性が低下（ミカエリス定数が増加）し、酵素反応を阻害することをいう。この阻害では、基質の濃度を上げていくと最大反応速度に達するため、最大速度も変化しない。

正解 (4)

2

要 点

酵素反応速度論

基質 (S) と酵素 (E) が反応して、複合体 (ES) を形成した後、生成物 (P) ができる反応は、下図のように表現できる。このとき、それぞれの反応速度定数をk_1、k_2、k_3とすると、ミカエリス定数 (K_m) は①の式で表される。

$$E+S \underset{k_2}{\overset{k_1}{\rightleftharpoons}} ES \xrightarrow{k_3} E+P \qquad K_m=\frac{k_2+k_3}{k_1} \cdots\cdots①$$

酵素と基質の親和性が低いと、EとSがESになりにくいためk_1は小さくなり、形成された複合体ESは、はずれやすいためk_2とk_3が大きくなる。よって、①式よりミカエリス定数 (K_m) は大きくなる。

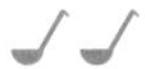

22 脂質代謝に関する記述である。最も適当なのはどれか。１つ選べ。
(1) 脂肪酸は、β酸化により水と二酸化炭素になる。
(2) 脂肪酸は、ミトコンドリア内で合成される。
(3) ケトン体は、肝臓の細胞質ゾルで生成される。
(4) ケトン体は、肝臓でエネルギー源とならない。
(5) リノール酸は、アラキドン酸から生成される。

正解へのアプローチ

脂肪酸のβ酸化によって生成されたアセチルCoAのうち過剰な分は、肝臓のミトコンドリアでケトン体に合成される。アセト酢酸、β-ヒドロキシ酪酸、アセトンを総称してケトン体と呼ぶ。

選択肢考察

×(1) β酸化とは、脂肪酸のカルボキシ基側から炭素が２個ずつ切り出され、アセチルCoAとなる過程であり、ミトコンドリアのマトリックス内で行われる。
×(2) 脂肪酸の合成は、細胞質ゾルなどで行われる。一方、脂肪酸の分解（β酸化）はミトコンドリア内で行われる。
×(3) ケトン体の産生は、主に肝臓のミトコンドリアで行われる。
○(4) 肝臓にはケトン体を代謝する酵素がないため、エネルギー源として利用することができない。ケトン体は、肝臓以外の臓器（筋肉、脳、腎臓）において、再びアセチルCoAへ変換されエネルギー源となる。
×(5) リノール酸は、アラキドン酸へ代謝される（要点 参照）。

正解 (4)

要点

n−6系多価不飽和脂肪酸およびn−3系多価不飽和脂肪酸の合成経路

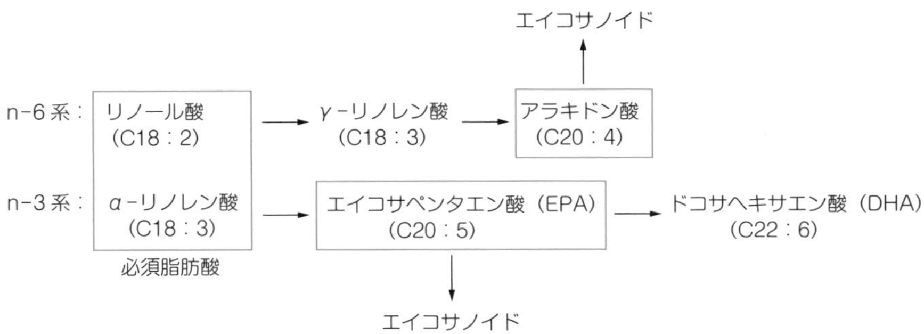

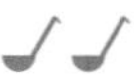

2

23 代謝性アルカローシスを引き起こす病態である。最も適当なのはどれか。1つ選べ。

(1) 1型糖尿病
(2) 原発性アルドステロン症
(3) 肺気腫
(4) 過呼吸症候群
(5) 周期性嘔吐症

正解へのアプローチ

体内の酸・アルカリ平衡に関わる物質としては主に水素イオン(H^+)、重炭酸イオン(HCO_3^-)、二酸化炭素(CO_2)、乳酸、ケトン体がある。アシドーシス、アルカローシスに関する問題では、これらの物質が体内で増加しているのか、減少しているのかをきちんと把握することが重要である。

選択肢考察

×(1) 1型糖尿病では、細胞がグルコースを取り込めないため脂肪酸の利用が亢進する。脂肪酸のβ酸化に伴い、ケトン体の産出も亢進するためケトアシドーシスを引き起こす。

○(2) 原発性アルドステロン症は、副腎の器質的障害によりアルドステロンが過剰に分泌される疾患であり、アルドステロンの過剰分泌により尿細管でのNa^+の再吸収が促進されると同時にK^+、H^+の排泄が促進される。そのため高血圧、低カリウム血症や代謝性アルカローシスの症状を引き起こす。

×(3) 肺気腫やCOPDなどの疾患では、肺でのガス交換が円滑に進まず、体内のCO_2分圧が上昇するため、呼吸性アシドーシスを引き起こす。

×(4) 過呼吸症候群では、肺でのガス交換が過剰に行われ、体内のCO_2分圧が低下するため、呼吸性アルカローシスを引き起こす。

×(5) 周期性嘔吐症は、小児によくみられる疾患でケトン血性嘔吐症ともいわれる。グルコースの代謝がうまくいかず、脂肪酸の利用が亢進することでケトン体の産出が増加し、体内に蓄積するためケトアシドーシスの症状を引き起こす。なお、通常の嘔吐では胃酸から水素イオンが失われるため、代謝性アルカローシスとなる。

正　解 (2)

要 点

酸・塩基平衡の異常

	代謝性アシドーシス	代謝性アルカローシス	呼吸性アシドーシス	呼吸性アルカローシス
血液pH	↓	↑	↓	↑
血漿酸（H^+）	↑	↓	↑	↓
血漿アルカリ（HCO_3^-）	↓	↑	↑	↓
動脈血二酸化炭素分圧	↓	↑	↑	↓
原 因	糖尿病 周期性嘔吐症 腎不全 急性下痢 飢餓 ビタミンB_1欠乏	低カリウム血症 嘔吐 アルドステロン症	COPD 気道の閉塞 睡眠時無呼吸症候群	過換気症候群 過呼吸

2

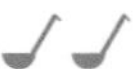

24 個体の死に関する記述である。**誤っている**のはどれか。1つ選べ。
(1) 心臓死では、瞳孔が散大している。
(2) 心臓死では、平坦脳波を認める。
(3) 脳死では、深昏睡を認める。
(4) 脳死では、対光反射が消失している。
(5) 植物状態では、自発呼吸を認めない場合が多い。

2

正解へのアプローチ

現行の国試出題基準になり、小項目に「植物状態」が新たに記載された。植物状態では、大脳の機能障害のため意識が失われている。しかし、脳幹機能は保持されているため、自発呼吸や体温調節、血液循環などは保たれている。

脳死では、脳幹機能も失われている（全ての脳機能の消失）ため、自発呼吸は停止している。

選択肢考察

○(1) 心臓死では、すでに脳死状態のため、瞳孔は散大する。
○(2) 心臓死では、すでに脳死状態のため、平坦脳波となる。
○(3) 脳死では、全脳の機能が失われているため、深昏睡となる。
○(4) 脳死では、脳幹（この場合は中脳）機能が失われているため、対光反射は消失している。
×(5) 正解へのアプローチ 参照。

正　解　(5)

要　点

心臓死・脳死・植物状態の違い

	心臓死	脳　死	植物状態
心拍動	停止する。	拍動は数日～数週間以内に停止する。	拍動は長期間継続する。
呼　吸	停止する。	自発呼吸はなく、人工呼吸器に依存する。	多くは自発呼吸がある。
脳の機能	機能が停止する。 瞳孔散大 （＝対光反射の消失）。	機能が停止する。 瞳孔散大 （＝対光反射の消失）。	脳幹機能は残存する （＝対光反射はある）。

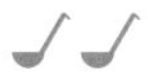

25 臨床検査に関する記述である。最も適当なのはどれか。１つ選べ。

(1) 心電図のＰ波は、心室の興奮を反映している。
(2) 血清アルブミン値の低下は、血漿膠質浸透圧を上昇させる。
(3) HbA１cは、過去１～２週間の血糖値を反映する。
(4) CEA（癌胎児性抗原）は、胃がんで高値となる。
(5) CT（コンピュータ断層撮影）は、磁気を利用している。

正解へのアプローチ

CEA（癌胎児性抗原）は、消化器がん（胃がんや大腸がんなど）、肺腺がん、乳がんなどで上昇する腫瘍マーカーである。腺上皮に由来する腫瘍細胞から分泌される糖たんぱく質であり、がんの診断の補助、治療効果判定などに用いられる血液検査項目である。

選択肢考察

×(1) 心電図のＰ波は心房の興奮、QRS波は心室の興奮を反映する。
×(2) 血清アルブミン値の低下は、血漿膠質浸透圧を低下させる。膠質浸透圧とは、血漿たんぱく質によって作られる浸透圧（血管の中に水を維持する力）をいう。膠質とは、たんぱく質のことである。血漿中に含まれるたんぱく質は主としてアルブミンであり、アルブミン濃度の上昇・低下が、血漿膠質浸透圧を上下させる。
×(3) HbA１cは、過去１～２か月の平均血糖値を反映する。
○(4) CEAは、胃がんなどの消化器がんで高値となる（正解へのアプローチ 参照）。
×(5) CTは、X線を利用する。磁気を利用して画像を得る検査は、MRI（磁気共鳴イメージング）である。

正　解　(4)

要 点

主な腫瘍マーカー

腫瘍マーカー	主な対象腫瘍
AFP	肝芽腫、肝細胞がん
CEA	甲状腺髄様がん、胃がん、大腸がん、肺がん、乳がん
CA 19－9	膵がん、胆囊・胆道がん
Span－1	膵がん、胆囊・胆道がん
CA 50	膵がん、胆囊・胆道がん
CA 15－3	乳がん
CYFRA（シフラ）	肺扁平上皮がん、肺腺がん
NSE	神経芽細胞腫、肺小細胞がん
SCC抗原	子宮頸がん、肺扁平上皮がん
CA 125、CA 130	卵巣がん
PSA	前立腺がん

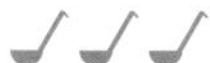

26 疾患の治療に関する記述である。最も適当なのはどれか。１つ選べ。

(1) ホスピスでは、急性期医療を行っている。

(2) わが国では、脳死状態での心臓移植は認められていない。

(3) 親子間での移植は、同種移植である。

(4) 臓器移植時にみられる拒絶反応には、免疫抑制薬は無効である。

(5) 一次救命措置とは、医療器具や薬剤などを用いて医師や救急救命士が行う救命処置をいう。

正解へのアプローチ

臓器移植や骨髄移植では、非自己を排除する免疫反応により拒絶反応（HVG）や移植片対宿主反応（GVH）が起こる。これを抑制する免疫抑制剤を投与したり、自家移植や同系移植を行うと生着しやすい。

選択肢考察

×(1) 終末期患者に対して苦痛を緩和する施設であるホスピスでは、終末期医療を行っている。終末期医療（ターミナルケア）とは、余命わずかな終末期患者に対する医療である。

×(2) 脳死状態において移植が認められているのは、心臓、肝臓、肺、小腸、腎臓、膵臓、角膜である。

○(3) 親子間での移植は、同種間での移植である（要　点 参照）。

×(4) 移植後の拒絶反応には、免疫抑制剤が有効である。

×(5) 医師や救急救命士に限らず、誰でも行える心肺蘇生（AEDを用いた場合も含む）を一次救命措置という。医療器具や薬剤などを用い、医師や救急救命士が行う救命処置を二次救命措置という。

正　解　(3)

要　点

臓器移植

自家移植	自身の組織を、自分の体の別の場所に移植する
同系移植	同じ遺伝子型の個体から移植する（一卵性双生児など）
同種移植	同種の他の個体から移植する（人から人へ、家族からの移植）
異種移植	動物から人など、別の種からの移植

※自家移植と同系移植では拒絶反応は起きないが、同種移植と異種移植では拒絶反応が起こるため、生着しにくい。

27 糖尿病に関する記述である。最も適当なのはどれか。1つ選べ。

(1) 尿中C－ペプチド排泄量は、インスリン産生能の指標である。

(2) 糖尿病は、褥瘡発症の外的誘因である。

(3) アルブミン尿は、糖尿病腎症の末期になって出現する。

(4) 尿糖が陽性であれば、糖尿病と診断できる。

(5) 糖尿病患者が感冒（風邪）に罹患すると、血糖値は低下傾向となる。

2

正解へのアプローチ

インスリンは、プロインスリンの形で産生された後、インスリンとC－ペプチドに切断される。生理作用を持たないC－ペプチドは使用されずにそのまま尿へ排泄されるため、インスリン産生量の指標として臨床検査に用いられる（**問 18** 要 点 参照）。

選択肢考察

○(1) 正解へのアプローチ 参照。

×(2) 糖尿病では創傷治癒が遅延するため、褥瘡の内的誘因となる。

×(3) 微量アルブミン尿が、腎症の早期から（糖尿病腎症第2期から）認められる（要 点 参照）。

×(4) 尿糖の有無は、糖尿病の診断には用いられない。

×(5) 感染症などによって体内に炎症が存在すると、血糖値は上昇傾向になる。

正 解 (1)

要 点

糖尿病腎症の病期分類（「糖尿病治療ガイド 2020－2021」より抜粋）

病　期	尿アルブミン (mg/gCr) あるいは 尿蛋白値 (g/gCr)	GFR (eGFR) (mL/分/1.73 m^2)
第1期（腎症前期）	正常アルブミン尿（30 未満）	30 以上
第2期（早期腎症期）	微量アルブミン尿（30～299）	30 以上
第3期（顕性腎症期）	顕性アルブミン尿（300 以上） あるいは 持続性蛋白尿（0.5 以上）	30 以上
第4期（腎不全期）	問わない	30 未満
第5期（透析療法期）	透析療法中	

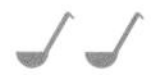

28 咀嚼・嚥下に関与する器官の構造・機能に関する記述である。最も適当なのはどれか。1つ選べ。

(1) 耳下腺は、内分泌腺である。
(2) 口峡は、歯列よりも口唇側の領域である。
(3) 舌咽神経は、舌の運動を支配する。
(4) 側頭筋は、咀嚼筋の1つである。
(5) 喉頭蓋は、嚥下時に鼻咽頭腔を閉鎖する。

正解へのアプローチ

解剖学領域では、栄養との関連性が高い咀嚼・嚥下に関する出題が多い。舌の感覚神経と運動神経、咀嚼筋とその支配神経は今後も要注意である。

舌は、発生学的に2つの部分からなり、前方2/3の味覚は顔面神経、一般感覚は三叉神経、後方1/3の味覚と一般感覚は舌咽神経が支配する。また、舌の運動は舌下神経が支配する。

選択肢考察

×(1) 耳下腺は、三大唾液腺の1つであり、導管が頬粘膜に開口する外分泌腺である。
×(2) 口峡は、舌の奥、咽頭の入り口を意味する。歯列よりも口唇側は、口腔前庭である。
×(3) 舌の運動は、舌下神経が支配する。舌咽神経は、咽頭の運動と知覚、味覚および唾液の分泌に関与する。
○(4) 側頭筋は、咀嚼筋の1つであり、三叉神経に支配されている。
×(5) 喉頭蓋は、嚥下した食物が気管に入らないように、気管を閉鎖する。

正 解 (4)

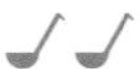

2

29 炎症性腸疾患に関する記述である。最も適当なのはどれか。１つ選べ。

(1) クローン病は、更年期に好発する。
(2) クローン病の好発部位は、回腸末端である。
(3) クローン病では、炎症は粘膜に限局している。
(4) 潰瘍性大腸炎では、非連続性の病変がみられる。
(5) 潰瘍性大腸炎の患者数は、クローン病患者よりも少ない。

正解へのアプローチ

炎症性腸疾患は、広義では、腸管ベーチェット病、虚血性腸炎、偽膜性大腸炎などを含むが、狭義ではクローン病と潰瘍性大腸炎の２疾患のことをいう。

潰瘍性大腸炎とクローン病の特徴について理解しておくこと。

選択肢考察

×(1) クローン病は、若年者に多い。
○(2) クローン病は消化管全てに炎症が起こるが、特に回腸末端（回盲部）に好発する。
×(3) クローン病は、口から肛門までの消化管全て、かつ消化管全層に炎症がみられる。
×(4) 潰瘍性大腸炎の病変は、連続性に起こる傾向がある。
×(5) 2018年（平成30年）における潰瘍大腸炎の患者数は124,961人、クローン病の患者数は42,548人であり、潰瘍性大腸炎の方が多い。

正　解　(2)

要　点

クローン病と潰瘍性大腸炎の特徴

	クローン病	潰瘍性大腸炎
好発年齢	10歳代後半～20歳代	20～30歳代（ただし、若年者～高齢者で発症）
好発部位	全消化管（特に回盲部） ※直腸病変は稀	全大腸（特に直腸）
炎症の連続性	非連続性	連続性
発病・経過	再燃と緩解を繰り返す	再燃と緩解を繰り返す 長期に渡るとがん化する
主症状	下痢（下血は稀）、腹痛、発熱、体重減少、 全身倦怠感、痔瘻	粘血便、下痢、腹痛、発熱
合併症	肛門部病変、瘻孔、狭窄、穿孔、栄養吸収障害	大腸がん、大量出血、穿孔
主な内視鏡・ X線所見	敷石像、縦走潰瘍、非連続性病変	偽ポリポーシス、ハウストラの消失（鉛管像）、 連続性・びまん性病変
主な病理所見	全身性炎症 非乾酪性肉芽腫	粘膜層に局限した炎症 陰窩膿瘍
治　療	栄養療法、薬物療法、手術、血球成分除去療法	栄養療法、薬物療法、手術、血球成分除去療法

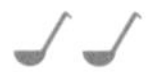

30 循環器系の構造と機能に関する記述である。最も適当なのはどれか。１つ選べ。

(1) 血管運動中枢は、脊髄に存在する。
(2) 大動脈は、弾性線維を多く含む。
(3) １回拍出量が増加すると、収縮期血圧は低下する。
(4) 右心室の壁厚は、左心室の壁厚より厚い。
(5) アンギオテンシンⅡは、末梢血管を拡張させる。

正解へのアプローチ

動脈と静脈の構造、性質の違いについて理解しておくこと。また、交感神経亢進時および副交感神経亢進時の心拍数の変化や血管の収縮について確認しておくこと。

選択肢考察

×(1) 血管運動中枢が存在するのは、延髄である。
○(2) 大動脈は、弾性線維を多く含み、伸展性に富んでいる。ゴムのように伸び縮みすることで心拍出力を緩衝している。
×(3) 心臓の１回拍出量が増加すると、収縮期血圧は上昇する。
×(4) 左心室は、右心室よりも強い圧で全身に血液（動脈血）を送るため、心筋の壁が厚い。
×(5) アンギオテンシンⅡは、血管収縮とアルドステロンの分泌を促し、血圧を上昇させる（要 点 参照）。

正 解 (2)

2

要　点

レニン・アンギオテンシン・アルドステロン系（RAA系）

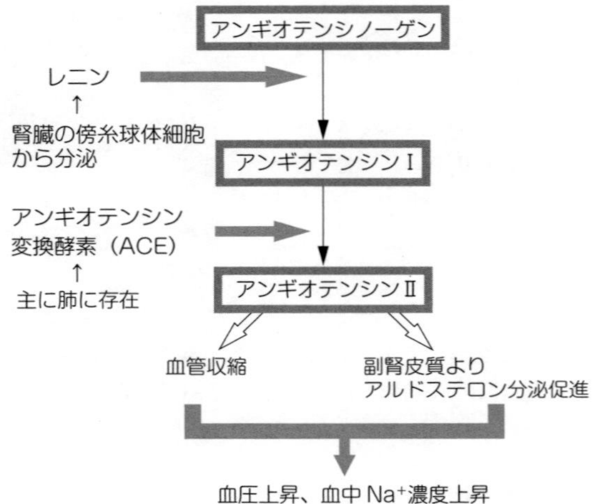

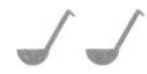

31 左心不全でみられる症状・所見である。最も適当なのはどれか。1つ選べ。
(1) 腹水
(2) 肺水腫
(3) 肝肥大
(4) 下腿浮腫
(5) 頸静脈怒張

正解へのアプローチ

左心不全では、心拍出量の減少により、心臓から大動脈を介した全身への血液供給量が減少する。肺から左心房に血液が戻ってきても、心臓から全身に十分な血液を送り出すことができないため、肺に血液が貯留し、肺うっ血、肺水腫がみられる。それにより、呼吸困難、起坐呼吸、心臓喘息、チアノーゼなどを引き起こす。

右心不全は、右心系に戻れない血液が全身にうっ血し、頸静脈怒張、肝臓の肥大、四肢体幹や消化器粘膜に浮腫を生じる。

左心不全と右心不全の発症機序を理解し、それぞれの特徴をおさえることが重要である。

選択肢考察

×(1)、(3)、(4)、(5) いずれも、右心不全でみられる症状・所見である。
○(2) 正解へのアプローチ 参照。

正 解 (2)

要 点

右心不全と左心不全の違い

	右心不全	左心不全
うっ血による症状・所見	浮腫→体重増加 頸静脈怒張 腹水、胸水 肝腫大 蛋白漏出性胃腸症	肺水腫→動脈血酸素飽和度↓ 肺うっ血、チアノーゼ、起坐呼吸、発作性夜間呼吸困難
心拍出量低下による症状・所見		心拍出量↓→血圧低下→易疲労感、頻脈、尿量↓ レニン・アンギオテンシン・アルドステロン系↑ 心房性ナトリウム利尿ペプチド (ANP) や脳性ナトリウム利尿ペプチド (BNP) の血中濃度↑

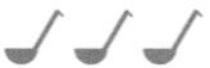

2

32 腎臓・尿路の構造と機能に関する記述である。最も適当なのはどれか。1つ選べ。

(1) 右の腎臓の方が、左より頭側に存在している。
(2) 腎臓の皮質は、髄質より内側に存在している。
(3) 腎臓と膀胱の間は、尿道である。
(4) グルコースは、ほぼ100%集合管で再吸収される。
(5) 正常尿のpHは、約5.0～7.0である。

正解へのアプローチ

尿細管や集合管での再吸収は、ホルモンとの関係も頻出のため、どのホルモンにより何が再吸収されるのか、確認しておく必要がある。体内の腎臓の位置関係や、部位の名称も覚えておくこと。

選択肢考察

×(1) 腎臓の上に肝臓があり、肝臓が右側に張り出しているため、右の腎臓の方が、左より下方（足側）に存在している。
×(2) 腎臓の皮質が外側に存在し、内側が髄質である。
×(3) 腎臓と膀胱の間は尿管であり、尿道は膀胱から出口までをいう。
×(4) グルコースは、糸球体で濾過された後、担体（SGLT－2）により、ほぼ100%近位尿細管で再吸収される。集合管では、バソプレシンによる水の再吸収が行われる。
○(5) 腎臓では、血中の水素イオン（H^+）を尿細管で分泌し、排泄するため、正常尿は弱酸性～中性となる。

正　解　(5)

要　点

腎臓と膀胱の位置関係

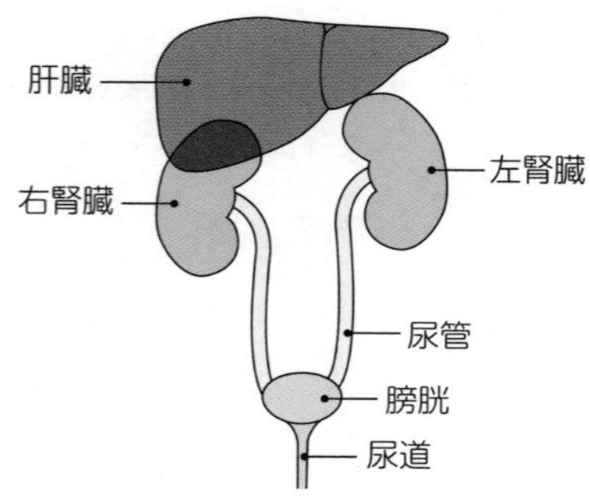

33 透析に関する記述である。最も適当なのはどれか。１つ選べ。

(1) 近年の透析導入患者の主要原疾患は、慢性糸球体腎炎が最も多い。
(2) ループス腎炎による透析導入患者は、女性より男性で多い。
(3) 糸球体濾過量（GFR）60 mL／分／1.73 m^2 は、透析導入の対象範囲である。
(4) 物質除去能率は、血液透析が腹膜透析よりも高い。
(5) 血液透析の多くは、自宅で施行されている。

正解へのアプローチ

透析治療に必要な医療費は、患者１人につき１か月あたり外来血液透析では約40万円、腹膜透析では30～50万円といわれており、その大半を国が負担している。わが国における医療費の軽減を目指すには、透析導入の予防が重要となる。

選択肢考察

×(1) 2018年透析導入患者の主要原疾患は、糖尿病腎症（42.3%）が最も多く、次いで慢性糸球体腎炎（15.6%）、腎硬化症（15.6%）であった。糖尿病腎症は1998年に慢性糸球体腎炎にかわって原疾患の第１位になって以来、割合が増加の一途であったが、この数年ほぼ横ばいで推移している。

×(2) ループス腎炎は、全身性エリテマトーデス（SLE）によって引き起こされる腎障害であり、女性患者数が男性患者数を上回っている。

×(3) CKDステージ分類では、GFR 15 mL／分／1.73 m^2 未満（ステージ5）が透析導入の対象とされている（**問124** 要点 参照）。

○(4) 血液透析は、半透膜を介して血液と透析液を接触させ、主に拡散の原理によって血液中の対象物質を除去する血液浄化法である。物質除去能率は、血液透析が腹膜透析よりも高い。

×(5) 血液透析の多くは、透析器を備えた医療施設で行われ、週２～３回程度通う必要がある。一方、腹膜透析の多くは自宅で施行されている。

正　解　(4)

✓✓✓

34 ホルモンに関する記述である。最も適当なのはどれか。1つ選べ。
(1) アセチルコリンは、カテコールアミンの一種である。
(2) オキシトシンは、脳下垂体前葉から分泌される。
(3) コルチゾールは、副腎皮質の束状層から分泌される。
(4) プロゲステロンは、排卵を誘発する。
(5) ソマトスタチンは、インスリンの分泌を促進する。

正解へのアプローチ

各ホルモンの分泌の場所や作用、さらに調整機構などをまとめておくとともに、カルシウム代謝調節や血圧調整など機能別にホルモンの作用をまとめておくと良い。

選択肢考察

×(1) カテコールアミンは、アドレナリンとノルアドレナリンおよびドーパミンの総称である。ともにチロシンから合成される。ドーパミンは、中枢神経系の神経伝達物質であり、アドレナリンやノルアドレナリンの前駆体である。

×(2) 脳下垂体後葉から分泌されるオキシトシンとバソプレシンだけは、分泌場所以外で合成される。オキシトシンとバソプレシンは、視床下部の視索上核や室旁核の神経細胞で合成された後、神経細胞突起を通り脳下垂体後葉に運ばれ分泌される。

○(3) 副腎皮質の組織は、外側から球状層、束状層、網状層と3層構造になっている（要 点 参照）。球状層からアルドステロン、束状層からコルチゾール、そして網状層からアンドロゲンがそれぞれ分泌される。また、アルドステロンは、レニン・アンギオテンシン系で、コルチゾールとアンドロゲンは、視床下部からの副腎皮質刺激ホルモン（ACTH）で、それぞれ分泌が促進される。

×(4) プロゲステロン（黄体ホルモン）は、黄体から分泌され、妊娠を維持しようとする作用がある。受精が成立しなければ、2週間ほどで黄体は退縮し、プロゲステロンの分泌は低下する。排卵を誘発するのは、黄体形成ホルモン（LH）である。

×(5) ソマトスタチンは、ランゲルハンス島（ラ氏島、膵島）のδ細胞（D細胞）から食物摂取の刺激で分泌される。α細胞（A細胞）から分泌されるグルカゴンやβ細胞（B細胞）から分泌されるインスリンの分泌を抑制する作用がある。ランゲルハンス島には、β細胞が最も多く存在し、次いでα細胞で、δ細胞は最も少ない。

正 解 (3)

要 点

副腎の構造とホルモン

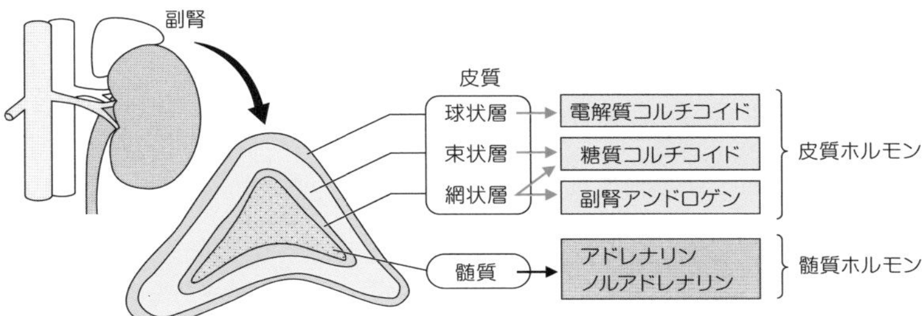

ホルモンの分泌器官と主な作用

分泌器官		分泌されるホルモンと主な作用
視床下部		副腎皮質刺激ホルモン放出ホルモン（CRH）：副腎皮質刺激ホルモン（ACTH）の分泌促進 甲状腺刺激ホルモン放出ホルモン（TRH）：甲状腺刺激ホルモン（TSH）の分泌促進 成長ホルモン放出ホルモン（GHRH）：成長ホルモン（GH）の分泌促進 性腺刺激ホルモン放出ホルモン（GnRH）：黄体形成ホルモン（LH）と卵胞刺激ホルモン（FSH）の分泌促進 プロラクチン抑制ホルモン（PIH）：プロラクチン（PL）の分泌抑制
下垂体	前　葉	成長ホルモン（GH）：成長促進作用、たんぱく質の同化促進 甲状腺刺激ホルモン（TSH）：甲状腺ホルモンの分泌促進 副腎皮質刺激ホルモン（ACTH）：副腎皮質ホルモンの分泌促進 黄体形成ホルモン（LH）：卵胞成熟、排卵の促進、黄体の発育、テストステロンの分泌促進 卵胞刺激ホルモン（FSH）：卵胞の発育、エストロゲンの分泌促進、精子形成の促進 プロラクチン（PL）：乳腺の成長促進、乳汁産生促進
	中　葉	メラニン細胞刺激ホルモン（MSH）：メラニンの合成を刺激
	後　葉	オキシトシン：子宮筋の収縮、射乳促進 バソプレシン：腎臓での水の再吸収促進、血圧上昇
甲状腺		甲状腺ホルモン（T_4、T_3）：代謝の促進 カルシトニン：骨からのCa溶解抑制（骨吸収抑制）
副甲状腺		副甲状腺ホルモン（PTH）：骨からのCa溶解促進、腎臓からのCa再吸収促進、腎臓でのビタミンD活性化促進
心　臓		心房性Na利尿ペプチド：Na再吸収抑制・利尿作用
腎　臓		レニン：アンギオテンシンI生成 エリスロポエチン：赤血球成熟促進（造血機能促進）
副　腎	皮　質	コルチゾール（糖質コルチコイド）：糖新生の亢進、抗炎症作用 アルドステロン（鉱質コルチコイド）：腎臓からのNa再吸収促進、K排泄促進
	髄　質	アドレナリン：血圧の上昇作用、血糖値の上昇作用
膵　臓		インスリン：グリコーゲンの合成促進、糖新生の抑制 グルカゴン：グリコーゲンの分解促進、糖新生の促進
性　腺	精　巣	テストステロン：精子の形成促進、第二次性徴の促進
	卵　巣	エストロゲン：月経周期の維持、妊娠の維持、第二次性徴の促進 プロゲステロン：受精卵の着床の促進、体温上昇

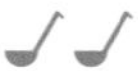

2

35 内分泌疾患に関する記述である。最も適当なのはどれか。1つ選べ。
(1) バセドウ病では、血清甲状腺刺激ホルモン（TSH）値が低下する。
(2) 原発性アルドステロン症では、血漿レニン活性が上昇する。
(3) クッシング症候群では、糖新生が抑制される。
(4) 甲状腺機能低下症では、頻脈になる。
(5) 先端巨大症では、低血糖症を合併する。

正解へのアプローチ

甲状腺機能亢進症の代表疾患はバセドウ病であり、甲状腺機能低下症の代表疾患は慢性甲状腺炎（橋本病）である。両疾患を比較することで、甲状腺ホルモンの機能を理解することができる。

選択肢考察

○(1) バセドウ病により甲状腺ホルモンの分泌は過剰であるため、負のフィードバック（ネガティブフィードバック）により、下垂体前葉からの甲状腺刺激ホルモン（TSH）の分泌は減少し、血清TSH値は低値となる。
×(2) 原発性アルドステロン症では、疾患が原因でアルドステロンの分泌が過剰となり、血圧が上昇する。改善しようとして負のフィードバックにより、血漿レニン活性は低値となる。
×(3) クッシング症候群では、コルチゾールの分泌過剰により、糖新生が亢進する。
×(4) 甲状腺機能低下症では、脈拍が減少する。すなわち、徐脈になる。
×(5) 先端巨大症では、成長ホルモン（GH）の分泌過剰による、高血糖（糖尿病）の合併が重要である。

正　解　(1)

要　点

甲状腺機能亢進症と甲状腺機能低下症の特徴

	甲状腺機能亢進症	甲状腺機能低下症
ホルモン分泌の変化	甲状腺ホルモン（T_3、T_4）の上昇 甲状腺刺激ホルモン（TSH）の低下	甲状腺ホルモン（T_3、T_4）の低下 甲状腺刺激ホルモン（TSH）の上昇
主要疾患	バセドウ病	橋本病（慢性甲状腺炎）
発　症	若い女性に多い	中年以降の女性に多い
症　状	動悸、頻脈、発汗、体重減少、眼球突出、食欲亢進、活動性亢進、手指のふるえ、血中コレステロール減少など	徐脈、粘液水腫、体重増加、易疲労感、食欲低下、便秘、血中コレステロール増加など

36 神経系の構造と機能に関する記述である。最も適当なのはどれか。1つ選べ。

(1) 体温調節中枢は、延髄にある。
(2) 聴覚中枢は、後頭葉にある。
(3) 神経活動電位の伝導速度は、無髄神経線維が有髄神経線維より速い。
(4) 副交感神経の興奮は、心拍数を減少させる。
(5) 脳神経は、31対である。

正解へのアプローチ

血圧調節中枢や呼吸中枢は、延髄に存在する。視床下部が持つ中枢機能と混同しやすいため、整理して記憶すること。

視床下部は、体温調節や浸透圧調節の中枢機能をもつ。

選択肢考察

×(1) 体温調節中枢は、間脳の視床下部にある。
×(2) 聴覚中枢は、側頭葉にある。後頭葉には、視覚中枢がある。
×(3) 有髄神経線維は、軸索に神経膠細胞が取り巻き髄鞘を形成している。無髄神経線維は、髄鞘はないものの神経膠細胞に覆われている。有髄神経線維は電流が跳躍伝導をするため、その伝導速度は無髄神経線維よりはるかに速い（要点 参照）。
○(4) 圧受容器（頸動脈洞、大動脈弓）で血圧上昇を感知すると、副交感神経が興奮して心拍数は減少する。
×(5) 脳神経は12対であり、31対あるのは脊髄神経（頸神経8対、胸神経12対、腰神経5対、仙骨神経5対、尾骨神経1対の計31対）である。

正　解　(4)

要　点

興奮の伝導

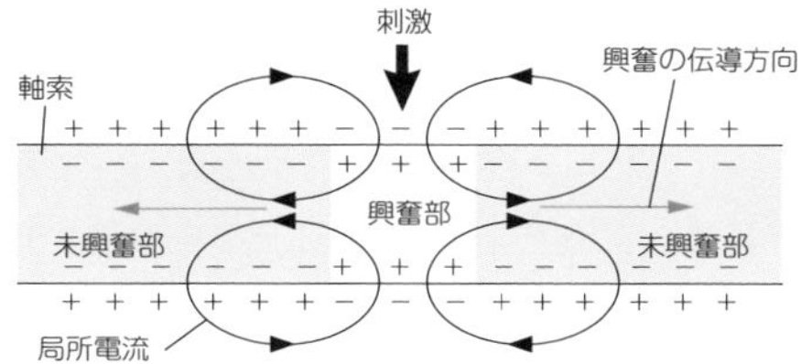

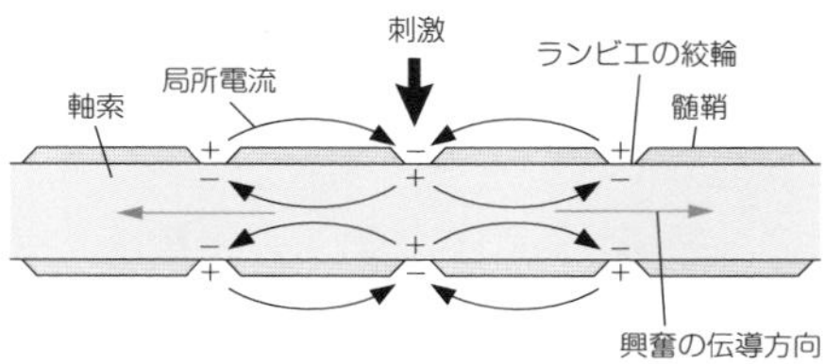

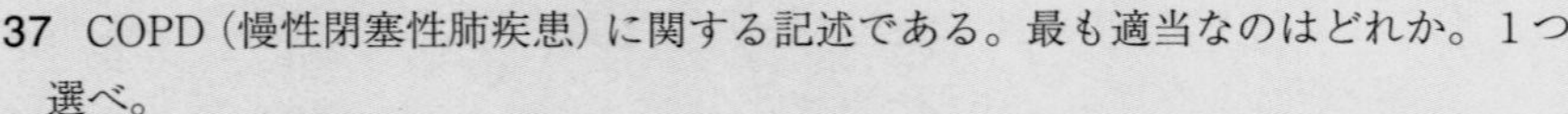

37 COPD（慢性閉塞性肺疾患）に関する記述である。最も適当なのはどれか。１つ選べ。

(1)　拘束性障害に分類される。
(2)　安静時エネルギー消費量（REE）が上昇する。
(3)　食欲は、増進する。
(4)　男性よりも女性に多い。
(5)　呼吸性アルカローシスになる。

正解へのアプローチ

COPDは１秒率が減少するため、閉塞性換気障害に分類される。喫煙の影響が大きく、高齢男性に多い。COPDでは、食事の時に呼吸困難になりやすく、食欲が低下する。

選択肢考察

×(1)　COPDは、閉塞性換気障害である。
○(2)　COPDでは、気道閉塞により、安静時呼吸での消費エネルギーが増加する。
×(3)　COPDでは、嚥下時の呼吸停止による疲労などが原因で、食欲が低下する。
×(4)　COPDは、男性に多い。
×(5)　COPDでは、肺胞低換気となるため、血中のCO_2分圧が上昇し、呼吸性アシドーシスになる。

正　解　(2)

要　点

COPDの症状

- やせ（体重減少、低栄養状態）
- 樽状胸郭（ビール樽状胸郭ともいう。肺が膨らむことで、胸が前後に厚みをもつようになり、ビールを運搬する樽のような形になる）
- 呼気時の口すぼめ呼吸

など

COPDの検査所見

胸部X線写真で、肺の過膨張を認める。スパイロメトリで、１秒量、１秒率の低下を示す。病期分類には、％FEV１（年齢、性別、身長などから計算される予測１秒量に対する％）が用いられる。

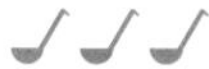

38　運動器系の構造と機能に関する記述である。最も適当なのはどれか。1つ選べ。

(1)　筋小胞体は、粗面小胞体である。
(2)　骨格筋は、平滑筋である。
(3)　尺骨は、下腿の骨である。
(4)　脛骨は、上腕の骨である。
(5)　長管骨の成長は、骨端軟骨で行われる。

正解へのアプローチ

上腕骨などの長管骨は、骨端軟骨の部分で起こる軟骨内骨化によって伸長する。骨端と骨幹端の境目であるこの部分のことを骨端線という（要点 参照）。

選択肢考察

×(1)　筋小胞体は、滑面小胞体である。リボソームが付着しているものを粗面小胞体という。
×(2)　骨格筋は、アクチンとミオシンが互いの間に滑り込み、規則正しく並んでおり、重なる部分が縞模様になる横紋筋である。心臓以外の内臓の筋肉が、平滑筋である。
×(3)　尺骨と橈骨は、前腕の骨である。
×(4)　脛骨と腓骨は、下腿の骨である。
◯(5)　正解へのアプローチ 参照。

正　解　(5)

2

要　点

全身の骨（尺骨と脛骨について）

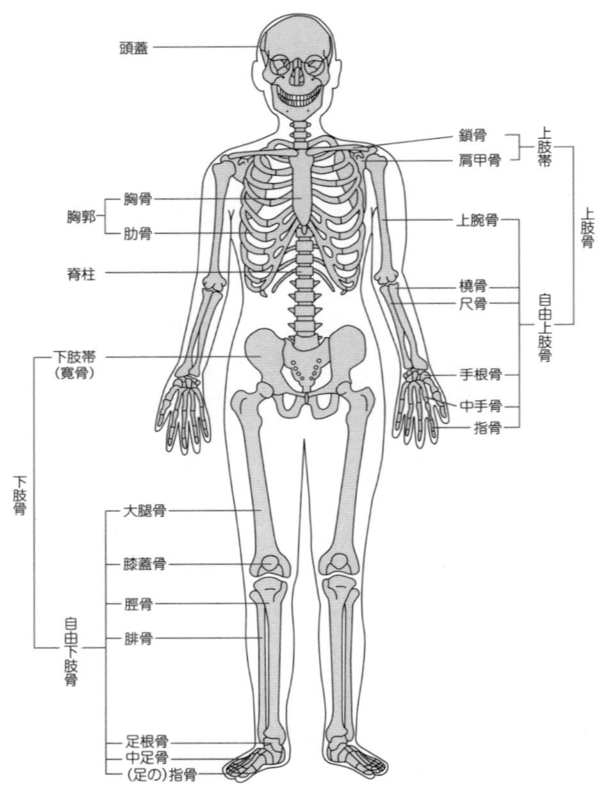

関節軟骨と骨端軟骨

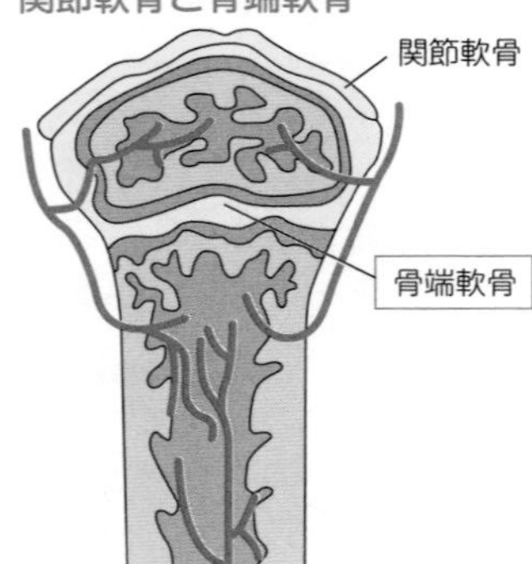

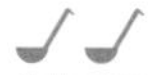

39　妊娠と分娩に関する記述である。最も適当なのはどれか。1つ選べ。
(1)　プロラクチンは、子宮収縮作用をもつ。
(2)　黄体形成ホルモンは、排卵後に増加する。
(3)　胎盤は、ヒト絨毛性ゴナドトロピンを産生・分泌する。
(4)　オキシトシンは、排卵を抑制する。
(5)　エストロゲンは、下垂体前葉から分泌される。

正解へのアプローチ

排卵・受精・着床・出産そして授乳に関するホルモンについて、分泌場所と作用を正確に理解しておくこと。下垂体後葉から分泌されるホルモン（オキシトシン、バソプレシン）は、合成される場所と分泌される場所が異なり、視床下部で合成される。

選択肢考察

×(1)　子宮収縮作用があるのは、下垂体後葉から分泌されるオキシトシンである。オキシトシンは、乳腺を収縮することにより射乳促進作用ももつ。

×(2)　排卵後に増加するホルモンは、主に黄体や子宮で作られ分泌されるプロゲステロン（黄体ホルモン）である。また、妊娠を維持させる機能を有しているため、妊娠維持ホルモンとも呼ばれる。

○(3)　ヒト絨毛性ゴナドトロピン（hCG）は、妊娠などにより胎盤の絨毛組織から産生される性腺刺激ホルモンであり、卵巣からプロゲステロン、精巣からテストステロンの分泌を促進する。妊娠を診断する場合、尿中に含まれるhCGがマーカーの一つとなる。

×(4)　排卵を抑制するホルモンは、下垂体前葉から分泌されるプロラクチンである。プロラクチンは、乳汁の産生および分泌促進作用ももつ。

×(5)　エストロゲンは、卵巣の顆粒膜細胞から分泌される。

正　解　(3)

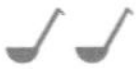

40 血液系疾患に関する記述である。最も適当なのはどれか。1つ選べ。

(1) 鉄欠乏性貧血では、小球性低色素性貧血をきたす。
(2) 溶血性貧血では、血清フェリチン値は低下する。
(3) 特発性血小板減少性紫斑病（ITP）では、骨髄の低形成がみられる。
(4) 再生不良性貧血は、ビタミンB_{12}欠乏により起きる。
(5) 血友病は、ビタミンK欠乏により起きる。

正解へのアプローチ

貧血については、MCV（平均赤血球容積）の違いによる分類が重要である。

鉄欠乏性貧血は、ヘモグロビン合成障害によって、小球性低色素性貧血をきたす疾患である。

選択肢考察

○(1) 正解へのアプローチ 参照。
×(2) 血清フェリチン値が低下するのは、鉄欠乏性貧血である。
×(3) 特発性血小板減少性紫斑病（ITP）において、骨髄の低形成はみられない。
×(4) 再生不良性貧血は、造血幹細胞に対する免疫反応が主な原因である。
×(5) 血友病は、遺伝性の凝固因子欠損が原因である。血友病Aは第Ⅷ因子が、血友病Bは第Ⅸ因子が欠損しており、内因系の血液凝固が障害される。

正解 (1)

要点

赤血球の形態による貧血の分類

赤血球の形態	MCV	MCH	MCHC	主な貧血症
小球性低色素性	↓	↓	↓	鉄欠乏性貧血、鉄芽球性貧血
正球性正色素性	→	→	→	再生不良性貧血、溶血性貧血、症候性貧血
大球性正色素性	↑	↑	→	巨赤芽球性貧血（悪性貧血）

MCV：平均赤血球容積
MCH：平均赤血球血色素量
MCHC：平均赤血球血色素濃度

41 免疫と生体防御に関する記述である。**誤っている**のはどれか。1つ選べ。

(1) ナチュラルキラー（NK）細胞は、非特異的免疫を担う。
(2) 唾液は、リゾチームを含む。
(3) ワクチン接種による免疫は、能動免疫である。
(4) 形質細胞は、細胞性免疫を担う。
(5) マクロファージは、抗原提示機能を持つ。

正解へのアプローチ

生体防御には、非自己に対して攻撃相手を選ばない非特異的な機構と特定の攻撃相手のみに対抗する特異的な機構があり、それらを免疫という。

形質細胞は、Bリンパ球から分化して免疫グロブリン（抗体）を産生する細胞である。免疫グロブリンが働く獲得免疫の機序を、体液性免疫という。

選択肢考察

○(1) NK細胞は、非特異的免疫（自然免疫）を担う。腫瘍、ウイルス感染細胞などを非自己として認識し攻撃する。
○(2) 唾液は、抗菌作用のあるリゾチームや抗体のIgAを含んでいる。
○(3) ワクチン接種をきっかけに、体内で（能動的に）抗体が作られる免疫であるため、能動免疫である。
×(4) 正解へのアプローチ 参照。細胞性免疫は、キラーT細胞などの感作リンパ球が主体となる免疫反応である。
○(5) マクロファージは抗原を貪食後、ヘルパーT細胞に抗原提示を行う（要 点 参照）。

正 解 (4)

要 点

抗原提示細胞

マクロファージ、樹状細胞、Bリンパ球は、抗原提示の機能を有していることから、抗原提示細胞と呼ばれる。抗原提示細胞は、異物や抗原を貪食し、細胞内で処理した後、その抗原の情報をヘルパーT細胞に提示する。これがきっかけとなり、獲得免疫系（体液性免疫、細胞性免疫）の反応が進行する。

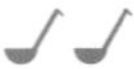

42 感染症とその病原体に関する組合せである。**誤っている**のはどれか。1つ選べ。

(1) 手足口病 ──── エンテロウイルス
(2) 子宮頸がん ─── ヒトパピローマウイルス
(3) 発疹チフス ─── リケッチア
(4) 麻疹 ────── マイコプラズマ
(5) オウム病 ──── クラミジア

正解へのアプローチ

感染症には、細菌性・真菌性・ウイルス性・寄生虫・マイコプラズマなどによるものがある。それぞれの代表的な感染症を覚えておくこと。

選択肢考察

○(1) 手足口病は、主にコクサッキーウイルスとエンテロウイルスによる。
○(2) 子宮頸がんは、ヒトパピローマウイルス感染が原因となる。よって、ワクチンが用いられる。
○(3) リケッチア感染症には、発疹チフスの他にツツガムシ病もある。
×(4) 麻疹は、麻疹ウイルスによって起こる感染症である。
○(5) クラミジア感染症には、オウム病の他に性器クラミジア感染症や肺炎などがある。

正　解　(4)

要　点

病原体とその感染症

細菌	結核、赤痢、ペスト、百日咳、コレラ、ジフテリア、敗血症
真菌	ニューモシスチス肺炎、カンジダ症、水虫、クリプトコッカス症、アスペルギルス症
ウイルス	インフルエンザ、流行性耳下腺炎（おたふく風邪）、麻疹、風疹、手足口病、ノロウイルス、エボラ出血熱、日本脳炎、水痘、帯状疱疹、後天性免疫不全症候群（AIDS）、急性灰白髄炎（ポリオ）、成人T細胞白血病、子宮頸がん
クラミジア	オウム病、クラミジア肺炎、気管支炎、トラコーマ
リケッチア	ツツガムシ病、発疹チフス
マイコプラズマ	マイコプラズマ肺炎
寄生虫	マラリア、トキソプラズマ脳症、アニサキス症、アメーバ赤痢
プリオン	牛海綿状脳症（BSE）

3 食べ物と健康

食品の各種成分・機能に対する知識を問う分野である。学習のポイントは、［食品の生育・生産→加工・調理→人の摂取］のプロセスを理解し、人体への安全面・栄養面への影響や評価を理解することにある。

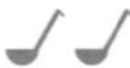

43 米とその加工品に関する記述である。最も適当なのはどれか。1つ選べ。

(1) もち米は、アミロペクチンよりアミロースを多く含む。

(2) うるち米ともち米の炭水化物含量は、ほとんど変わらない。

(3) ビタミンB_1含量は、五分つき米に比べ七分つき米で多い。

(4) 精白米のアミノ酸価は、そば粉（全層粉）よりも高い。

(5) ビーフンの原料は、もち米である。

正解へのアプローチ

米の搗精度による栄養価を知っておくこと。搗精度とは、玄米から糠層、胚芽の剥離程度を示し、玄米は搗精度0%である。搗精歩留りは96%を五分つき米、94%を七分つき米、92%が精白米という。

選択肢考察

×(1) もち米の主要でんぷんはアミロペクチンであり、アミロースはほとんど含まれていない。

○(2) 精白米100g当たりの炭水化物含量は、うるち米：77.6g、もち米：77.2gであり、ほとんど変わらない。

×(3) ビタミンB_1含量は糠に多い。搗精度が低いほど多く、七分つき米に比べ五分つき米のほうが多い（要点参照）。

×(4) アミノ酸価とは、食品中のたんぱく質の栄養価を表す指標である。精白米のアミノ酸価81に対し、そば粉（全層粉）は100である。

×(5) ビーフンの原料は、うるち米である。

正解 (2)

要点

精米（搗精）による変化

	精米歩留り	糠層・胚芽除去率	ビタミンB群含量
玄米	100%	(籾殻のみ除去)	高
半つき米	94.7～96.1%	50%除去	↕
七分つき米	92.1～93.9%	70%除去	
精白米	90.4～91.0%	100%	低

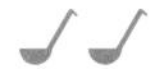

44 野菜類に関する記述である。最も適当なのはどれか。１つ選べ。

(1) トマトは、アブラナ科の植物である。
(2) 大根の辛味成分は、先端部ほど多い。
(3) なすのアントシアニン系色素は、褐変が起こりにくい。
(4) アスパラガスのアミノ酸組成では、アラニン、プロリンが多い。
(5) たけのこのえぐ味は、タンニン類によるものである。

正解へのアプローチ

野菜については幅広く問われるため、過去の出題内容を中心に主な野菜の栄養成分の特徴を確認しておくこと。

選択肢考察

×(1) トマトは、ナス科の植物である。ナス科の野菜には、ナス、ピーマン、ジャガイモなどがある。

○(2) 大根の辛味成分であるイソチオシアネート類は、先端部ほど多く、葉に近い部分のほうが少ない。

×(3) なすのアントシアニン系色素（ナスニン）は、酸化などにより褐変が起こりやすい。なお、なすの漬け物を作る際に鉄くぎやミョウバンを加えると褐変が防止され、鮮明な青色を呈する。

×(4) アスパラガスのアミノ酸組成では、アスパラギン酸、グルタミン酸が多い。

×(5) たけのこのえぐ味は、ホモゲンチジン酸およびシュウ酸のあく成分によるものである。たけのこのあくを除去するには、ぬかを加えてゆでるとよい。

正　解　(2)

要　点

野菜の主な辛味成分

<table>
<tr><th colspan="2">辛味物質</th><th>揮発</th><th>所在</th></tr>
<tr><td>イソチオシアネート類</td><td>アリルイソチオシアネート
p-ヒドロキシベンジルイソチオシアネート
4-メチルチオ-3-ブテニルイソチオシアネート</td><td rowspan="2">揮発性</td><td>黒からし、わさび
白からし、だいこん</td></tr>
<tr><td>スルフィド類</td><td>ジプロピルジスルフィド、ジアリルジスルフィド
ジメチルジスルフィド</td><td>ねぎ、玉ねぎ、にんにく
らっきょう</td></tr>
<tr><td>アミド類</td><td>カプサイシン、ピペリジン、
チャビシン（シャビシン）、サンショオール</td><td rowspan="2">不揮発性</td><td>とうがらし、こしょう
さんしょう</td></tr>
<tr><td>バニリルケトン類</td><td>ジンゲロール、ショウガオール、ジンゲロン</td><td>しょうが</td></tr>
</table>

45 魚介類に関する記述である。最も適当なのはどれか。1つ選べ。

(1) 魚肉たんぱく質のアミノ酸スコアは、80を下回る。
(2) 脂質含量は、赤身魚より白身魚のほうが多い。
(3) タウリンは、いかやたこなどの軟体動物に多く含まれる。
(4) 新鮮な海産魚には、トリメチルアミンが多く含まれる。
(5) 血合肉は、鉄の含有量が少ない。

3

正解へのアプローチ

魚肉と畜肉の違い、魚肉の特徴を理解しておくこと（要 点 参照）。

選択肢考察

×(1) 魚肉たんぱく質のアミノ酸スコアは、ほぼ100である。
×(2) 魚肉の脂質含量は、白身魚より赤身魚のほうが多い。また、魚の生育期間や部位によっても変動する。
○(3) タウリンは、乳、卵、野菜にはほとんど含まれず、魚介類に多く含まれる。特に、いかやたこなどの軟体動物に豊富に含まれている。
×(4) トリメチルアミンは、海水魚の腐敗臭の原因の一つである。腐敗に伴い、トリメチルアミン量が増加する。
×(5) 血合肉は、鉄を含んだ色素たんぱく質であるミオグロビンを多く含む。

正 解 (3)

要 点

魚介類の成分の特徴

1．種類によって一般成分組成には違いがあり、同じ種類でも部位や季節、成長の度合い、養殖か天然ものかなど、さまざまな要因で変動する。
2．同一種・同一部位では、たんぱく質含量にあまり変化はみられないが、脂質と水分は特に変化が大きく、脂質蓄積が多くなると水分量が減少し、脂質蓄積が減少すると水分量が増加する。両者の合計量は、魚の種類や部位を問わず、約80%とほぼ一定している。
3．脂質含量は白身魚に比べ、赤身魚のほうが高く、天然魚より養殖魚のほうが高い。
4．脂質含量は同じ魚でも背肉より腹肉、内部肉より皮に近い表層肉のほうが高い。
5．魚類に比べ、いか・たこ類、えび・かに類、貝類の脂質含量は低い。
6．貝類は炭水化物の値が高いが、脂質の代わりにグリコーゲンを蓄積するためである。
7．たんぱく質は約15～20%含まれ、畜肉類と大きな違いはない。

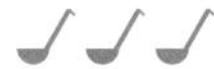

46 甘味料に関する記述である。最も適当なのはどれか。１つ選べ。

(1) 車糖とは、結晶粒径が大きい精製糖のことをいう。
(2) グラニュー糖は、ざらめ糖の一種である。
(3) 三温糖の褐色は、アミノカルボニル反応による。
(4) 転化糖は、麦芽糖を原料として製造される。
(5) 水あめの主成分は、ショ糖である。

正解へのアプローチ

糖質系甘味料としてよく出題される異性化糖と転化糖の製造方法について、整理しておくとよい。

原料でんぷんを分解して得たグルコースに異性化酵素（グルコースイソメラーゼ）を作用してグルコースの一部をフルクトースに変換して製造するのが異性化糖であり、ショ糖（スクロース）を分解してグルコースとフルクトースの混合物にしたものが転化糖になる。転化糖ではグルコースとフルクトースの含有比率がほぼ１：１になるが、異性化糖では異性化の度合いでグルコースとフルクトースの含有比率が変化する。

選択肢考察

×(1) 車糖とは、精製糖のうちで結晶の粒径が小さいものをいい、ソフトシュガーともよばれる。
○(2) 精製糖のうちで結晶の粒径が大きいものをざらめ糖というが、ざらめ糖の中でも粒径が小さいものをグラニュー糖として分類している。
×(3) 三温糖の褐色は、砂糖の結晶生成のために必要な加熱処理に伴って生じるカラメルの混入によるものである。
×(4) ショ糖を酵素（インベルターゼ）や酸で分解し、グルコースとフルクトースに分けたものが、転化糖になる。
×(5) 水あめ（酵素糖化）100g中では、80%エタノール可溶性マルトデキストリンが42.3g、麦芽糖（マルトース）が38.5g含まれるが、ショ糖（スクロース）は含まれない。

正　解　(2)

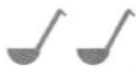

47 コロイド溶液に関する記述である。**誤っている**のはどれか。1つ選べ。

(1) コロイド溶液では、チンダル現象が起こる。
(2) コロイド溶液中のコロイド粒子は、ブラウン運動する。
(3) コロイド溶液中のコロイド粒子は、半透膜を通過できない。
(4) ゼラチンゲルは、ニュートン流動する。
(5) 寒天ゾルを冷蔵すると、ゲル化する。

3

正解へのアプローチ

流体が流動する時、流動に必要な応力と流動の速度が正比例する流動パターンをニュートン流動、正比例しないパターンを非ニュートン流動という。水や油などの溶質が溶けていない溶媒だけの液体や、塩水、砂糖水などの低分子物質が溶けているような溶液では、ニュートン流動を示す。それに対し、分散相としてでんぷんやたんぱく質などの高分子物質が分散媒の液体中に分散したコロイド溶液では、非ニュートン流動を示す。

選択肢考察

○(1) コロイド溶液中のコロイド粒子によって光が散乱し、光の通路が見える現象をチンダル現象という。
○(2) コロイド溶液中のコロイド粒子が分散媒となる液体中を不規則に移動する現象を、ブラウン運動という。
○(3) コロイド粒子は直径が10^{-7}～10^{-9}m程度の大きさの粒子とされており、この大きさではろ紙のような孔径の大きな膜は通過することはできるが、半透膜の孔は通過できない。
×(4) ゼラチンゲルでは、流動に必要な応力と流動速度が正比例しない非ニュートン流動が起きる。
○(5) ゾルとは固化する性質を持ったコロイド溶液がまだ流動性を保った状態のことをいい、ゾルを冷却すると、流動性を失って固化する。この現象をゲル化といい、固化した状態をゲルという。

正 解 (4)

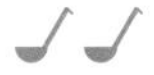

48 でんぷんの老化に関する記述である。最も適当なのはどれか。１つ選べ。

(1) 糊化でんぷんが老化すると、消化性が向上する。

(2) アミロース含有率の高いでんぷんほど、老化しにくい。

(3) でんぷんを冷蔵庫内で保存すると、老化を抑制できる。

(4) 砂糖の添加は、でんぷんの老化を抑制する。

(5) 酢の添加は、でんぷんの老化を抑制する。

正解へのアプローチ

糊化でんぷんから水分が離水し、でんぷん鎖が部分的に結晶構造となる現象を、でんぷんの老化という。老化したでんぷんでは食感が硬くなるのと共に、酵素のでんぷん内への進入が難化する影響で、摂取後の消化性が悪くなる。砂糖や塩などの親水性の高い低分子物質を添加すると、でんぷん分子の間に入り込んで水分を保持するため、でんぷんの老化が抑制される。一方、でんぷんの老化は低pHの時に起こりやすくなるため、酸の添加はでんぷんの老化を早める。

選択肢考察

×(1) 老化に伴ってでんぷんの結晶化が起こり、でんぷん分解酵素のでんぷん内への進入が妨げられるため、消化性は低下する。

×(2) アミロース含有率の高いでんぷんほどでんぷんの結晶化が起こりやすいため、老化しやすい。

×(3) 3℃前後の温度帯で最も老化が起こりやすいため、冷蔵庫内での保存はでんぷんの老化を促進する。

○(4) 砂糖がでんぷん内の水分子と結合して、水をでんぷん中から逃がさないようにするため、老化が起こりにくくなる。

×(5) 低pHの時ほど、でんぷんの老化が起こりやすい。そのため、酢の添加はでんぷんの老化を促進する。

正　解　(4)

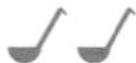

49 食品の色とそれに関わる色素成分の組合せである。最も適当なのはどれか。1つ選べ。

(1) ぶどうの紫色 ―――― エニン
(2) ターメリックの黄色 ―― メトミオグロビン
(3) こんぶの褐色 ―――― アスタキサンチン
(4) とうもろこしの黄色 ―― カプサンチン
(5) 紅茶の赤色 ――――― リコペン

3

正解へのアプローチ

食品に含まれる色素成分のうち、キサントフィルとアントシアニンは種類が多いため、過去問を中心に整理しておくとよい。エニンはアントシアニンの一種で、2-メチルグルコースにアグリコンとしてデルフィニジンが結合した配糖体型の色素成分である。主にぶどうの皮に含まれる紫色の色素で、赤ワインの色も主にエニンによる。

選択肢考察

○(1) ぶどうの紫色は、主にエニンによる。
×(2) ターメリックの黄色は、主にクルクミンによる。
×(3) こんぶの褐色は、主にフコキサンチンによる。
×(4) とうもろこしの黄色は、主にルテインによる。
×(5) 紅茶の赤色は、主にテアフラビンやテアルビジンによる。

正　解　(1)

要　点

主なアントシアニン

色素名	構成糖	アグリコン	含有食品
エニン	2-メチルグルコース	デルフィニジン	ぶどう
カリステフィン	グルコース	ペラルゴニジン	いちご
クリサンテミン	グルコース	シアニジン	黒豆
シソニン	グルコース	シアニジン	紫しそ
ナスニン	グルコース	デルフィニジン	なす

50 特定保健用食品の関与成分のうち、食後の血糖上昇を抑制する作用を有する成分である。最も適当なのはどれか。１つ選べ。

(1) キシリトール
(2) γ-アミノ酪酸
(3) 難消化性デキストリン
(4) カゼインホスホペプチド
(5) 低分子化アルギン酸ナトリウム

正解へのアプローチ

血糖上昇抑制作用、血圧上昇抑制作用、血中コレステロール低下作用などの成分は頻出であるため、理解しておくこと。

選択肢考察

×(1) キシリトールは、非う蝕性があり、再石灰化を促進する。
×(2) γ-アミノ酪酸（GABA）は、交感神経の働きを抑え、血圧上昇抑制作用がある。
○(3) 難消化性デキストリンは、血糖上昇抑制作用がある。
×(4) カゼインホスホペプチド（CPP）は、カルシウムの吸収促進作用がある。
×(5) 低分子化アルギン酸ナトリウムは、コレステロール吸収を低下させる作用がある。

正　解　(3)

3

要　点

特定保健用食品の主な保健の用途と関与成分

保健の用途の表示内容	関与成分
お腹の調子を整える、便通改善など	各種オリゴ糖、ラクチュロース、ビフィズス菌、各種乳酸菌、食物繊維（難消化性デキストリン、ポリデキストロース、グアーガム、サイリウム種皮など）
血糖値関係	難消化性デキストリン、小麦アルブミン、グアバ葉ポリフェノール、L-アラビノースなど
血圧関係	ラクトトリペプチド、カゼインドデカペプチド、杜仲葉配糖体（ゲニポシド酸）、サーデンペプチド、γ-アミノ酪酸（GABA）など
コレステロール関係	キトサン、大豆たんぱく質、低分子化アルギン酸ナトリウムなど
歯関係	パラチノース、マルチトール、キシリトール、エリスリトールなど
コレステロール＋お腹の調子、コレステロール＋脂肪関係等	低分子化アルギン酸ナトリウム、サイリウム種皮の食物繊維など
骨関係	大豆イソフラボン、MBP（乳塩基性たんぱく質）、ビタミンK_2など
脂肪関係	茶重合ポリフェノール、グロビンタンパク分解物など
ミネラルの吸収関係	クエン酸リンゴ酸カルシウム、カゼインホスホペプチド（CPP）、ヘム鉄、フラクトオリゴ糖など

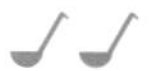

51 食品衛生法に関する記述である。正しいのはどれか。１つ選べ。

(1) 食品とは、医薬品、医薬部外品を含めた全ての飲食物をいうと定義している。

(2) 販売の用に供する食品及び添加物に関する表示の基準について定めている。

(3) 内閣総理大臣は、食品若しくは添加物の製造、加工、使用、調理若しくは保存の方法につき基準を定めることができる。

(4) 農林水産大臣は、営業上使用する容器包装の原材料につき規格を定めることができる。

(5) 厚生労働大臣は、食品衛生監視員に食品、添加物、器具及び容器包装の輸入に係る監視指導を行わせる。

正解へのアプローチ

食品衛生に関する主な法規として、食品衛生法と食品安全基本法がある。

食品衛生法では、食品等の定義、各種基準（食品の規格基準・表示基準、施設基準、管理運営基準など）、輸入時の監視、都道府県等による国内食品関係営業施設等に対する監視指導の範囲などが定められている。

食品安全基本法では、食品健康影響評価（リスク評価）を行う機関として内閣府に食品安全委員会を設置することを定め、その役割や組織について詳細に規定している。

選択肢考察

×(1) 食品とは、全ての飲食物をいう。ただし、医薬品、医療機器等の品質、有効性及び安全性の確保等に関する法律に規定する医薬品、医薬部外品及び再生医療等製品は、これを含まない。

×(2) 販売の用に供する食品及び添加物に関する表示の基準については、食品表示法で定めるところによる。

×(3) 厚生労働大臣は、食品若しくは添加物の製造、加工、使用、調理若しくは保存の方法につき基準を定めることができる。

×(4) 厚生労働大臣は、販売若しくは営業上使用する器具若しくは容器包装若しくはこれらの原材料につき規格を定めることができる。

○(5) 厚生労働大臣は、輸入食品監視指導計画の定めるところにより、その命じた食品衛生監視員に食品、添加物、器具及び容器包装の輸入に係る監視指導を行わせるものとする。

正　解　(5)

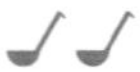

52 油脂の酸化に関する記述である。最も適当なのはどれか。１つ選べ。
(1) トランス脂肪酸を生成する。
(2) 過酸化物量は、酸化時間とともに増加し続ける。
(3) 油脂の粘度が上昇する。
(4) 発煙点が上昇する。
(5) 水分を除去することにより防止できる。

3

正解へのアプローチ

油脂が酸化されて過酸化物を生成し、臭気の発生や風味の低下など、油脂が劣化する現象を酸敗という。油脂が空気に触れているだけで空気中の酸素の作用で油脂の酸敗が徐々に進行するが、光や熱、金属、酵素などの作用によってその進行速度は容易に速くなる。一方、それらの酸化促進因子を除去する手段を用いると、酸化速度を遅らせることができる。油脂の酸化促進因子と、それぞれの因子に対する酸化防止法について整理しておくとよい。

選択肢考察

×(1) トランス脂肪酸は、硬化油製造時の水素添加により生成される。

×(2) 過酸化物量は、酸化初期より生成され、初めは増加するが、酸化の途中で分解・重合され、徐々に減少する。

○(3) 粘度は、油脂の酸化により上昇する。それにより、酸化の進んだ油で揚げ物をするとべたっと感じる。

×(4) 油脂の発煙点は、通常は200℃以上であるが、揚げ物などで長時間使用して酸化が進行すると180℃程度まで発煙点が下がる。結果、揚げ物の調理時でも発煙するようになる。つまり、発煙は、油脂の温度上昇により起こるようになる。

×(5) 油脂の酸化は、中間水分食品の水分活性帯（0.65～0.85）が最も反応速度が速く、水分活性の低下に伴い反応速度は遅くなるが、0.3以下になると再び反応速度が速くなるため、水分除去が自動酸化の防止につながるとはいえない。

正　解　(3)

53 微生物性食中毒の起因菌に関する記述である。最も適当なのはどれか。1つ選べ。

(1) サルモネラ属菌は、芽胞を形成する。
(2) カンピロバクターは、大気中でも増殖する。
(3) 腸炎ビブリオは、真水で死滅する。
(4) 黄色ブドウ球菌の潜伏期間は、約1日である。
(5) 腸管出血性大腸菌は、菌数が10,000個以上になると食中毒症状が現れる。

正解へのアプローチ

食中毒菌の問題は頻出である。食中毒の原因となる食品、菌の発育条件、潜伏期間、発症機序、症状および防止法を理解する必要がある。それは大量調理で食中毒が発生すると重大な結果を招くことから、食事を提供する立場にある管理栄養士にとって十分な知識が必要であるためと考えられる。

選択肢考察

×(1) サルモネラ属菌は、感染型食中毒菌であり、芽胞形成はしない。
×(2) カンピロバクターは、酸素濃度が3〜15%で増殖する微好気性菌で、酸素濃度が約21%の大気中では増殖しない。
○(3) 腸炎ビブリオは、塩濃度が3%程度の時に最もよく増殖する好塩菌で、逆に真水では死滅する。
×(4) 黄色ブドウ球菌は、エンテロトキシンを生成する毒素型食中毒菌で、潜伏期間は約1〜6時間と短い。
×(5) 腸管出血性大腸菌は、1,000個以内の少ない菌量でも食中毒症状が現れる。

正　解　(3)

3

要 点

主な細菌性食中毒の原因菌

	菌の種類	潜伏期間	原因食品	特 徴
感染型	カンピロバクター	約2～5日	食肉	グラム陰性・らせん状桿菌。微好気性菌。熱、乾燥に弱い。
	サルモネラ菌	約6～72時間	食肉、卵	グラム陰性・桿菌。熱に弱い。
	リステリア菌	数時間～3週間	乳製品、食肉製品	グラム陽性・桿菌。低温発育性がある。
	エルシニア菌	約3～7日	乳製品、食肉製品	グラム陰性・桿菌。低温発育性がある。
生体内毒素型	ウェルシュ菌	約6～18時間	加熱調理済み食品	グラム陽性・桿菌。偏性嫌気性菌。芽胞を形成。高温でも増殖できる。エンテロトキシンを産生。
	セレウス菌（下痢型）	約8～16時間	スープ、ソース	グラム陽性・桿菌。芽胞を形成。エンテロトキシンを産生。
	腸炎ビブリオ	約7～20時間	海産魚介類	グラム陰性・桿菌。熱に非常に弱い。増殖に塩分が必要。増殖能力が高い。耐熱性溶血毒を産生。
	腸管出血性大腸菌	約2～7日	食肉	グラム陰性・桿菌。熱に弱い（75℃、1分以上の加熱で死滅）。増殖後、ベロ毒素を産生。
生体外（食品内）毒素型	セレウス菌（嘔吐型）	約30分～6時間	米飯類	グラム陽性・桿菌。芽胞を形成。セレウリド（嘔吐毒）を産生。
	ボツリヌス菌	約18～36時間	いずし、缶詰、真空パック食品	グラム陽性・桿菌。偏性嫌気性菌。芽胞を形成。ボツリヌス毒素（神経毒）を産生。
	黄色ブドウ球菌	約1～6時間	おにぎり、すし	グラム陽性・球菌。耐塩性菌。エンテロトキシン（耐熱性）を産生。

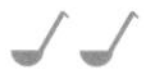

54 寄生虫と宿主・原因食品の組合せである。最も適当なのはどれか。1つ選べ。

(1) 日本海裂頭条虫 ―――――― あじ
(2) トキソプラズマ ―――――― ドジョウ
(3) アニサキス ―――――――― あゆ
(4) 有棘顎口虫 ―――――――― 牛肉
(5) クリプトスポリジウム ――― 野菜

正解へのアプローチ

寄生虫は宿主食品を経口摂取することによる感染が大部分であるため、寄生虫の種類と宿主についてまとめておくこと。また寄生虫症の症状についても覚えること（要　点参照）。

選択肢考察

×(1) 日本海裂頭条虫の宿主は、さけ、ますである。
×(2) トキソプラズマの原因食品は、豚肉、牛肉である。
×(3) アニサキスの宿主は海産魚で、いか、たら、あじ、さばである。
×(4) 有棘顎口虫の宿主は、ライギョ、ドジョウである。
○(5) クリプトスポリジウムは、患者や感染動物の糞便中に排出されたオーシストで汚染された手指あるいは飲料水、生野菜を介して経口感染する。

正　解 (5)

3

要　点

主な寄生虫と宿主・原因食品

寄生虫		宿主・原因食品
魚介類に関係する寄生虫	肺吸虫	第一中間宿主：カワニナ 第二中間宿主：サワガニ、モクズガニ、ザリガニ
	肝吸虫	第一中間宿主：マメタニシ 第二中間宿主：淡水魚（コイ、フナ）
	横川吸虫	第一中間宿主：カワニナ 第二中間宿主：淡水魚（アユ、フナ、シラウオ、ウグイ）
	日本海裂頭条虫	第一中間宿主：ケンミジンコ 第二中間宿主：サケ、マス
	アニサキス	第一中間宿主：オキアミ 第二中間宿主：海産魚（イカ、タラ、アジ、サバ）
	有棘顎口虫	第一中間宿主：ケンミジンコ 第二中間宿主：淡水魚（ライギョ、ドジョウ）
	クドア・セプテンプンクタータ	第二中間宿主：ヒラメ
肉類に関係する寄生虫	無鉤条虫	牛肉、羊肉
	有鉤条虫	豚肉
	トキソプラズマ	豚肉、牛肉、羊肉、山羊肉
	サルコシスティス・フェアリー	馬肉
野菜類などに関係する寄生虫	回虫	野菜
	鉤虫	野菜
	クリプトスポリジウム	野菜、水
	サイクロスポーラ	野菜、果物、飲料水

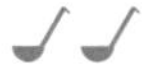

55 化学性食中毒に関する記述である。最も適当なのはどれか。1つ選べ。

(1) わが国では、カドミウムの成分規格が定められた食品はない。
(2) わが国では、食品中の抗生物質の残留基準を設定している。
(3) ダイオキシン類は、水に溶解しやすい。
(4) 水俣病は、無機水銀を原因として発生した。
(5) 鉛は、微量であれば蓄積性がない。

正解へのアプローチ

食品汚染物質は数多く存在するが、過去の国家試験で出題されている主要な物質については記憶しておく必要がある。食品を汚染する有害化学物質については、要 点 を参照すること。

選択肢考察

×(1) わが国では、カドミウムの成分規格が定められている。
○(2) 国内外で、科学的評価による食品中の抗生物質の残留基準を設定している。
×(3) ダイオキシン類は、水にはほとんど溶けず、脂質の多い食品に蓄積しやすい。
×(4) 水俣病は、有機水銀を原因として発生した。
×(5) 鉛は、微量でも蓄積性がある。

正 解 (2)

要　点

食品を汚染する有害化学物質

化学物質		特　徴	症状・毒性
農薬	有機塩素系 (DDT、BHC)	• 残留性が高いため、生物濃縮が起こりやすい • わが国では使用禁止	中枢神経障害、染色体異常、発がん性
農薬	有機リン系	• 残留性は低いが、毒性は強い • コリンエステラーゼ阻害作用	頭痛、呼吸困難、痙攣
PCB (ポリ塩化ビフェニル)		• 脂溶性で熱に安定で残留性が高いため、生物濃縮が起こりやすい • わが国では使用禁止 • カネミ油症事件の原因物質	色素沈着、肝機能障害、頭痛、しびれ
ダイオキシン類		• ゴミの低温焼却により発生 • 水にはほとんど溶けず、脂溶性で熱に安定 • ヒトが食物から摂取するダイオキシン類の70%は、魚介類由来 • ヒトの脂肪組織に蓄積されやすい	催奇形性、発がん性、内分泌撹乱作用、生殖器障害
重金属	カドミウム	• 米を通してヒトの体内に入ることが多い • イタイイタイ病の原因物質 • 米、清涼飲料水における成分規格が設定されている(米：0.4mg/kg以下、清涼飲料水、粉末清涼飲料：検出しない)	骨軟化症、嘔吐、下痢、前立腺がん、腎機能障害
重金属	水銀	• 魚介類を通してヒトの体内に入ることが多い • 水俣病の原因物質 • 無機水銀に比べ、有機水銀は毒性が強い	感覚麻痺、運動失調、言語障害
重金属	ヒ素	• 有機ヒ素化合物に比べ、無機ヒ素化合物は毒性が強い	鼻中隔穿孔、皮膚がん、黒皮症
重金属	スズ	• スズメッキの缶詰からの溶出により、ヒトの体内に入る • 清涼飲料水の成分規格が設定されている(150.0ppm以下)	頭痛、嘔吐、下痢、腹痛
重金属	ストロンチウム90	• 骨に蓄積されやすい • 半減期が非常に長い(分解されにくい)	骨髄の造血機能障害

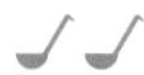

56 食品添加物の表示に関する記述である。**誤っている**のはどれか。1つ選べ。

(1) 特定原材料に由来する食品添加物では、当該特定原材料名を併記する。

(2) 着色目的で添加したβ-カロテンは、表示が免除される。

(3) 豆腐製造で用いた凝固剤は、種類に関わらず「豆腐用凝固剤」と表示できる。

(4) L-アスコルビン酸ナトリウムは、「ビタミンC」と表示できる。

(5) クチナシ色素を着色料として用いた場合は、「着色料（クチナシ色素）」と表示する。

正解へのアプローチ

食品に使用した添加物は物質名で記載することを原則としているが、一般に広く知られた名称をもつ添加物では簡略名や類別名での表示が、一部の添加物では一括名での表示が認められている。また、一部の添加物では物質名に加えて用途名の表記を必要とする。なお、加工助剤やキャリーオーバー、栄養強化目的の添加物については、それぞれ表示が免除される。

選択肢考察

○(1) 「カゼインNa（乳由来）」や「乳化剤（卵由来）」のように、添加物名と共に特定原材料名を併記する必要がある。

×(2) 栄養強化目的以外で栄養成分を添加した場合は、表示が免除されない。

○(3) 豆腐用凝固剤を含む14種の食品添加物では、物質名の代わりに種類を示す一括名での表示が認められている。

○(4) ビタミンCのような一般に広く知られた名称をもつ添加物では、物質名の代わりに簡略名や類別名での表示が認められている。

○(5) 着色料を含む8種の食品添加物では、物質名に加えて用途名を記載する必要がある。

正　解　(2)

要　点

用途名併記が必要な食品添加物

甘味料、着色料、保存料、糊料（増粘剤・安定剤・ゲル化剤）、酸化防止剤、発色剤、漂白剤、防カビ剤

一括名で表示できる食品添加物

イーストフード、ガムベース、香料、酸味料、調味料、豆腐用凝固剤、乳化剤、pH調整剤、かんすい、膨張剤、苦味料、光沢剤、チューインガム軟化剤、酵素

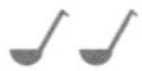

3

57 食品添加物の安全性評価に関する記述である。正しいのはどれか。1つ選べ。

(1) 最大無毒性量 (NOAEL) は、動物に単回投与しても有害な影響がない量である。

(2) 一日摂取許容量 (ADI) は、ヒトが1年間摂取しても有害な影響がないと認められた量である。

(3) 一日摂取許容量 (ADI) は、最大無毒性量 (NOAEL) の100倍量である。

(4) 使用基準は、一日摂取許容量 (ADI) よりも少ない量で設定される。

(5) 食品添加物の指定は、食品安全委員会が行う。

正解へのアプローチ

食品添加物の安全評価については、使用基準算出のための根拠について理解しておく必要がある。NOAEL、ADIは 要点 を参考に算出方法を理解すること。

選択肢考察

×(1) 最大無毒性量 (No-Observed Adverse Effect Level；NOAEL) は、動物が一生摂取しても有害な影響がないと認められた、一日あたりの摂取量である。

×(2) 一日摂取許容量 (Acceptable Daily Intake；ADI) は、ヒトが一生摂取しても有害な影響がないと認められた一日あたりの摂取量で、単位はmg/kg体重/日である。

×(3) 一日摂取許容量 (ADI) は、動物の感受性がヒトの10倍、ヒトの個人差を10倍として、通常、NOAELを安全係数100で除し算出する。(200～500の場合もある)

○(4) 食品添加物の一日摂取許容量 (ADI) は内閣府の食品安全委員会が設定し、使用基準はADIを下回るように厚生労働省が設定する。

×(5) 食品添加物の指定は、厚生労働省が行う。

正解 (4)

要 点

1 日摂取許容量（ADI）

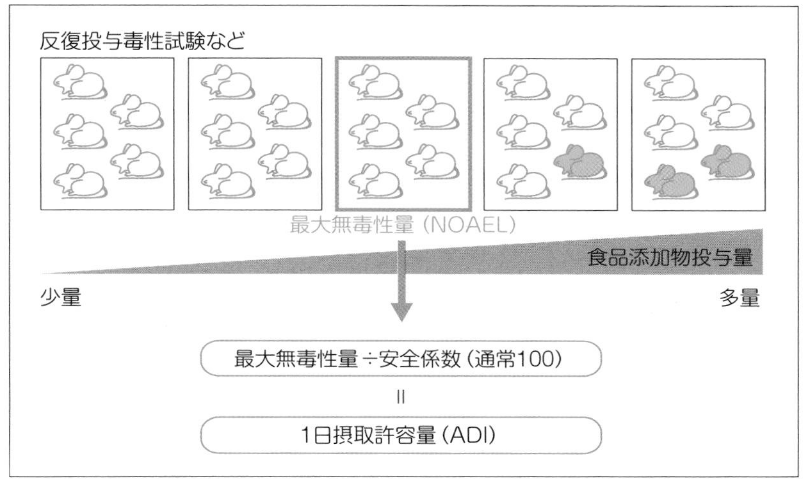

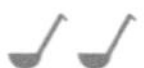

58 食品添加物とその用途の組合せである。正しいのはどれか。１つ選べ。

(1) エリソルビン酸 ―――――― 漂白剤
(2) ジフェニル ――――――― 保存料
(3) 過酸化水素 ――――――― 防かび剤
(4) クエン酸カルシウム ――― 酸化防止剤
(5) サッカリンナトリウム ―― 甘味料

3

正解へのアプローチ

食品添加物とその用途に関する組合せは頻出のため、**要　点**で確認すること。

選択肢考察

×(1) エリソルビン酸は、酸化防止剤として使用される。
×(2) ジフェニルは、防かび剤として使用される。
×(3) 過酸化水素は、殺菌料として使用される。
×(4) クエン酸カルシウムは、膨張剤として使用される。
○(5) サッカリンナトリウムは、甘味料として使用される。

正　解　(5)

要　点

主な食品添加物の用途と物質名

用　途		物質名
変質防止	保存料*	安息香酸ナトリウム、ソルビン酸カリウム
	酸化防止剤*	エリソルビン酸、*dl*-α-トコフェロール、L-アスコルビン酸、亜硫酸ナトリウム、ブチルヒドロキシトルエン（BHT）
	防カビ剤*	オルトフェニルフェノール、ジフェニル、イマザリル、チアベンダゾール
	品質保持剤	プロピレングリコール、D-ソルビトール
	殺菌料	次亜塩素酸ナトリウム、過酸化水素
嗜好性の向上	発色剤*	亜硝酸ナトリウム、硝酸ナトリウム
	漂白剤*	次亜塩素酸ナトリウム、亜硫酸ナトリウム
	甘味料*	アスパルテーム、サッカリン、ステビア抽出物
	着色料*	β-カロテン、合成タール色素、食用黄色４号
食品の品質改良と保持	増粘剤*	カルボキシメチルセルロース、ペクチン
	乳化剤	レシチン
食品そのものの製造	豆腐用凝固剤	塩化マグネシウム、グルコノ-δ-ラクトン
	膨張剤	炭酸水素ナトリウム、硫酸アルミニウムカリウム、クエン酸カルシウム
栄養強化	栄養強化剤	各種ビタミン、ミネラル、アミノ酸

*用途名と物質名を併記しなければならないもの。

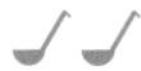

59 栄養成分量及び熱量の表示に関する記述である。正しいのはどれか。１つ選べ。

(1) 食品100g当たりの数値を表示しなければならない。
(2) 実際に分析して得た実測値を表示しなければならない。
(3) 表示義務項目に、食物繊維含量がある。
(4) 義務表示項目の成分が含まれない場合でも、表示を省略できない。
(5) 含量が微量の場合は、「微量」や「Tr」といった表示が認められている。

正解へのアプローチ

栄養成分量及び熱量の表示は、加工食品において表示が義務化されている。栄養成分および熱量のうち、①熱量（エネルギー）、②たんぱく質、③脂質、④炭水化物、⑤食塩相当量の５項目が義務表示項目となっており、含有量が0gであっても表示を省略することはできず、「0g」と表示しなければならない。なお、食塩を使用していない食品に限り、食塩相当量に代わってナトリウム量を主とする表示が認められている。

選択肢考察

×(1) 100g当たり以外にも、100mL当たりや１食分当たり、１包装分当たりなどの表示も認められている。

×(2) 実測値以外にも、食品成分表などのデータベースを基に算出した計算値も認められている。

×(3) 表示義務項目は①熱量、②たんぱく質、③脂質、④炭水化物、⑤食塩相当量の５種類で、食物繊維は表示推奨項目である。

○(4) 成分が含まれない場合は「0g」と表示し、含まれないことを明確にしなければならない。

×(5) 言葉や記号、割合で含量を表示することは認められておらず、必ず数値で表示しなければならない。

正 解 (4)

3

60　栄養機能食品に関する記述である。正しいのはどれか。1つ選べ。

(1)　栄養機能食品は、保健機能食品に該当しない。

(2)　栄養機能食品には、定められたマークを表示する。

(3)　栄養機能食品で定められているビタミンは、ビタミンB群のみである。

(4)　栄養機能食品への注意喚起表示は、任意である。

(5)　栄養機能食品は、規格基準に合致していれば、消費者庁長官の個別の許可は必要ない。

正解へのアプローチ

栄養機能食品とは、特定の栄養成分の補給のために利用される食品で、栄養成分の機能を表示するものをいう。

対象食品は、消費者に販売される容器包装に入れられた一般用加工食品及び一般用生鮮食品であり、食品表示基準に基づき表示される。

栄養機能食品として販売するためには、一日当たりの摂取目安量に含まれる当該栄養成分量が定められた上・下限値の範囲内にある必要があるほか、栄養成分の機能だけでなく注意喚起表示等も表示する必要がある。

なお、栄養機能食品は、定められた規格基準を満たせば販売できる規格基準型の保健機能食品であり、消費者庁への届出は不要であるのと同時に、国の審査・許可を受けていないため、マークは存在しない。

選択肢考察

×(1)　特定保健用食品、栄養機能食品、機能性表示食品を合わせて、保健機能食品という。

×(2)　栄養機能食品には、許可表示はない。

×(3)　栄養機能食品で定められているビタミンは13種、つまりすべてのビタミンである。

×(4)　栄養機能食品は、注意喚起表示が必要である。

○(5)　栄養機能食品は、すでに科学的根拠が確認された栄養成分を一定の基準量を含む食品であれば、消費者庁長官の個別の許可は必要ない。

正　解　(5)

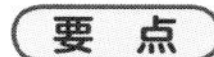

保健機能食品の分類と位置づけ

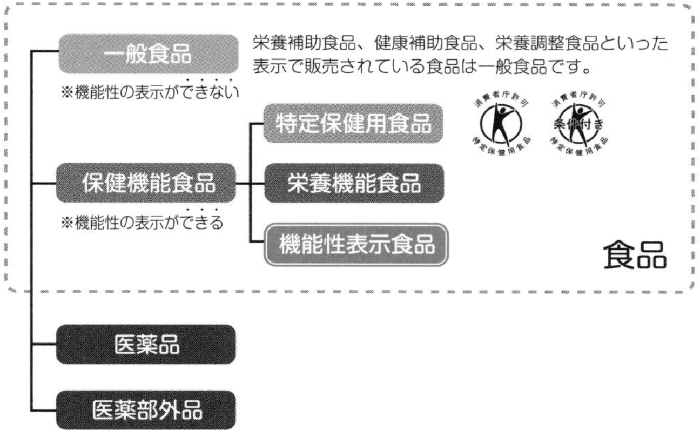

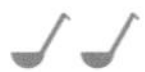

61 特別用途食品に関する記述である。正しいのはどれか。1つ選べ。

(1) 機能性表示食品が含まれる。
(2) 許可基準のない疾患に関する病者用食品は、個別に評価し許可される。
(3) 病者用食品は、個別評価型が大半を占める。
(4) 乳児用調製粉乳は、病者用食品の一つである。
(5) 総合栄養食品の許可基準には、かたさの基準がある。

3

正解へのアプローチ

特別用途食品は、健康増進法に基づき、病者用、妊産婦用、授乳婦用、乳児用、えん下困難者用などの特別の用途に適する旨の表示をする食品であり、内閣総理大臣（消費者庁長官）による許可を受けなければならない。

選択肢考察

×(1) 特別用途食品に機能性表示食品は含まれない。
○(2) 許可基準のない疾患に関する病者用食品は、個別に評価し許可される。
×(3) 病者用食品は、許可基準型が大半を占める。
×(4) 乳児用調製粉乳は、病者用食品ではない。
×(5) かたさの基準があるのは、えん下困難者用食品である。

正 解 (2)

要 点

特別用途食品の区分（令和元年9月現在）

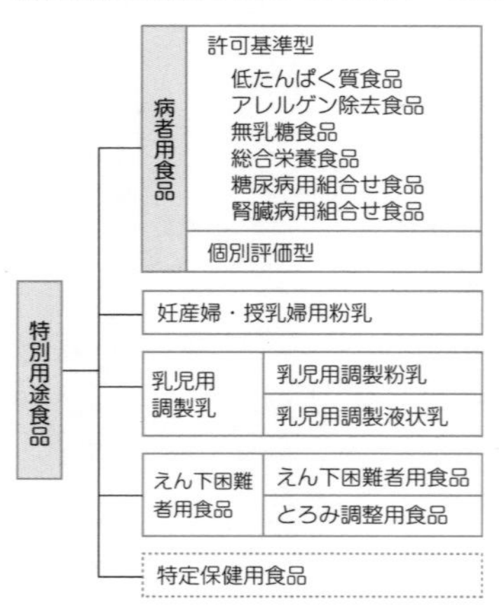

・特別用途食品の販売は、内閣総理大臣または消費者庁長官の許可を受けなければならない。
・病者用食品には、許可基準型と個別評価型があり、許可基準型については許可基準を満たしているものが販売を許可される。

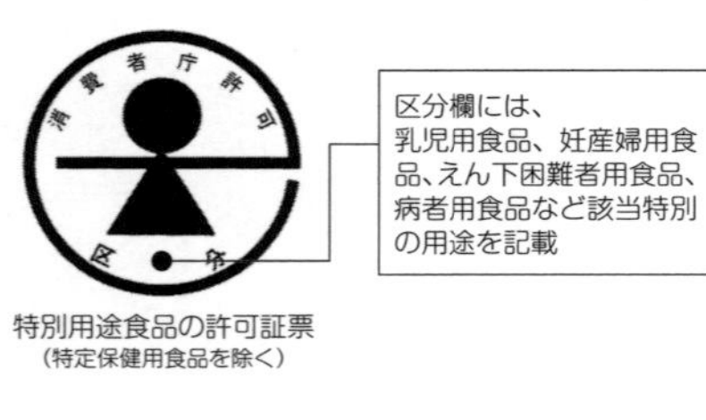

特別用途食品の許可証票
（特定保健用食品を除く）

62 食品の加工法に関する記述である。最も適当なのはどれか。1つ選べ。
(1) 搗精とは、穀類などを粉末にする操作をいう。
(2) 晶析とは、圧力をかけて濾過する操作をいう。
(3) 蒸留とは、2種類以上の成分を均一な状態にする操作をいう。
(4) 乳化とは、乳酸菌を加える操作をいう。
(5) 濃縮とは、液体中の溶質濃度を高める操作をいう。

正解へのアプローチ

食品の加工方法には、大きく分けて、物理的加工、化学的加工、生物的加工の3つがある。それぞれの加工法の代表的な手法について、食品加工例と共に整理しておくとよい。

選択肢考察

×(1) 搗精とは、玄米から果皮、種皮、糊粉層、胚芽を除く操作をいう。穀類、豆類、いも類などを粉末にする操作は、製粉（粉砕）である。

×(2) 晶析とは、冷却または加熱により原料液の飽和溶解度を下げて液中の成分を析出させる手法で、砂糖や食塩の製造などで用いられる。粉ミルクの製造には、噴霧乾燥法（スプレードライ）が用いられる。圧力をかけて濾過する操作は、圧搾である。

×(3) 蒸留とは、液体を加熱などにより蒸発させ、気体として溶液から分離後、冷却し、再び液体として採取する操作をいう。

×(4) 乳化とは、油と水のような親和性のない液体を他方の液体中に分散させる手法で、マヨネーズやマーガリンの製造などで用いられる。

○(5) 濃縮とは、液体中の溶質濃度を高める操作をいい、ジャムやトマトピューレなどに用いられる。

正　解　(5)

要　点

食品の加工方法

物理的加工	加熱、冷蔵・冷凍、蒸留、乾燥、搗精、粉砕、混合、乳化、分離、沈澱、濃縮、抽出、吸着、晶析、剥皮など
化学的加工	酸化、還元、水素添加、エステル交換、加水分解、ゲル化など
生物的加工	酵素を利用した加工、微生物を利用した加工など

✓✓✓

63 食肉加工品に関する記述である。最も適当なのはどれか。1つ選べ。

(1) 原料肉に亜硝酸塩を添加すると、肉のミオグロビンがメトミオグロビンに変化する。

(2) 生ハムの製造では、水煮による加熱殺菌処理を行わない。

(3) ドライソーセージでは、水分含有率が55％以下となっている。

(4) ウインナーソーセージの製造では、豚腸がケーシングとして用いられる。

(5) コンビーフは、塩漬けした牛肉と豚肉を合わせたものを原料とする。

3

正解へのアプローチ

生ハムは塩漬けした豚のもも肉を長期熟成して製造したもので、加熱処理工程を入れずに長期間の乾燥によって水分活性を下げることで、製品の保存性を高めている。生ハムは食品衛生法では「非加熱食肉製品」に分類され、成分規格（製品に含まれる菌種と菌体数）と保存基準（10℃以下。ただし、肉塊のみを原料食肉とする場合以外で、pHが4.6未満またはpHが5.1未満かつ水分活性0.93未満のものを除く）が定められている。

選択肢考察

×(1) 亜硝酸塩由来の一酸化窒素がミオグロビンに結合し、ニトロソミオグロビンに変化する。

○(2) 生ハムは、原料肉を燻煙後、水煮による加熱殺菌処理をせずにそのまま乾燥する。種類によっては燻煙も行わず、乾燥のみで製品とするものもある。

×(3) ソーセージの日本農林規格において、ドライソーセージの水分含有率は35％以下と定められている。

×(4) ウインナーソーセージでは、ケーシングとして羊腸が用いられる。

×(5) コンビーフは、塩漬けした牛肉だけを原料とする。牛肉に豚肉などの他の肉を混ぜたものはコンミートと呼ばれる。

正解 (2)

要点

ソーセージの分類

ボロニアソーセージ	ソーセージのうち、牛腸を使用したもの。または製品の太さが35mm以上のもの。
フランクフルトソーセージ	ソーセージのうち、豚腸を使用したもの。または製品の太さが20mm以上35mm未満のもの。
ウインナーソーセージ	ソーセージのうち、羊腸を使用したもの。または製品の太さが20mm未満のもの。

64 食品の保存に関する記述である。最も適当なのはどれか。1つ選べ。
(1) 一般的なカビの生育に必要な水分活性の最低値は、細菌よりも高い。
(2) 食品を乾燥させると、微生物が増殖しやすくなる。
(3) 食品の急速凍結では、食品組織の破壊が起こりにくくなる。
(4) 紫外線照射では、食品の内部まで殺菌される。
(5) MA (Modified Atmosphere) 包装では、包装内の酸素濃度を上昇させる。

正解へのアプローチ

食品の保存は、微生物の繁殖を抑制し品質を保持することが主な目的で、乾燥、塩蔵、糖蔵などによる水分活性低下・浸透圧上昇、冷蔵・冷凍、加熱殺菌、pH低下などの方法がある。また酸化防止を目的としたガス置換や脱酸素剤の利用、真空包装なども行われている。

選択肢考察

×(1) 一般的なカビの生育に必要な水分活性の最低値は、細菌よりも低い。
×(2) 食品を乾燥させると、自由水が失われるために微生物の増殖が抑制される。
○(3) 食品の急速凍結は、緩慢凍結に比べて食品組織の破壊が起こりにくい。
×(4) 紫外線照射では、食品の外部のみ殺菌される。
×(5) MA包装は、青果物をポリエチレンなどで密封することで水分の蒸散が抑制され、さらに青果物自身の呼吸作用により、包装内の空気組成が低酸素、高二酸化炭素状態となる。

正 解 (3)

要 点

急速凍結と緩慢凍結

急速凍結	食品の品温が低下する過程で最大氷結晶生成温度帯（通常の場合－1℃～－5℃の間）を短時間のうちに通過するような方法で凍結
緩慢凍結	比較的高い温度でゆっくりと凍結すると、最大氷結晶生成温度帯を通過するのに長い時間が必要となる凍結方法

65 容器包装素材に関する記述である。最も適当なのはどれか。1つ選べ。

(1) ポリエチレンは、青果物の包装に適している。
(2) ポリ塩化ビニルは、ポリ塩化ビニリデンよりも気体透過性が低い。
(3) ポリスチレンは、耐熱性に優れる。
(4) ポリカーボネートは、耐寒性が低い。
(5) オブラートは、セルロースを原料として製造される。

3

正解へのアプローチ

プラスチック素材には、プラスチックに共通した特性とそれぞれのプラスチックに特有の特性がある（要点 参照）。

選択肢考察

○(1) ポリエチレンは気体透過性が高く、青果物を包装するとMA包装の状態が形成されるため、保存性が高まる。
×(2) ポリ塩化ビニルとポリ塩化ビニリデンは、ラップフィルムの素材として用いられるが、ポリ塩化ビニルのほうが気体透過性が高い。
×(3) ポリスチレンは耐熱性が低く、ポリスチレン製の容器に食品を入れて電子レンジ加熱などを行うと容易に容器が変形したり、穴が開くなどの現象が起こる。
×(4) ポリカーボネートは耐熱性や耐寒性に優れるため、高温のまま充填包装する食品や冷凍食品の容器として利用されている。
×(5) オブラートの原料になるのは、でんぷんである。そのため、包装した食品と共に食すことができる。セルロースを原料とする包装材は、セロハンである。

正解 (1)

要点

代表的なプラスチックの特性

プラスチック名		気体遮断性	耐熱性	耐寒性	透明性	ヒートシール性	保香性
ポリエチレン	低密度	×	×	○	○	◎	×
	高密度	×	○	○	×	◎	×
ポリプロピレン		×	○	○	◎	×	×
ポリスチレン		×	△	○	◎	×	×
ポリ塩化ビニル		○	△	×	◎	○	○
ポリ塩化ビニリデン		◎	◎	○	○	○	◎
ポリエチレンテレフタレート		○	◎	◎	◎	×	◎
ナイロン		○	◎	◎	◎	×	○
ポリカーボネート		×	◎	◎	○	×	◎

◎優れている　○良好である　△やや劣る　×劣る

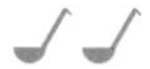

66 鶏卵の調理特性に関する記述である。最も適当なのはどれか。1つ選べ。

(1) 卵白の起泡性には、オボムチンが関与する。
(2) 卵白泡は、食塩を加えると安定性が高くなる。
(3) 凝固開始温度は、卵白のほうが卵黄より高い。
(4) 完全凝固温度は、卵白のほうが卵黄より高い。
(5) 卵白の乳化力は、卵黄に比べて高い。

正解へのアプローチ

卵の調理では、卵白の泡立てや卵液の凝固について問われるため、調理特性とともに、副材料の影響についても理解する必要がある。

卵液の凝固については、食塩、牛乳、食酢は熱凝固を促進し、砂糖は熱凝固を抑制する。

選択肢考察

×(1) 卵白の起泡性には、卵白たんぱく質のオボグロブリンが関与する。卵白たんぱく質のオボムチンは、気泡安定性に関与する。

×(2) 卵白泡（メレンゲ）には、砂糖を加えると泡の安定性が高くなり、離水も少ない。

×(3) 凝固開始温度は、卵白が約57℃、卵黄が約65℃であり、卵白のほうが卵黄より低い。

○(4) 完全凝固温度は、卵白が約80℃、卵黄が約70℃であり、卵白のほうが卵黄より高い。

×(5) 卵黄にはレシチン（ホスファチジルコリン）が含まれており、乳化力が高い。

正　解 (4)

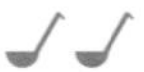

3

67 揚げ物に関する記述である。最も適当なのはどれか。1つ選べ。

(1) 揚げ油の温度は、揚げ物の種類にかかわらず180℃が適温である。
(2) 揚げ油は、一度に多量の材料を油に投入すると温度が下がりにくい。
(3) 揚げ物には、熱容量の大きい厚手の鍋が適している。
(4) 調理済みの冷凍食品は、解凍してから揚げる。
(5) 魚肉料理の揚げ物では、中心温度が50℃で1分間以上加熱されていることを確認する。

正解へのアプローチ

揚げる操作は、油の対流によって食品に熱を伝える調理法である。

素揚げ、唐揚げ、てんぷら、フライなどの種類があり、食材によって適温や加熱時間が異なる。食品の大きさ、形、投入量を考慮しながら火加減の調節をすることが重要である。

選択肢考察

×(1) 揚げ油の温度は、揚げ物の種類により異なる。フライや天ぷらは160～180℃が適温であるが、芋や南瓜のようなでんぷんが多い食品は、でんぷんのα化（糊化）に時間がかかるため低温で揚げる。
×(2) 揚げ物は、一度に多量の材料を油に入れると温度が下がるため、少量ずつ入れる。
○(3) 揚げ物には、熱容量の大きいフライパンやほうろう鍋、中華鍋が適している。
×(4) 調理済みの冷凍食品を、解凍してから揚げると型くずれや衣が外れることがあるため、一般に冷凍のまま揚げる。
×(5) 魚肉料理の揚げ物では、中心温度が75℃で1分間以上加熱されていることを確認する。

正　解　(3)

要　点

揚げ物の知識

天ぷら油（菜種油、コーン油、大豆油等）はその温度が発火点（約360～380℃）以上で、火種がなくても発火して燃焼する。

約5分：揚げ物に適した温度（160～200℃）に達する。

約10分：異臭とともに白煙が立ち始め、20～30分で発火点に達し火がつく。

油に一度使用した揚げかす等があるとそれが灯芯となり、200℃近くで発火することがあり、危険である。

4 基礎栄養学

栄養とは何かを問う分野である。健康保持・健康増進・疾病予防・治療における栄養の役割・エネルギー・栄養素の消化・吸収・代謝とその生理的意義を理解すること。

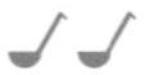

68 栄養学の歴史に関する記述である。正しいのはどれか。１つ選べ。

(1) ラボアジェ (Lavoisier) は、クエン酸が酸化されてオキサロ酢酸になる回路を発見した。

(2) ベルナール (Bernard) は、牛乳から糖質、脂質、たんぱく質を分離した。

(3) リービッヒ (Liebig) は、エネルギー換算係数を提唱した。

(4) ローズ (Rose) は、必須脂肪酸を実験的に証明し、その必要量を明らかにした。

(5) フンク (Funk) は、抗脚気因子をビタミンと命名した。

正解へのアプローチ

過去の国家試験に出題されたことのある人物は必ず押さえておくこと。また、人物によっては複数のテーマについて覚えておく必要がある。

選択肢考察

×(1) クエン酸が酸化されてオキサロ酢酸になる回路を発見したのはクレブス (Krebs) である。この回路は、クエン酸回路、TCA回路（トリカルボン酸回路）、クレブス回路とも呼ばれる。ラボアジェは、物質の燃焼が空気中の酸素による酸化であることを証明し、ヒトの呼吸も燃焼と同様に熱を発生することを発見した。

×(2) 食品から糖、油、卵白様物質の３つを分離し、糖質、脂質、たんぱく質の三大栄養素の概念を提唱したのはプラウト (Prout) である。ベルナールは、脂肪が脂肪酸とグリセリンに分解されることを発見し、リパーゼの発見に貢献した。

×(3) エネルギー換算係数に関しては、２名の人物を覚える。ルブナー（ルブネル）は、1g当たりの消費熱量を糖質4.1kcal、脂質9.3kcal、たんぱく質4.1kcalと定めた（1902年）。アトウォーター (Atwater) は、1g当たりの消費熱量を糖質4kcal、脂質9kcal、たんぱく質4kcalと定めた（アトウォーター係数、1903年）。リービッヒは、食品中の窒素はほとんどがたんぱく質由来であることを発見した。

×(4) 必須脂肪酸の解明に貢献したのはバー夫妻である。ローズは、不可欠（必須）アミノ酸としてのトレオニンを発見し、８種類の不可欠（必須）アミノ酸の必要量を確定した。

○(5) フンクは、米ぬかから抗脚気因子を抽出し、ビタミンと命名した。現在のビタミンB_1のことである（要 点 参照）。

正 解 (5)

要　点

ビタミンB_1の発見に貢献した人物

人物	年	事柄
高木兼寛	1884	航海中の食事改善により、脚気を予防できることをつきとめた。
エイクマン	1897 1929	白米飼育で脚気になったニワトリが、米ぬか摂取で回復することを確認した。 後にノーベル生理学・医学賞を受賞した。
鈴木梅太郎	1911	米ぬかから抗脚気成分であるオリザニンを発見した。
フンク	1912	米ぬかから抗脚気因子を抽出し、ビタミンと命名した。

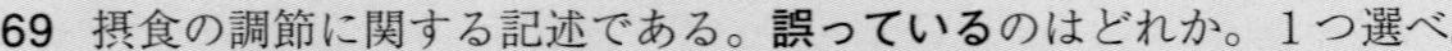

69 摂食の調節に関する記述である。**誤っている**のはどれか。１つ選べ。
(1) 摂食行動は、ホルモン分泌の影響を受ける。
(2) 摂食行動は、迷走神経刺激の影響を受ける。
(3) 摂食行動は、中脳において調節されている。
(4) 摂食行動は、レプチンの影響を受ける。
(5) 食欲は、動脈中と静脈中のグルコース濃度の差が大きいほど低下する。

正解へのアプローチ

摂食行動は、視床下部に存在する摂食中枢と満腹中枢で調節されている。摂食調節機構は、神経性情報を伝える神経回路機構と液性化学情報が関与する体液性調節機構により起こる。神経回路機構と体液性調節機構の２つの関わりを理解しておくこと。

選択肢考察

○(1) 摂食行動は、レプチンや甲状腺ホルモン、糖質コルチコイド（コルチゾール）などのホルモンの影響を受ける。
○(2) 胃に食物が入ると、迷走神経（副交感神経）が刺激され満腹中枢が刺激される。
×(3) 摂食行動を調節する満腹中枢や摂食中枢などの食欲中枢は、間脳の視床下部に存在する。
○(4) レプチンは脂肪細胞から分泌される。視床下部に作用して摂食を抑制するとともに、交感神経を亢進してエネルギー消費を高める。
○(5) 食後、門脈中のグルコース濃度が上昇し、動脈中と静脈中のグルコース濃度の差が大きくなる。この差が大きいと、満腹中枢が興奮し食欲が低下する。摂食中枢の興奮は血糖値の低下により起こる。

正　解 (3)

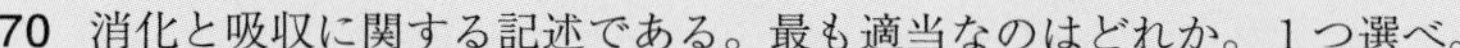

70 消化と吸収に関する記述である。最も適当なのはどれか。１つ選べ。

(1) でんぷんの消化は、胃から始まる。
(2) たんぱく質の消化は、口腔から始まる。
(3) オリゴペプチドは、小腸の吸収上皮細胞に能動輸送により取り込まれる。
(4) 腸内細菌が産生したビタミンは、吸収できない。
(5) カルシウムの吸収は、胃酸により抑制される。

正解へのアプローチ

栄養素と消化酵素、消化管の関係を理解すること。糖質は、単糖類でのみ吸収され、脂質は短鎖・中鎖脂肪酸は門脈経由で、長鎖脂肪酸やモノグリセリドは吸収上皮細胞内でカイロミクロン（キロミクロン）を形成し、リンパ管経由で鎖骨下静脈へ流入する。たんぱく質は、アミノ酸やオリゴペプチドとなり、小腸上皮細胞へ取り込まれ、すべてアミノ酸となった後、門脈経由で肝臓へ流入する。ただし、膜動輸送（サイトーシス）によるたんぱく質のままでの吸収も存在する。

選択肢考察

×(1) 口腔で分泌される唾液中には、でんぷんの消化酵素であるα-アミラーゼが含まれている。よって、でんぷんの消化は、口腔から始まる。

×(2) 唾液中には、たんぱく質の消化酵素は含まれない。胃酸により活性化されたペプシンが、胃内でたんぱく質を消化する。よって、たんぱく質の消化は、胃から始まる。

○(3) ジペプチドやトリペプチドなどのオリゴペプチドは、吸収上皮細胞の表面に存在するH^+/オリゴペプチド共輸送体により能動輸送されて取り込まれる。その後、上皮細胞内で酵素によりアミノ酸まで消化され、門脈へ吸収される。

×(4) 腸内細菌が産生したビタミン（B_2、B_6、B_{12}、葉酸、パントテン酸、ビオチン、K_2）は、主に結腸（大腸）から吸収される。

×(5) カルシウムは、胃酸によりイオン化され、水溶性が増加し、吸収が促進される。よって、胃切除や胃萎縮により胃酸分泌が減少すると、カルシウムの吸収が減少する。また、共存する食品中のシュウ酸やフィチン酸により吸収が阻害され、ビタミンDにより吸収が促進される。

正　解　(3)

71 膵臓の外分泌腺から分泌されるポリペプチドである。最も適当なのはどれか。1つ選べ。

(1) グレリン
(2) ソマトスタチン
(3) キモトリプシノーゲン
(4) セクレチン
(5) インスリン

正解へのアプローチ

ガストリン、セクレチン、コレシストキニンなどの消化管ホルモンは、内分泌腺で作られるホルモンで、血中に放出（内分泌）されるホルモンである（要点 参照）。一方、ペプシノーゲンやキモトリプシノーゲンなどは、外分泌腺で作られるポリペプチドで、消化管内に放出（外分泌）される消化酵素である。

選択肢考察

×(1) グレリンは、胃の内分泌細胞（X細胞）から内分泌される消化管ホルモンで、脳下垂体を刺激し、成長ホルモンの分泌を促進する。また視床下部にも作用し、摂食を亢進させる。

×(2) ソマトスタチンは、視床下部、膵ランゲルハンス島δ細胞（D細胞）、消化管の内分泌細胞（δ細胞）などから内分泌されるホルモンである。ガストリン、セクレチン、インスリン、グルカゴンなどの分泌を抑制し、消化吸収に対して抑制的に働く。

○(3) キモトリプシノーゲンは、膵臓の外分泌腺から分泌されるたんぱく質分解酵素で、消化管管腔内に分泌され、十二指腸粘膜のエンテロキナーゼやトリプシンによって活性型のキモトリプシンとなる。

×(4) セクレチンは、十二指腸のS細胞から分泌される消化管ホルモンで、膵臓からHCO_3^-の分泌促進やガストリンの分泌抑制作用がある。

×(5) インスリンは、膵臓のランゲルハンス島β細胞で合成されるが、内分泌腺から血液中に分泌される内分泌ホルモンである。

正　解　(3)

要 点

主な消化管ホルモン

<table>
<tr><th colspan="2">ホルモン</th><th>分泌細胞</th><th>局 在</th><th>主な作用</th></tr>
<tr><td colspan="2">ガストリン</td><td>G細胞</td><td>胃幽門</td><td>胃酸分泌</td></tr>
<tr><td colspan="2">セクレチン</td><td>S細胞</td><td>十二指腸
空腸</td><td>膵液（重炭酸イオン；HCO_3^-）分泌促進、ガストリン分泌抑制、胃酸分泌抑制</td></tr>
<tr><td colspan="2">コレシストキニン（CCK）</td><td>I細胞</td><td>十二指腸
空腸</td><td>膵液（消化酵素）分泌促進、胆嚢収縮、胆汁排出、オッディ括約筋弛緩</td></tr>
<tr><td rowspan="2">インクレチン</td><td>GIP</td><td>K細胞</td><td>十二指腸
空腸</td><td>胃酸・ペプシノーゲン・ガストリン分泌抑制、インスリン分泌促進</td></tr>
<tr><td>GLP－1</td><td>L細胞</td><td>回腸</td><td>グルカゴン分泌抑制、インスリン分泌促進、胃内容物排泄遅延、中枢性食欲抑制</td></tr>
<tr><td colspan="2">グレリン</td><td>X細胞</td><td>胃体部
胃底腺</td><td>成長ホルモン分泌促進、インスリン分泌抑制、摂食亢進</td></tr>
</table>

- GIP：グルコース依存性インスリン分泌刺激ホルモン
- GLP－1：グルカゴン様ペプチド－1

72 糖質の代謝に関する記述である。最も適当なのはどれか。1つ選べ。

(1) 筋肉は、糖新生を行う。
(2) 赤血球で生成した乳酸は、糖新生の材料として利用されない。
(3) インスリンは、肝細胞のグルコース輸送体(GLUT 2)に作用する。
(4) グルカゴンは、肝臓グリコーゲンの分解を促進する。
(5) ウロン酸回路(グルクロン酸経路)は、リボース5-リン酸を生成する。

正解へのアプローチ

4

肝臓グリコーゲンは空腹時にグルコースとなり、肝臓から血液中に放出され、血糖値を上昇させる。肝臓グリコーゲンの分解を促進するホルモンとして、膵臓ランゲルハンス島α細胞から分泌されるグルカゴン、副腎髄質から分泌されるアドレナリン、脳下垂体前葉から分泌される成長ホルモン、甲状腺から分泌される甲状腺ホルモン(チロキシン、トリヨードチロニン)がある。

選択肢考察

×(1) 筋肉は糖新生を行わない。糖新生を行う場所は、肝臓と腎臓である。
×(2) 赤血球はミトコンドリアをもたないため、解糖系でエネルギー産生を行い乳酸が産生される。この乳酸は肝臓に運ばれ糖新生の材料として利用されグルコースに再合成され、再びエネルギー源として利用される(コリ回路)。
×(3) インスリンは、筋肉や脂肪細胞のグルコース輸送体(GLUT 4)に作用する。GLUT 4はインスリンの刺激がないときは細胞内の小胞体に格納されているが、インスリンの刺激により細胞膜上に出現し、グルコースを細胞内に取り入れる。肝細胞にはインスリン非依存的なグルコース取込み経路であるGLUT 2が存在し、取込み過程にはインスリンは直接関与しない。
○(4) グルカゴンは、空腹時に膵臓ランゲルハンス島α細胞から分泌され、肝臓中のグリコーゲンの分解を促進することで、血糖値を上昇させる。
×(5) ウロン酸回路(グルクロン酸経路)は、グルコース6-リン酸からグルコース1-リン酸を経て、UDP-グルクロン酸を生成する経路である。グルクロン酸は、薬物などと抱合して体外への排泄を促進する(解毒作用)。また、グルクロン酸はヒアルロン酸やコンドロイチンの構成成分でもある。リボース5-リン酸を生成するのは、ペントースリン酸回路である。

正 解 (4)

73 食物繊維と難消化性糖質に関する記述である。最も適当なのはどれか。1つ選べ。
(1) 水溶性食物繊維は、腸内細菌により分解され、グルコースとして吸収される。
(2) 不溶性食物繊維の過剰摂取は、ミネラルの吸収を促進する。
(3) 難消化性糖質は、食後のインスリン分泌を抑制する。
(4) 難消化性糖質は、グリセミック・インデックス値（GI値）を上昇させる。
(5) 難消化性糖質は、プロバイオティクスである。

4

正解へのアプローチ

難消化性糖質や食物繊維はヒトの消化酵素で分解されないため、他の栄養の消化吸収を遅らせる働きがある。そのため食後の血糖値の上昇を穏やかにし、その後のインスリン分泌も抑制する。このように、食後の血糖値の上昇が低い食品を低GI食品と呼び、逆にGI値が高い食品は、インスリン分泌が促進される。

選択肢考察

×(1) 食物繊維や難消化性糖質は、大腸で腸内細菌により発酵分解され、短鎖脂肪酸、炭酸ガス、水素ガス、メタンガスなどを生成する。短鎖脂肪酸は腸内細菌に利用されたり、ヒトの腸管粘膜から吸収され、エネルギー源として利用される。

×(2) 不溶性食物繊維は、ミネラルなどを吸着してしまうため過剰に摂取すると、鉄や亜鉛などの吸収を阻害してしまう。一方、腸内細菌により短鎖脂肪酸が生成されると腸内のpHが酸性に傾き、ミネラルがイオン化されやすく吸収が上昇する。

○(3) 正解へのアプローチ 参照。

×(4) グリセミック・インデックス値（GI値）とは、炭水化物が分解され、糖に変わるまでの早さを相対的に表す数値である。一般的にGI値の低い食品は、血糖値が急激に上がることの抑制効果が期待できる食品といわれ、逆にGI値の高い食品は、血糖値を急に上げる食品といわれている。食物繊維や難消化性糖質が多い食品は、食後血糖値の上昇が抑えられるため、低GI値を示す。

×(5) ビフィズス菌や乳酸菌などの有用菌増殖効果がある食品をプレバイオティクスといい、有用菌含有食品をプロバイオティクスという。また、両者を組み合わせたものをシンバイオティクスという。難消化性糖質は、腸内の有用菌がエネルギー源として利用でき、増殖効果を示すため、プレバイオティクスである。

正　解 (3)

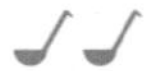

74 アミノ酸の代謝に関する記述である。最も適当なのはどれか。1つ選べ。

(1) 分枝アミノ酸は、肝臓に効率よく取り込まれて代謝される。
(2) 芳香族アミノ酸を代謝する組織は、主に筋肉である。
(3) グルタミン酸は、小腸に効率良く取り込まれて代謝される。
(4) ロイシンは、グルコースに転換される。
(5) フィッシャー比に用いる血漿分枝アミノ酸は、フェニルアラニンとチロシンである。

正解へのアプローチ

アミノ酸・たんぱく質の代謝には臓器差があることを理解する。小腸などの腸管粘膜組織ではグルタミン酸、グルタミンを多く利用する。肝臓は分枝アミノ酸アミノ基転移酵素がほとんど発現していないため、バリン、ロイシン、イソロイシンのアミノ基転移反応は進まない。

選択肢考察

×(1) 分枝アミノ酸であるバリン、ロイシン、イソロイシン（BCAA）は、筋肉において優先的に取り込まれて効率良く代謝される。肝臓では分枝アミノ酸を代謝する酵素の発現が少ないため、分枝アミノ酸は代謝されにくい。
×(2) 芳香族アミノ酸を代謝する組織は、主に肝臓である。
○(3) 小腸はグルタミン酸とグルタミンを最も多く代謝する。これらのアミノ酸は吸収された後、アラニンに変換されエネルギー源として利用される。
×(4) ロイシンはケト原性アミノ酸であるためグルコースには転換できない。よって糖新生の材料にはならない。
×(5) フィッシャー比は、血漿中の分枝アミノ酸（BCAA：バリン、ロイシン、イソロイシン）と芳香族アミノ酸（AAA：フェニルアラニン、チロシン）の濃度比率（モル比）であり、BCAA／AAAで表される。

正　解　(3)

要　点

アミノ酸代謝の臓器差

小腸	グルタミン、グルタミン酸を多く代謝する
肝臓	分枝アミノ酸（バリン、ロイシン、イソロイシン）は代謝できない 分枝アミノ酸以外のほとんどのアミノ酸は代謝できる
骨格筋	分枝アミノ酸（バリン、ロイシン、イソロイシン）、アラニン、アスパラギン酸、グルタミン酸を主に利用する

75 たんぱく質の栄養に関する記述である。**誤っている**のはどれか。１つ選べ。

(1) アミノ酸価は、最も多い不可欠アミノ酸のアミノ酸評点パターンとの比率で表される。

(2) 生物価は、たんぱく質の栄養価の生物学的判定法である。

(3) 窒素出納は、食事による窒素摂取量と糞便や尿、汗への窒素排泄量の差で表される。

(4) 高たんぱく質食では、アミノ酸の分解が促進される。

(5) 空腹時では、体たんぱく質の分解が促進される。

正解へのアプローチ

第一制限アミノ酸は、食品中のたんぱく質の各アミノ酸含有量とアミノ酸評点パターンとの比率が最も少ないアミノ酸を指し、この比率をアミノ酸価といい化学的評価法である。消化・吸収は考慮していない。100％に近いほど栄養価が高く、すべての不可欠アミノ酸が、アミノ酸評点パターン以上に含有している場合は、制限アミノ酸が存在せず、アミノ酸価（アミノ酸スコア）は100となる。

選択肢考察

×(1) アミノ酸価（アミノ酸スコア）は、ヒトのアミノ酸必要量を基準としたアミノ酸評点パターンを想定し、食品たんぱく質のアミノ酸組成を比較して得られた栄養価であり、最も少ない比率のアミノ酸を第一制限アミノ酸といい、その比率がアミノ酸価となる。

○(2) 生物価は、たんぱく質中のアミノ酸がヒトの必要とするものに近い場合、体内に保留される窒素量が多くなる。そのたんぱく質は栄養価が高いといえる。この原理を利用した生物学的判定法の１つである。生物価＝（体内保留窒素量／吸収窒素量）×100

○(3) 組織・細胞を構成するたんぱく質は、絶えず合成と分解を繰り返しており、ヒトの体内の窒素は多くがたんぱく質由来であることから、（摂取窒素量）－（体外への排泄窒素量）＝体内保留窒素量となる。この値を窒素出納といい、正ならばたんぱく質合成が促進され体内の保留窒素量が多いことを意味し、負になれば体たんぱく質の分解が促進され、保留窒素量が減少したことを意味する。

○(4) たんぱく質の摂取量が多くなると、吸収されるアミノ酸量が増加し、アミノ酸代謝プールが飽和状態となる。よって、減少させようと体たんぱく質の合成に再利用されるが、限度があるため、余剰のアミノ酸は分解される。これにより窒素は、アミノ酸のアミノ基からアンモニアとなり、肝臓で尿素に変換され、腎臓で尿中に排泄される。

○(5) 空腹時では、血糖値が低下しており、血中のグルコースを細胞内に取り込みにくくなっている。よって、貯蔵していた脂肪（トリグリセリドなど）を分解して利用したり、体たんぱく質を分解してアミノ酸を生成しエネルギー源として利用したり、血液を介して肝臓へ送り、肝臓でアミノ酸を糖新生によりグルコースに変換して血糖値を上昇させる。

正 解 (1)

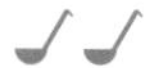

76 脂質の臓器間輸送に関する記述である。最も適当なのはどれか。１つ選べ。

(1) カイロミクロンの主なアポたんぱく質に、アポB－48がある。

(2) カイロミクロンは、肝臓で合成されたトリグリセリドを運搬する。

(3) VLDL中のトリグリセリドは、ホルモン感受性リパーゼによって分解される。

(4) LDLは、VLDLよりトリグリセリド含有率が高い。

(5) 血中の遊離脂肪酸は、トランスフェリンと結合して運搬される。

正解へのアプローチ

リポたんぱく質はその密度（比重）と粒子径によって４種類に分類される。密度が最も低いのはカイロミクロン、次いでVLDL、LDL、HDLの順に高くなる。一方、粒子径が最も大きいのはカイロミクロン、次いでVLDL、LDL、HDLの順に小さくなる。

選択肢考察

○(1) カイロミクロンは、食事由来のトリグリセリド、リン脂質、コレステロール、脂溶性ビタミンに加え、小腸上皮細胞にて合成されたアポたんぱく質からなる。主なアポたんぱく質としてB－48がある。

×(2) 肝臓では、トリグリセリドやコレステロールなどが合成されており、これらはVLDLとして血液中に放出される。

×(3) VLDLに含まれるトリグリセリドは、骨格筋、脂肪組織などの毛細血管をめぐる過程で、毛細血管の内側に存在するリポたんぱく質リパーゼによって加水分解され、グリセリンと脂肪酸となる。

×(4) LDLは、VLDLよりトリグリセリド含有率が低い（要 点 参照）。

×(5) 遊離脂肪酸は、血液中でアルブミンと結合して運搬される。

正 解 (1)

要 点

リポたんぱく質の種類と組成（重量%）

	組成比（重量%）				主な アポたんぱく質
	TG	リン脂質	Cho	たんぱく質	
カイロミクロン	83	7	8	2	B－48
VLDL	50	20	22	8	B－100
LDL	10	22	48	20	B－100
HDL	8	22	20	50	A－1、A－2

＊TG：トリグリセリド、Cho：コレステロール

77 水溶性ビタミンに関する記述である。最も適当なのはどれか。1つ選べ。

(1) 核酸の合成には、ビタミンB_1が関与している。

(2) アミノ基転移反応には、ビタミンB_2が関与している。

(3) 葉酸が不足すると、血中ホモシステイン値は低下する。

(4) ビオチンは、コエンザイムA (CoA) の構成成分である。

(5) ビタミンCが欠乏すると、出血傾向がみられる。

4

正解へのアプローチ

水溶性ビタミンの生体内での作用と欠乏による生体内への影響について理解することが重要である。ビタミンB群においては補酵素としての役割を整理することも重要である。

選択肢考察

×(1) 核酸の合成には、ビタミンB_{12}が関与している。

×(2) アミノ基転移酵素の補酵素として働くのは、ビタミンB_6の補酵素型（ピリドキサールリン酸）である。

×(3) 葉酸は、メチル基転移反応に関与している。DNAのメチル化にも必須であり、欠乏するとDNA合成を遅延することによる巨赤芽球貧血を生じる。また、ホモシステインからメチオニンを生成する反応に関与し、欠乏すると高ホモシステイン血症を生じる。

×(4) コエンザイムA（CoA）の構成成分は、パントテン酸である。ビオチンは、ピルビン酸カルボキシラーゼやアセチルCoAカルボキシラーゼの補酵素として炭素固定反応に関与する。

○(5) ビタミンCは、コラーゲン合成に必要なビタミンである。欠乏するとコラーゲン合成障害を生じ、血管壁が脆弱になり出血傾向がみられる。

正　解　(5)

要　点

水溶性ビタミンの欠乏症

種　類	主な欠乏症
ビタミンB_1	脚気、ウェルニッケ・コルサコフ症候群、乳酸アシドーシス
ビタミンB_2	発育不良、口内炎、口角炎、皮膚炎
ビタミンB_6	皮膚炎、貧血、口内炎、末梢神経炎
ナイアシン	ペラグラ（皮膚炎）
葉　酸	巨赤芽球性貧血、動脈硬化症、妊娠初期に欠乏すると胎児神経管閉鎖障害
ビタミンB_{12}	巨赤芽球性貧血（悪性貧血）、ハンター舌炎
ビタミンC	壊血病（コラーゲン合成障害）

78 脂溶性ビタミンに関する記述である。最も適当なのはどれか。1つ選べ。
(1) ビタミンAは、オステオカルシンの合成に関与している。
(2) β-カロテンの大量摂取は、ビタミンAの過剰症を誘発する。
(3) ビタミンDは、生体膜におけるフリーラジカルの生成を防止する。
(4) ビタミンEの過剰では、頭蓋内圧が亢進する。
(5) ビタミンKは、腸内細菌により合成される。

正解へのアプローチ

脂溶性ビタミンは、ビタミンA、ビタミンD、ビタミンE、ビタミンKの4種類である。脂溶性ビタミンは水溶性ビタミンに比べ、体内に貯蔵されやすいため過剰症を引き起こす場合がある。

4

選択肢考察

×(1) オステオカルシンの合成に関与しているのは、ビタミンKである。
×(2) β-カロテンは、小腸上皮細胞で2分子のレチノールに変換される。このβ-カロテンは、必要量に応じてレチノールに変換されるため、β-カロテンを過剰に摂取してもビタミンAの過剰摂取を誘発させることはないとされている。
×(3) 生体膜におけるフリーラジカルの生成を予防しているのは、ビタミンEである。
×(4) 頭蓋内圧が亢進するのは、ビタミンAの過剰摂取による。
○(5) 腸内細菌により合成されるビタミンは、ビタミンB_2、B_6、B_{12}、K_2、パントテン酸、葉酸、ビオチンである。

正　解　(5)

要　点

脂溶性ビタミンの欠乏症と過剰症

種　類	主な欠乏症	主な過剰症
ビタミンA	夜盲症、皮膚・粘膜の角化、眼球角膜結膜乾燥症	頭蓋内圧亢進、頭痛、異常胎児
ビタミンD	くる病（乳幼児）、骨軟化症（成人）	高Ca血症、腎結石
ビタミンE	未熟児の溶血性貧血	起こりにくい（出血傾向）
ビタミンK	血液凝固遅延、頭蓋内出血、新生児メレナ、骨粗鬆症	黄疸、高ビリルビン血症

79 ミネラルに関する記述である。最も適当なのはどれか。1つ選べ。

(1) 体内のリンは、約80%が核酸やATPの構成成分として細胞内に存在している。
(2) ヨウ素は、副甲状腺ホルモンの構成成分である。
(3) マグネシウムは、微量ミネラルに含まれる。
(4) 亜鉛の欠乏症では、皮膚炎がみられる。
(5) 発汗では、マンガンの喪失はない。

正解へのアプローチ

ミネラルについては、欠乏症や過剰症の他に、ミネラルを含む物質や輸送するたんぱく質の種類、体内での局在について問われることが多いため、これらの項目についてはまとめておくこと。

選択肢考察

×(1) リンは成人の体には約800g含まれ、その約85%はカルシウムやマグネシウムと結合しており、リン酸カルシウムやリン酸マグネシウムとして、骨や歯の構成成分となっている。残りは、約14%が核酸やATPなどの構成要素として筋肉などの軟組織や細胞膜に存在し、残りの約1%が細胞外液に存在している。

×(2) ヨウ素は、甲状腺ホルモンの構成成分である。甲状腺ホルモンにはトリヨードチロニン（T_3）やチロキシン（T_4）があり、体内のヨウ素の約70～80%が甲状腺に存在している。副甲状腺ホルモンにはパラトルモン（PTH）がある。

×(3) 食事摂取基準の分類において多量ミネラルは、ナトリウム、カリウム、カルシウム、マグネシウム、リンの5つが挙げられている。

○(4) 亜鉛の欠乏症としては、味覚障害が有名ではあるが、そのほかに皮膚症状もみられる。

×(5) 発汗では、水分の他に、ナトリウムやカリウムなどの多量ミネラルやクロムやモリブデン、マンガンといった微量ミネラルも失われる。

正 解 (4)

要　点

主なミネラル（無機質）の欠乏症と過剰症

	元素名	欠乏症	過剰症
多量ミネラル	カルシウム	くる病、骨軟化症、骨粗鬆症	ミルクアルカリ症候群、結石
	リン	くる病、骨軟化症	腎機能低下、副甲状腺機能亢進
	カリウム	不整脈、無筋力症	心機能低下
	ナトリウム	食欲不振、血圧低下	血圧上昇、腎障害
微量ミネラル	鉄	鉄欠乏性貧血	ヘモクロマトーシス（鉄沈着症）
	銅	貧血、メンケス病	溶血性黄疸
	亜鉛	味覚障害、皮膚炎	腎障害
	ヨウ素	甲状腺腫	甲状腺腫
	セレン	克山病	脱毛、爪の脱落
	マンガン	脂質代謝異常	神経症
	コバルト	悪性貧血	—
	クロム	耐糖能異常	鼻中隔穿孔
	モリブデン	—	銅の欠乏

80 水・電解質の代謝に関する記述である。最も適当なのはどれか。1つ選べ。
(1) バソプレシンは、集合管での水分の再吸収を抑制する。
(2) 浮腫は、細胞間質液量の低下によって生じる。
(3) 水分摂取量が減少すると、不可避尿量は減少する。
(4) 不感蒸泄によって失われる水分量は、外界温度の影響を受ける。
(5) 同じ重量の糖質と脂質から生成される代謝水の量は、変わらない。

正解へのアプローチ

1日の水の出納量は平衡が保たれている。それぞれどのように平衡が保たれているかを整理し、理解しておくこと。

選択肢考察

×(1) バソプレシンは、抗利尿ホルモンであり、集合管からの水の再吸収を促進し、尿量を減少させる。

×(2) 浮腫は、細胞外液のうち、組織間液が過剰に増加した状態のことをいう。原因には、低アルブミン血症による膠質浸透圧の低下、血管透過性の亢進などがある。

×(3) 不可避尿量は、生体内で産生された代謝産物を溶解して尿として排泄するために必要な水分量である。水分摂取量に影響を受けることはなく、1日約500mLである。

○(4) 不感蒸泄は皮膚や呼気から排泄される水分であり、意識せず絶えず蒸発して失われる水のことである。皮膚からは1日約500mL、呼気からは1日約300mLであり、外気温が上がると、不感蒸泄は増える。

×(5) 糖質1gから生成される代謝水は0.55gであるのに対して、脂質1gからは1.07g、たんぱく質1gからは0.43gである。

正解 (4)

要点

1日の水分出納（成人）

入（摂取）		出（排泄）	
飲料水	800～1,300	尿	1,000～1,500 （うち不可避尿　500）
食物中の水	1,000	不感蒸泄	900
代謝水	300	糞便、その他	100
計	2,000～2,500	計	2,000～2,500

（mL／日）

81 エネルギー代謝に関する記述である。最も適当なのはどれか。1つ選べ。

(1) 脂質の呼吸商は、糖質の呼吸商より大きい。

(2) 脂肪の燃焼では、酸素消費量と二酸化炭素産出量のモル数は等しい。

(3) 体重あたりの基礎代謝量は、除脂肪体重に反比例する。

(4) 食事誘発性熱産生（DIT）は、三大栄養素のうち脂質が最も大きい。

(5) 二重標識水法では、酸素と水素の安定同位元素の減少速度を利用してエネルギー消費量を求める。

正解へのアプローチ

基礎代謝量とは、呼吸、心臓の働き、体温維持などの生命活動を維持するために消費される必要最低限のエネルギー量のことであり、性別、年齢、体表面積、体脂肪率などで変動する。基礎代謝量の測定には、直接法、間接法がある。

選択肢考察

×(1) 呼吸商は、二酸化炭素消費量を酸素消費量で除した値である。体内でのエネルギー基質の推定に用いられる。糖質のみがエネルギー基質として利用されている場合の呼吸商は1.0、脂質の場合は0.7、たんぱく質の場合は0.8である。

×(2) 脂肪酸がすべてステアリン酸の場合、トリグリセリド1分子を燃焼すると、81.5分子の酸素を消費し、57分子の二酸化炭素が産出される。よって脂肪燃焼では酸素消費量と二酸化炭素産出量は異なり、呼吸商は（57÷81.5=）約0.7となる。糖質（グルコース）の燃焼で、酸素消費量と二酸化炭素産出量が等しくなる。

×(3) 体重あたりの基礎代謝量（基礎代謝基準値）は、除脂肪体重に比例する。除脂肪体重が少ないと、体脂肪量が多くなり、基礎代謝量も減少する。

×(4) 食事誘発性熱産生（DIT）は、三大栄養素のうち、脂質や糖質よりも、たんぱく質で最も大きい。たんぱく質摂取後は、体温が上昇する。

○(5) 二重標識水法とは、酸素と水素の安定同位体元素（^{18}Oと^{2}H）で二重に標識された水（$^{2}H_2{}^{18}O$）を経口投与し、一定期間内に体外へ排出された水と二酸化炭素を測定し、代謝速度の違いにより、間接的にエネルギー消費量を求める方法である。

正 解 (5)

5 応用栄養学

身体状況や栄養状態に応じた栄養管理、リスク管理の知識を問う分野である。妊娠・成長・発達・加齢の各時期の特徴について確実に理解し、それぞれの時期に、なにが最善の栄養管理かを食事摂取基準と併せて理解することが学習のポイントになる。

82 栄養ケア・マネジメントに関する記述である。**誤っている**のはどれか。1つ選べ。

(1) スクリーニングは、侵襲性の低いものが適している。
(2) 栄養アセスメントは、主観的情報と客観的情報の両者に基づいて行う。
(3) 栄養ケア計画の目標設定には、優先順位をつけない。
(4) モニタリングは、中間的な評価である。
(5) 最終目標は、栄養状態や健康状態を改善し、QOLを向上させることである。

正解へのアプローチ

栄養ケア・マネジメントは、個々人に最適な栄養ケアを実施し、効率的に行うシステムをいう。栄養スクリーニング→栄養アセスメント→栄養ケアプラン→実施→モニタリング→評価の一連の流れで行われる。栄養ケア・マネジメントの過程とそれぞれの内容について理解しておくこと（要 点 参照）。

選択肢考察

○(1) 侵襲性とは、身体に及ぼす物理的負担や影響のことであり、スクリーニングは、大人数を対象に行うため、信頼性が高く簡便で費用が安くかつ対象者への侵襲性の低い検査が適している。

○(2) 栄養アセスメントは、問診・観察などの主観的情報と、身体計測、生理・生化学検査などの客観的情報の両方に基づいて行う。

×(3) 栄養ケア計画の目標設定では、問題点について、問題の大きさと実現の可能性の両方から検討を行い、優先的に解決すべき問題の順序を設定することが必要である。

○(4) モニタリングは、計画の実施上の問題（対象者の非同意・非協力、栄養補給法の適正、協力者の問題など）がなかったかを評価・判定する過程であり、中間評価にあたる。

○(5) 栄養ケア・マネジメントの最終目標は、対象者の栄養状態、健康状態を改善して、QOL（quality of life；生活の質、人生の質）を向上させることにある。

正 解 (3)

要　点

栄養ケア・マネジメントの過程

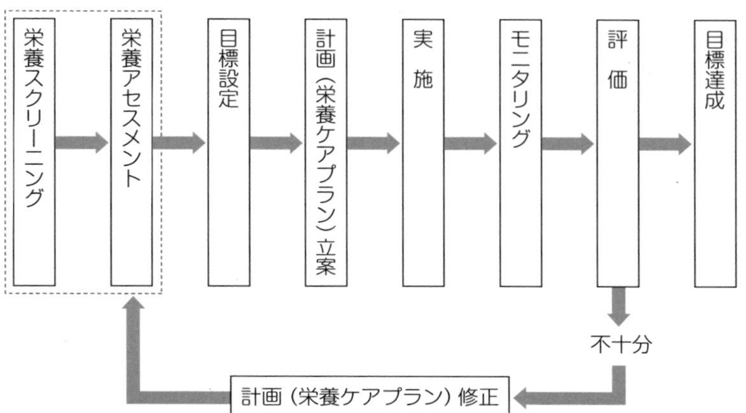

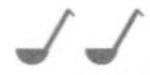

83　静的栄養アセスメントの指標である。**誤っている**のはどれか。1つ選べ。

(1)　体脂肪率
(2)　血清アルブミン
(3)　血清ヘモグロビンA1c値
(4)　フィッシャー比
(5)　ウエスト/ヒップ比

5

正解へのアプローチ

静的栄養アセスメントは短期間で変化が出現しにくい指標で、その指標として総たんぱく、アルブミン、コレステロールなどがある。一方、動的栄養アセスメントは経時的に変化する指標で、その指標として急速代謝回転たんぱく質（ラピッドターンオーバープロテイン；RTP）があり、トランスサイレチン、トランスフェリン、レチノール結合たんぱく質が該当する。

選択肢考察

○(1)　体脂肪率は、静的栄養アセスメントの指標である。
○(2)　血清アルブミンは、静的栄養アセスメントの指標である。約14～21日間のたんぱく質栄養状態を反映する。
○(3)　血清ヘモグロビンA1c値は、静的栄養アセスメントの指標である。測定日前1～2か月の平均血糖値を反映する。
×(4)　フィッシャー比（分枝アミノ酸（BCAA）/芳香族アミノ酸（AAA））は、手術の動態をみるための指標であり、動的アセスメントの指標である。
○(5)　ウエスト/ヒップ比は、静的栄養アセスメントの指標である。

正　解　(4)

要 点

静的栄養アセスメント指標と動的栄養アセスメント指標

<table>
<tr><td rowspan="3">静的栄養アセスメント指標</td><td>身体計測</td><td>①身長、体重、BMI、体重変化率
②皮下脂肪厚：上腕三頭筋皮下脂肪厚（TSF）
③筋：上腕筋囲（AMC）、上腕筋面積（AMA）
④腹囲、ウエスト/ヒップ比
⑤体脂肪率
⑥骨密度</td></tr>
<tr><td>血液生化学検査</td><td>①血清総たんぱく、アルブミン、コレステロール、コリンエステラーゼ
②血中ヘモグロビン値
③クレアチニン身長係数、尿中クレアチニン値
④末梢血総リンパ球数
⑤血清ヘモグロビンＡ１c値
⑥血中ビタミン濃度</td></tr>
<tr><td>皮内反応</td><td>遅延型皮膚過敏反応</td></tr>
<tr><td rowspan="2">動的栄養アセスメント指標</td><td>血液生化学検査</td><td>①急速代謝回転たんぱく質（RTP）
レチノール結合たんぱく質、トランスサイレチン（プレアルブミン）、トランスフェリン
②たんぱく質代謝動態
窒素平衡、尿中３-メチルヒスチジン
③アミノ酸代謝動態
フィッシャー比、アミノグラム</td></tr>
<tr><td>間接熱量測定</td><td>①安静時エネルギー消費量（REE）
②呼吸商
③糖利用率</td></tr>
</table>

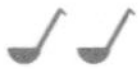

84 日本人の食事摂取基準（2020年版）の策定に関する記述である。正しいのはどれか。1つ選べ。

(1) 目標とするBMIの範囲は、男女別に設定されている。
(2) 65歳以上におけるBMIは、フレイルの予防に配慮して設定されている。
(3) エネルギー産生栄養素バランスは、0歳から設定されている。
(4) 成人のナトリウム（食塩相当量）の目標量（DG）は、男女とも8.0g/日未満である。
(5) 脂質異常症の重症化予防を目的としたコレステロールの摂取量は、400mg/日未満としている。

5

正解へのアプローチ

食事摂取基準の策定の基本的事項は、食事摂取基準を活用するうえでも重要な事項であるため、その意義や理由について十分理解しておくこと。

「日本人の食事摂取基準（2020年版）」の「日本人の食事摂取基準（2015年版）」からの変更点については、確認が必要である。

選択肢考察

×(1) エネルギー摂取量と消費量のバランス（エネルギー収支バランス）の維持の指標として、体重と身長から算出するBMIが採用されている。男女別に策定されていなく、年齢別（18～49歳、50～64歳、65～74歳、75歳以上）での区分で目標とするBMIが策定されている。

○(2) 65歳以上では、総死亡率が最も低かったBMIと実態との乖離が見られるため、フレイルの予防及び生活習慣病の予防の両者に配慮する必要があることも踏まえ、当面目標とするBMIの範囲を21.5～24.9 kg/m^2と設定された。

×(3) エネルギー産生栄養素バランスは、乳児については母乳における栄養素の構成比をもって、好ましいエネルギー産生栄養素バランスと考えるものとし、1歳以上について設定されている。

×(4) 成人（18歳以上）のナトリウム（食塩相当量）については、高血圧及びCKDの重症化予防でない場合は、男性7.5g/日未満、女性6.5g/日未満としている。

×(5) コレステロールについて、脂質異常症の重症化予防を目的とした量として、200mg/日未満に留めることが望ましいとしている。

正　解　(2)

要　点

日本人の食事摂取基準（2020年版）において目標とするBMIの範囲（18歳以上）（男女共用）

年齢（歳）	目標とするBMI（kg／m²）
18～49	18.5～24.9
50～64	20.0～24.9
65～74	21.5～24.9
75以上	21.5～24.9

①観察疫学研究において報告された総死亡率が最も低かったBMIを基に、疾患別の発症率とBMIとの関連、死因とBMIとの関連、喫煙や疾患の合併によるBMIや死亡リスクへの影響、日本人のBMIの実態に配慮し、総合的に判断目標とする範囲を設定した。

②高齢者では、フレイルの予防及び生活習慣病の予防の両者に配慮する必要があることも踏まえ、当面目標とするBMIの範囲を21.5～24.9とした。

5

「日本人の食事摂取基準（2020年版）」の主な改定のポイント

○活力ある健康長寿社会の実現に向けて

- きめ細かな栄養施策を推進する観点から、50歳以上について、より細かな年齢区分による摂取基準を設定。
- 高齢者のフレイル予防の観点から、総エネルギー量に占めるべきたんぱく質由来エネルギー量の割合（%エネルギー）について、65歳以上の目標量の下限を13%エネルギーから15%エネルギーに引き上げ。
- 若いうちからの生活習慣病予防を推進するため、以下の対応を実施。
  - 飽和脂肪酸、カリウムについて、小児の目標量を新たに設定。
  - ナトリウム（食塩相当量）について、成人の目標量を0.5g／日引き下げるとともに、高血圧及び慢性腎臓病（CKD）の重症化予防を目的とした量として、新たに6g／日未満と設定。
  - コレステロールについて、脂質異常症の重症化予防を目的とした量として、新たに200mg／日未満に留めることが望ましいことを記載。

○EBPM（Evidence Based Policy Making：根拠に基づく政策立案）の更なる推進に向けて

- 食事摂取基準を利用する専門職等の理解の一助となるよう、目標量のエビデンスレベルを対象栄養素ごとに新たに設定。

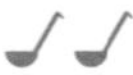

85 日本人の食事摂取基準（2020年版）において目標量（DG）が策定されている栄養素である。**誤っている**のはどれか。１つ選べ。

(1) 炭水化物
(2) 食物繊維
(3) n－3系脂肪酸
(4) 飽和脂肪酸
(5) カリウム

正解へのアプローチ

目標量（DG）は、生活習慣病予防を目的に算定されている。目標量が算定されているのは、炭水化物、たんぱく質、脂質、飽和脂肪酸、食物繊維、エネルギー産出栄養素バランス、ナトリウム、カリウムである（要点 参照）。

5

選択肢考察

○(1) たんぱく質、脂質、炭水化物（アルコール含む）は、総エネルギー摂取量に占めるべき割合として設定されている。

○(2) 食物繊維は、摂取量不足が生活習慣病の発症率又は死亡率に関連していることから、3歳以上で目標量（下限のみ）を設定している。

×(3) 必須脂肪酸であるn－6系脂肪酸及びn－3系脂肪酸については、目安量を絶対量（g/日）で算定している。

○(4) 飽和脂肪酸は、高LDLコレステロール血症の主な危険因子の一つであり、循環器疾患（冠動脈疾患を含む）の危険因子でもあることから、生活習慣病の発症予防の観点から3歳以上で目標量（上限のみ）を設定している。

○(5) カリウムについては、WHOが提案する高血圧予防のための望ましい摂取量と、日本人の摂取量に基づき、3歳以上で目標量（下限）を設定している。

正　解　(3)

基準を策定した栄養素と指標[1]（1 歳以上）（「日本人の食事摂取基準（2020 年版）」より抜粋）

栄養素			推定平均必要量 (EAR)	推奨量 (RDA)	目安量 (AI)	耐容上限量 (UL)	目標量 (DG)
たんぱく質[2]			○$_b$	○$_b$	—	—	○[3]
脂質		脂質	—	—	—	—	○[3]
		飽和脂肪酸[4]	—	—	—	—	○[3]
		n−6 系脂肪酸	—	—	○	—	—
		n−3 系脂肪酸	—	—	○	—	—
		コレステロール[5]	—	—	—	—	—
炭水化物		炭水化物	—	—	—	—	○[3]
		食物繊維	—	—	—	—	○
		糖類	—	—	—	—	—
主要栄養素バランス[2]			—	—	—	—	○[3]
ビタミン	脂溶性	ビタミンA	○$_a$	○$_a$	—	○	—
		ビタミンD[2]	—	—	○	○	—
		ビタミンE	—	—	○	○	—
		ビタミンK	—	—	○	—	—
	水溶性	ビタミンB_1	○$_c$	○$_c$	—	—	—
		ビタミンB_2	○$_c$	○$_c$	—	—	—
		ナイアシン	○$_a$	○$_a$	—	○	—
		ビタミンB_6	○$_b$	○$_b$	—	○	—
		ビタミンB_{12}	○$_a$	○$_a$	—	—	—
		葉酸	○$_a$	○$_a$	—	○[7]	—
		パントテン酸	—	—	○	—	—
		ビオチン	—	—	○	—	—
		ビタミンC	○$_x$	○$_x$	—	—	—
ミネラル	多量	ナトリウム[6]	○$_a$	—	—	—	○
		カリウム	—	—	○	—	○
		カルシウム	○$_b$	○$_b$	—	○	—
		マグネシウム	○$_b$	○$_b$	—	○[7]	—
		リン	—	—	○	○	—
	微量	鉄	○$_x$	○$_x$	—	○	—
		亜鉛	○$_b$	○$_b$	—	○	—
		銅	○$_b$	○$_b$	—	○	—
		マンガン	—	—	○	○	—
		ヨウ素	○$_a$	○$_a$	—	○	—
		セレン	○$_a$	○$_a$	—	○	—
		クロム	—	—	○	○	—
		モリブデン	○$_b$	○$_b$	—	○	—

[1] 一部の年齢区分についてだけ設定した場合も含む。
[2] フレイル予防を図る上での留意事項を表の脚注として記載。
[3] 総エネルギー摂取量に占めるべき割合（%エネルギー）。
[4] 脂質異常症の重症化予防を目的としたコレステロールの量と、トランス脂肪酸の摂取に関する参考情報を表の脚注として記載。
[5] 脂質異常症の重症化予防を目的とした量を飽和脂肪酸の表の脚注に記載。
[6] 高血圧及び慢性腎臓病（CKD）の重症化予防を目的とした量を表の脚注として記載。
[7] 通常の食品以外の食品からの摂取について定めた。
[a] 集団内の半数の者に不足又は欠乏の症状が現れ得る摂取量をもって推定平均必要量とした栄養素。
[b] 集団内の半数の者で体内量が維持される摂取量をもって推定平均必要量とした栄養素。
[c] 集団内の半数の者で体内量が飽和している摂取量をもって推定平均必要量とした栄養素。
[x] 上記以外の方法で推定平均必要量が定められた栄養素。

86 成長・発達・加齢に関する記述である。**誤っている**のはどれか。1つ選べ。

(1) 乳歯は、2歳半頃までに生えそろう。
(2) 新生児のラクターゼ活性は、成人よりも低い。
(3) 1～2歳の基礎代謝基準値は、3～5歳より高い。
(4) 加齢により塩味の味覚閾値は、上昇する。
(5) 加齢により糸球体濾過量は、減少する。

正解へのアプローチ

新生児、乳児期、成長期の成長、発達だけでなく、成人期から高齢期にかけての加齢に伴う身体変化についてまとめておく必要がある。

選択肢考察

○(1) 乳歯は生後6～7か月頃より生え始め、2歳半頃までに20本の乳歯が生えそろう。
×(2) ラクターゼ活性は、新生児期に最も活性が高い（要点 参照）。
○(3) 基礎代謝基準値は、1～2歳が最大である。なお、基礎代謝基準値とは体重1kg当たりの基礎代謝量をいう。
○(4) 加齢に伴う味覚閾値の変化では、塩味の閾値上昇が著しい。
○(5) 加齢に伴い糸球体数が減少するため、糸球体濾過量も減少する。

正解 (2)

要点

新生児期の栄養素の消化

- 糖質の消化

  新生児期は膵臓の未熟性により膵アミラーゼ活性が低く、多糖類（でんぷん、デキストリン）は分解されにくい。一方、小腸刷子縁膜に存在するラクターゼ活性は高く、この時期に最も活性が高いため、摂取する糖質源は乳糖が好ましい。

- たんぱく質の消化

  新生児期は胃液の酸度が低いため、胃ペプシン活性が低い。このため、カゼイン含量の多い牛乳は胃内でカードを形成し、消化性が低い。一方、母乳のたんぱく質含有量は牛乳よりも少なく、またカゼインが少なく、消化のよい乳清たんぱく質が多い。

- 脂質の消化

  新生児期は膵臓の未熟性により膵リパーゼ活性が低く、胆汁酸プールが小さいため、脂質の消化・吸収は十分でないと考えられるが、母乳は、約45%の脂質を含有しており、舌リパーゼと母乳中の胆汁酸塩促進性リパーゼが消化・吸収を補助している。

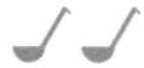

87 母乳（成熟乳）と牛乳の比較に関する記述である。最も適当なのはどれか。1つ選べ。

(1) エネルギーは、牛乳より母乳に多く含まれる。
(2) たんぱく質は、牛乳より母乳に多く含まれる。
(3) 脂質は、牛乳より母乳に多く含まれる。
(4) 多不価飽和脂肪酸は、母乳より牛乳に多く含まれる。
(5) 炭水化物は、牛乳より母乳に多く含まれる。

正解へのアプローチ

乳汁については、母乳と牛乳の比較、初乳と成熟乳の比較がよく出題されるため、違いをおさえておくこと。

5

選択肢考察

×(1) エネルギーは、母乳（成熟乳）と牛乳ではほぼ同じである。
×(2) たんぱく質の量は、牛乳3.3g、母乳（成熟乳）1.1gで牛乳のほうが多い。
×(3) 脂質の量は、母乳（成熟乳）と牛乳ではほぼ同じである。
×(4) 多価不飽和脂肪酸量は、牛乳0.12g、母乳（成熟乳）0.61gで、母乳のほうが多い。
○(5) 炭水化物は、牛乳4.8g、母乳（成熟乳）7.2gで、母乳のほうが多い。

正解 (5)

要点

母乳と牛乳の成分組成（100mL中）（「日本食品標準成分表2015年版（7訂）」より抜粋）

	エネルギー (kcal)	たんぱく質 (g)	脂質 (g)	脂肪酸 飽和 (g)	脂肪酸 一価不飽和 (g)	脂肪酸 多価不飽和 (g)	炭水化物 (g)	灰分 (g)	カルシウム (mg)	鉄 (mg)	ナトリウム (mg)	カリウム (mg)
母乳（成熟乳）	65	1.1	3.5	1.32	1.52	0.61	7.2	0.2	27	0.04	15	48
牛乳（普通牛乳）	67	3.3	3.8	2.33	0.87	0.12	4.8	0.7	110	0.02	41	150

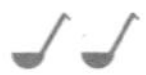

88 妊娠期の栄養管理に関する記述である。最も適当なのはどれか。１つ選べ。

(1) エネルギー付加量は、妊娠による総消費エネルギーの変化量と同様である。
(2) 妊婦の体たんぱく質蓄積量は、体マグネシウム蓄積量を用いて算定できる。
(3) 脂質の目標量（DG）は、非妊娠時より多い。
(4) 胎児の成長に合わせ、カルシウムの付加量を増加する。
(5) 鉄の付加量には、臍帯、胎盤への鉄貯蔵の分が加味されている。

正解へのアプローチ

妊娠中に適切な栄養状態を維持して正常な分娩を行う必要がある。妊婦の体蓄積量と胎児の発育に伴う蓄積量に合わせて妊婦の付加量が設定されている。それぞれの付加量の算出方法について理解しておくこと。

5

選択肢考察

×(1) 妊婦のエネルギー付加量は、妊娠による総消費エネルギーの変化量とエネルギー蓄積量の和として求められる。
×(2) 妊娠期の体たんぱく質蓄積量は、体カリウム蓄積量を用いて間接的に算定できる。たんぱく質蓄積量（g/日）＝体カリウム増加量÷2.15×6.25としている。
×(3) 脂質と飽和脂肪酸の目標量については、非妊娠時の値と同じである。
×(4) 妊娠時には、腸管カルシウム吸収率が、非妊娠時に比べ著しく上昇するため、カルシウムの付加量は必要でないとされている。
○(5) 妊娠中に必要な鉄の付加量は、要因加算法により、基本的鉄損失量に加えて、①胎児成長に伴う鉄貯蔵、②臍帯・胎盤への鉄貯蔵、③循環血液増加に伴う赤血球増加による鉄需要の増加がある。

正解 (5)

要点

授乳婦の食事摂取基準（「日本人の食事摂取基準（2020年版）」より）

エネルギー			推定エネルギー必要量[1]			
エネルギー (kcal/日)			＋350			
栄養素			推定平均必要量[2]	推奨量[2]	目安量	目標量
たんぱく質		(g/日)	＋15	＋20	—	—
		(%エネルギー)	—	—	—	15～20[3]
脂質		脂質 (%エネルギー)	—	—	—	20～30[3]
		飽和脂肪酸 (%エネルギー)	—	—	—	7以下[3]
		n−6系脂肪酸 (g/日)	—	—	10	—
		n−3系脂肪酸 (g/日)	—	—	1.8	—
炭水化物		炭水化物 (%エネルギー)	—	—	—	50～65[3]
		食物繊維 (g/日)	—	—	—	18以上
ビタミン	脂溶性	ビタミンA (μgRAE/日)[4]	＋300	＋450	—	—
		ビタミンD (μg/日)	—	—	8.5	—
		ビタミンE (mg/日)[5]	—	—	7.0	—
		ビタミンK (μg/日)	—	—	150	—
	水溶性	ビタミンB_1 (mg/日)	＋0.2	＋0.2	—	—
		ビタミンB_2 (mg/日)	＋0.5	＋0.6	—	—
		ナイアシン (mgNE/日)	＋3	＋3	—	—
		ビタミンB_6 (mg/日)	＋0.3	＋0.3	—	—
		ビタミンB_{12} (μg/日)	＋0.7	＋0.8	—	—
		葉酸 (μg/日)	＋80	＋100	—	—
		パントテン酸 (mg/日)	—	—	6	—
		ビオチン (μg/日)	—	—	50	—
		ビタミンC (mg/日)	＋40	＋45	—	—
ミネラル	多量	ナトリウム (mg/日)	600	—	—	—
		(食塩相当量) (g/日)	1.5	—	—	6.5未満
		カリウム (mg/日)	—	—	2,200	2,600以上
		カルシウム (mg/日)	＋0	＋0	—	—
		マグネシウム (mg/日)	＋0	＋0	—	—
		リン (mg/日)	—	—	800	—
	微量	鉄 (mg/日)	＋2.0	＋2.5	—	—
		亜鉛 (mg/日)	＋3	＋4	—	—
		銅 (mg/日)	＋0.5	＋0.6	—	—
		マンガン (mg/日)	—	—	3.5	—
		ヨウ素 (μg/日)[6]	＋100	＋140	—	—
		セレン (μg/日)	＋15	＋20	—	—
		クロム (μg/日)	—	—	10	—
		モリブデン (μg/日)	＋3	＋3	—	—

[1] エネルギーの項の参考表に示した付加量である。
[2] ナトリウム（食塩相当量）を除き、付加量である。
[3] 範囲に関しては、おおむねの値を示したものであり、弾力的に運用すること。
[4] プロビタミンAカロテノイドを含む。
[5] α−トコフェロールについて算定した。α−トコフェロール以外のビタミンEは含んでいない。
[6] 妊婦及び授乳婦の耐容上限量は、2,000μg/日とした。

5

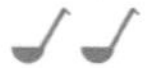

89 新生児期・乳児期の発達に関する記述である。最も適当なのはどれか。1つ選べ。

(1) 身長は、出生後1年間で約2倍に伸びる。
(2) 体重は、出生後1年間で約1.5倍となる。
(3) 出生直後は、胸囲の方が頭囲よりも大きい。
(4) 大泉門は、生後6か月頃に閉鎖する。
(5) 手づかみ食べは、目と手と口の協調運動である。

正解へのアプローチ

新生児期には、急激な成長とともに身体的変化に特徴がある。その特徴について頻出部分を覚えることが必要である。

5

選択肢考察

×(1) 身長は、出生時には約50cmだが、1歳には約75cmとなる。その後、身長の伸びは緩やかになり、4歳頃には出生時の2倍の約100cmまで成長する。
×(2) 体重は、出生時には約3kgだが、1歳には3倍の約9kgとなる。
×(3) 新生児では、胸囲よりも頭囲が大きい。頭囲も胸囲も月日が経つごとに徐々に大きくなり、1歳には頭囲と胸囲は同じ大きさになる。その後は胸囲の方が、頭囲よりも大きくなる。
×(4) 小泉門は生後6か月頃に、大泉門は生後1歳6か月頃に閉鎖する。
○(5) 手づかみ食べは目と手と口の協調運動であり、摂食機能の発達を促す。「授乳・離乳の支援ガイド」では、生後12か月以降は手づかみ食べを推奨し、乳児の摂食機能の発育を促すことが望ましいとしている。

正 解 (5)

要 点

成長に伴う身体的変化

	特徴
身長	出生時：約50cm程度 1歳頃：約75cm程度 4歳頃：約100cm（出生時の2倍）
体重	出生時：約3kg程度 1歳頃：約9kg（出生時の3倍）
頭囲と胸囲	出生後の乳児：頭囲＞胸囲 1歳頃：頭囲＝胸囲 その後：頭囲＜胸囲
歯	生後6～7か月頃より乳歯が生え始める 生後2歳半～3歳頃までに20本の乳歯が生えそろう
大泉門と小泉門の閉鎖	小泉門は生後6か月頃 大泉門は生後1歳6か月頃

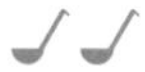

90 授乳・離乳の進め方に関する記述である。最も適当なのはどれか。１つ選べ。

(1) 離乳食の回数は、生後7、8か月頃に1日3回を目安とする。
(2) 歯ぐきでつぶせる固さのものを与えるのは、生後7、8か月頃からである。
(3) 卵は、先に卵白のみを与えてから全卵へ移行する。
(4) 離乳食が始まり、1日2回食が始まったら母乳は飲ませないようにする。
(5) 離乳の完了とは、エネルギーや栄養素の大部分を食物から摂れるようになる状態をいう。

正解へのアプローチ

「授乳・離乳の支援ガイド」に関する問題は毎年出題されている。離乳の開始と完了の時期、食べ方の目安、各時期における調理形態を中心に学習するとよい。過去に出題された問題を確認しておくことが重要である。

5

選択肢考察

×(1) 離乳食を与える回数は、生後7、8か月頃に1日2回、生後9～11か月頃に1日3回を目安とする。
×(2) 調理形態を歯ぐきでつぶせる固さにするのは、生後9～11か月頃からである。
×(3) 卵白はアレルゲンとなりやすいため、卵を与える順番は、先に卵黄のみ（固ゆで）を与えてから、全卵へ移行する。
×(4) 離乳の完了は12～18か月頃を目安としており、それまでは赤ちゃんが欲しがるだけ母乳を与える。
○(5) 離乳の完了とは、形のある食べ物を噛みつぶして食べられるようになり、エネルギーや栄養素の大部分を母乳やミルク以外の食べ物から摂れるようになる状態をいう。

正　解　(5)

要 点

離乳の進め方の目安（「授乳・離乳の支援ガイド（2019年改定版）」より）

以下に示す事項は、あくまでも目安であり、子どもの食欲や成長・発達の状況に応じて調整する。

離乳の開始 ──────→ 離乳の完了

	離乳初期 生後5～6か月頃	離乳中期 生後7～8か月頃	離乳後期 生後9～11か月頃	離乳完了期 生後12～18か月頃
食べ方の目安	○子どもの様子をみながら1日1回1さじずつ始める。 ○母乳や育児用ミルクは飲みたいだけ与える。	○1日2回食で食事のリズムをつけていく。 ○いろいろな味や舌ざわりを楽しめるように食品の種類を増やしていく。	○食事リズムを大切に、1日3回食に進めていく。 ○共食を通じて食の楽しい体験を積み重ねる。	○1日3回の食事のリズムを大切に、生活リズムを整える。 ○手づかみ食べにより、自分で食べる楽しみを増やす。
調理形態	なめらかにすりつぶした状態	舌でつぶせる固さ	歯ぐきでつぶせる固さ	歯ぐきで噛める固さ
1回当たりの目安量 Ⅰ 穀類（g）	つぶしがゆから始める。 すりつぶした野菜等も試してみる。 慣れてきたら、つぶした豆腐・白身魚・卵黄等を試してみる。	全がゆ 50～80	全がゆ90 ～軟飯80	軟飯80 ～ご飯80
Ⅱ 野菜・果物（g）		20～30	30～40	40～50
Ⅲ 魚（g）		10～15	15	15～20
又は肉（g）		10～15	15	15～20
又は豆腐（g）		30～40	45	50～55
又は卵（個）		卵黄1～全卵1/3	全卵1/2	全卵1/2～2/3
又は乳製品（g）		50～70	80	100
歯の萌出の目安		乳歯が生え始める。	1歳前後で前歯が8本生えそろう。	離乳完了期の後半頃に奥歯（第一乳臼歯）が生え始める。
摂食機能の目安	口を閉じて取り込みや飲み込みが出来るようになる。	舌と上あごで潰していくことが出来るようになる。	歯ぐきで潰すことが出来るようになる。	歯を使うようになる。

※衛生面に十分に配慮して食べやすく調理したものを与える。

離乳の開始と完了の定義

離乳の開始	なめらかにすりつぶした状態の食べ物を初めて与えた時をいい、その時期は生後5～6か月頃が適当である。発達の目安として、哺乳反射の減弱、首のすわりがしっかりしていることなどがあげられる。
離乳の完了	形のある食物を噛み潰すことができるようになり、エネルギーや栄養素の大部分が乳汁以外の食物から摂取することができるようになった状態をいい、その時期は生後12～18か月頃が適当である。離乳の完了は、乳汁を飲んでいない状態を意味するものではないため注意すること。

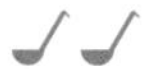

91 学童期の成長・発達に関する記述である。最も適当なのはどれか。1つ選べ。

(1) 身長の年間発育量のピークは、女子より男子が早い。
(2) 学童期前半から、女子では初経がみられる。
(3) 学童期後半から、男子では骨格の発達がみられる。
(4) 永久歯の萌出が始まる時期は、9～11歳である。
(5) 脳・神経系の発達は、学童期後半で成人の50%となる。

正解へのアプローチ

学童期とは、一般的に6～11歳までの小学生に相当する。学童期においては神経系の発育は成人の90%に達しているが、身長、体重などは、学童期後半から思春期にかけて急速な発育（発育急速期：スパート）を遂げる。生殖器も学童期後半から急速な発達がみられ、性ホルモンの分泌にも関係するようになる。

選択肢考察

×(1) 身長の年間発育量のピークは、男子で10～12歳、女子で8～10歳である。
×(2) 学童期後半から、女子では初経や乳房の発達、体脂肪の増加がみられる。
○(3) 学童期後半から、男子では骨格の発達や声変わりがみられる。
×(4) 学童期は、乳歯から永久歯に生え変わる時期であり、永久歯の萌出が始まるのは、6歳前後である（要点 参照）。
×(5) 脳・神経系の発達は、学童期前には成人の80～90%にまで達しており、学童期後半では成人とほぼ同等となる。

正解 (3)

要点

生歯の時期

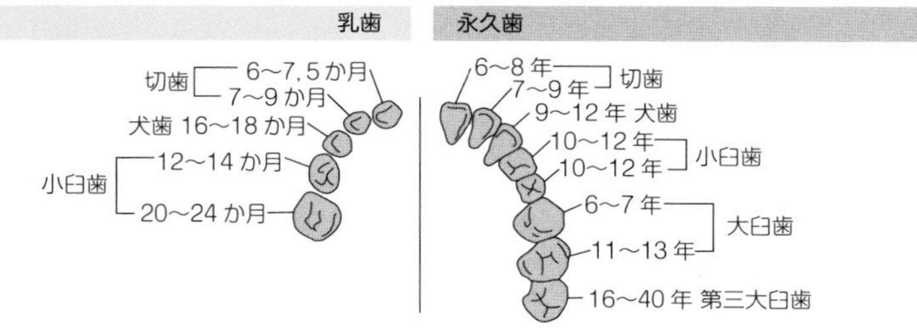

歯の数：乳　歯〔切歯2、犬歯1、小臼歯2〕5×4＝20本
永久歯〔切歯2、犬歯1、小臼歯2、大臼歯2、第三大臼歯1〕7～8×4＝28～32本

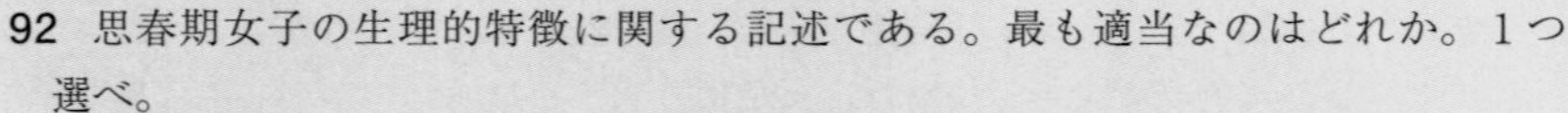

92 思春期女子の生理的特徴に関する記述である。最も適当なのはどれか。１つ選べ。

(1) 黄体形成ホルモン（LH）の分泌量は、減少する。
(2) 思春期前に比べ、皮下脂肪量は減少する。
(3) １日当たりのカルシウム蓄積量は、思春期前半に最大となる。
(4) エストロゲンの分泌量は、減少する。
(5) 神経性やせ症では、活動量が低下する。

正解へのアプローチ

思春期の成長・発育の問題では、特に女子の設問が頻出問題となっており、思春期発育急進現象（思春期スパート）、カルシウム蓄積速度、貧血、神経性食欲不振症に関する問題が多い。

女子は、7～8歳頃より性腺刺激ホルモン放出ホルモン（GnRH）の分泌が始まり、これを受けて、10～11歳頃より卵胞刺激ホルモン（FSH）、黄体形成ホルモン（LH）の大量分泌が開始する。すると、卵巣が活動を開始して月経が始まる。また、成熟卵胞からエストロゲンやプロゲステロンが分泌されることを理解しておくこと。

選択肢考察

×(1) 思春期には、黄体形成ホルモン（LH）の分泌量は、増加する。
×(2) 思春期にはエストロゲンの作用により皮下脂肪厚が増加するため、思春期前に比べ皮下脂肪量は増加する。
○(3) 1日当たりのカルシウム蓄積速度・蓄積量は、思春期前半に最大となる。
×(4) 思春期には卵胞刺激ホルモン（FSH）の分泌量は増加し、卵胞の成熟がみられるようになるため、思春期前に比べてエストロゲンの分泌量は増加する。
×(5) 神経性やせ症（神経性食欲不振症）では、活動量の亢進がみられる。

正　解　(3)

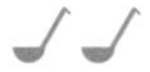

93 更年期に関する記述である。最も適当なのはどれか。1つ選べ。

(1) 女性では、エストロゲンの分泌が上昇する。
(2) 男性では、テストステロンの分泌が低下する。
(3) 女性では、血清LDL-コレステロールの値が低下する。
(4) 男性は、女性と比較しうつ病を発症しやすい。
(5) 更年期障害の判定には、バーセルインデックスを用いる。

正解へのアプローチ

成人期は成熟から加齢に伴い、身体的な退行性の変化が生じ始める。特に女性では、閉経を迎えるなど生理的変化が著しい。成人期・更年期の身体的変化について理解しておくこと。

選択肢考察

×(1)、(3) エストロゲンは、肝臓や末梢組織でのLDL-コレステロールの取り込みを促進させ、その血中濃度を低下させる。閉経期には、卵巣機能低下に伴うエストロゲン分泌の低下により、血清LDL-コレステロール値は上昇する。

○(2) 男性の更年期では、テストステロンの低下により性腺機能の低下とともに、肉体機能や精神機能が減退する。

×(4) 更年期では、女性は男性より約2倍うつ病を発症しやすいとされている。これはエストロゲン分泌の低下が大きな要因だが、それのみでなく他の疾患の合併や生活上の要因なども関係していると考えられている。

×(5) 更年期障害の判定には、クッパーマン (Kupperman) 閉経期指数や簡易更年期指数 (SMI) を用いる。バーセルインデックスは、ADL (日常生活動作) 評価法の一つである。

正　解 (2)

94 高齢期に関する記述である。最も適当なのはどれか。1つ選べ。

(1) 除脂肪体重を増加させると、サルコペニアが進行する。
(2) 褥瘡の予防では、体位を動かさないようにする。
(3) 変形性膝関節症では、肥満がリスク因子となる。
(4) 高齢者では、腎血流量が増加する。
(5) 高齢者では、血管抵抗が低下する。

正解へのアプローチ

高齢期の生理機能の変化について十分理解をしておくこと。

選択肢考察

×(1) 除脂肪体重を減少させると筋肉量が減少し、サルコペニアの進行、さらにはフレイル（虚弱）が進行する（**要 点** 参照）。
×(2) 褥瘡は、持続的な圧迫によって血流が減少・消失し、皮膚および皮下組織が壊死した状態である。褥瘡の予防では、体位変換が有効である。
○(3) 肥満では、膝への負荷（物理的ストレス）が大きくなるため、変形性膝関節症のリスクが高まる。
×(4) 加齢に伴ってネフロン数が減少するため、腎血流量は減少する。
×(5) 高齢になると動脈硬化が進行し、末梢血管の抵抗が増えるため、心拍出量が増加し、血圧が上昇する。

正 解 (3)

要 点

フレイルサイクル

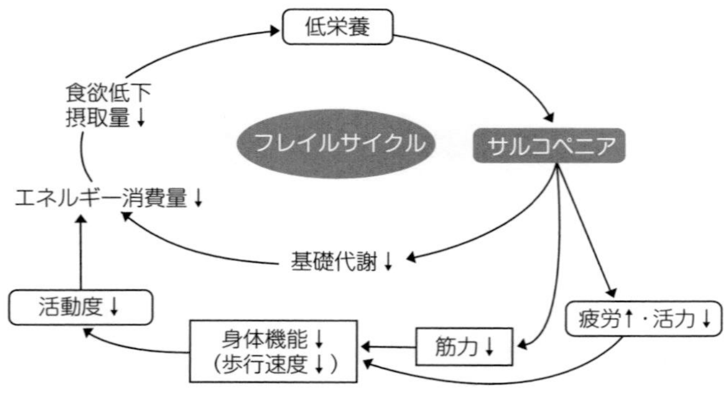

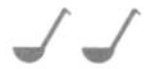

95　習慣的な運動の身体への影響に関する記述である。最も適当なのはどれか。1つ選べ。

(1)　安静時収縮期血圧が低下する。
(2)　骨吸収が促進される。
(3)　骨格筋のグルコース輸送体（GLUT 4）の機能が低下する。
(4)　ホルモン感受性リパーゼ活性が抑制される。
(5)　血清LDL-コレステロール値が上昇する。

正解へのアプローチ

習慣的な有酸素運動により、①血中アドレナリン濃度の低下による交感神経の緩和、②血管拡張に関わるホルモン分泌の活性化、③インスリン感受性の亢進などの効果が得られる。したがって、安静時収縮期血圧は低下する。

5

選択肢考察

○(1)　正解へのアプローチ 参照。
×(2)　習慣的な荷重のかかる運動により、骨吸収が抑制され骨密度は上昇する。
×(3)　GLUT 4は、骨格筋や脂肪細胞内への糖の取り込みに必要な糖輸送担体である。習慣的な有酸素運動により、GLUT 4の細胞膜上皮への移動（トランスロケーション）が促進され、細胞内へのグルコースの取り込みが増大する。
×(4)　習慣的な有酸素運動では、トリグリセリド（中性脂肪）を分解して脂肪酸とグリセリンを動員するために、ホルモン感受性リパーゼ活性が高まる。
×(5)　習慣的な運動は、リポたんぱく質リパーゼの活性増大により血中のLDL-コレステロールやトリグリセリドを減少させる。また、レシチンコレステロールアシルトランスフェラーゼ（LCAT）活性が亢進するため、血清HDL-コレステロール値は上昇する。なお、LCATは末梢組織のコレステロールをエステル化し、コレステロールエステルの生成を促進する酵素である。

正　解　(1)

要　点

習慣的な運動習慣による身体変化

- 安静時心拍数の低下　• 交感神経の働きの抑制　• 血管拡張の促進
- 安静時収縮期血圧の低下　• 骨格筋のグルコース輸送体（GLUT 4）の機能の上昇
- 血清HDL-コレステロール値の上昇　• 血清トリグリセリド値の減少
- インスリン感受性の上昇　• 最大酸素摂取量の上昇　• 骨吸収の抑制
- サルコペニアの抑制

96 ストレスに関する記述である。最も適当なのはどれか。1つ選べ。

(1) 警告反応期のショック相では、体温、血圧、血糖値の上昇が始まる。
(2) 抵抗期では、副腎が萎縮する。
(3) 抵抗期では、副腎髄質ホルモンの分泌が増加する。
(4) 抵抗期では、胃酸の分泌が減少する。
(5) 外科手術では、窒素出納は正に傾く。

正解へのアプローチ

ストレス時に起こる生体内でのストレスに関するホルモンの作用や生理現象について理解しておくことが重要である。

選択肢考察

×(1) 警告反応期は、ショック相と反ショック相に分かれ、ショック相では、体温、血圧、血糖値の低下などがみられ、反ショック相では、徐々に生体がストレスに対して適応し、体温、血圧、血糖値の上昇が始まる。

×(2) 抵抗期では、生体の防御体制が整い、適応能力を得た時期であり、副腎からのアドレナリン分泌、糖質コルチコイド（コルチゾール）の分泌が高まる。副腎は肥大し、胸腺は萎縮する。

○(3) 抵抗期では、副腎髄質より分泌されるアドレナリン、ノルアドレナリンの分泌により、血管収縮や腎臓への血流低下で、血圧上昇が発生する。

×(4) 抵抗期では、ストレスにより胃の粘液量が減少し、胃酸分泌が増加することで、胃潰瘍や十二指腸潰瘍が発生する。

×(5) 手術や怪我では、生体のエネルギー要求量が高まることにより、糖新生が促進し、たんぱく質の代謝が高まり、尿中の窒素排泄量が増大するため、窒素出納は負に傾く。

正 解 (3)

要 点

ストレス反応曲線

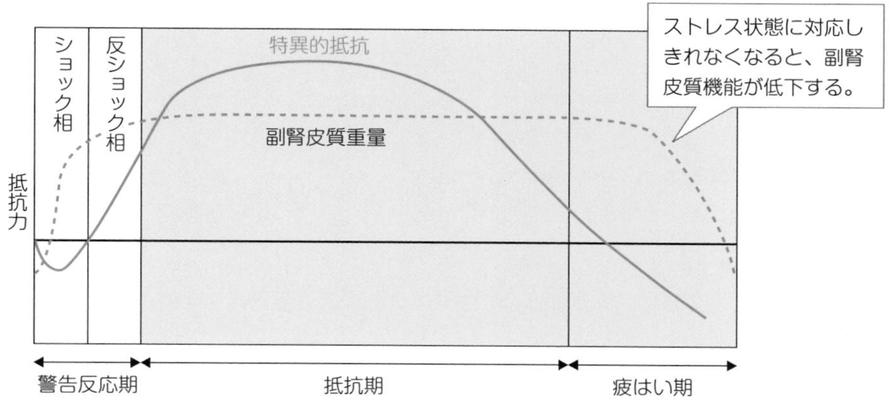

ストレス時のホルモン作用

代謝変化	ホルモンの分泌
副腎皮質ホルモン分泌促進	下垂体前葉での副腎皮質刺激ホルモン(ACTH)分泌促進
体液保持	下垂体後葉でのバソプレシン分泌増加
血管収縮、血圧上昇、心拍数増加、血糖値上昇、消化管活動抑制	副腎髄質からのアドレナリン、ノルアドレナリン分泌増加
抗炎症作用、血糖値上昇、体たんぱく質異化促進、脂肪組織からの遊離脂肪酸放出促進	副腎皮質からのグルココルチコイド分泌増加

97 特殊環境の身体への影響に関する記述である。最も適当なのはどれか。1つ選べ。

(1) 高温環境では、アルドステロン分泌が低下する。
(2) 高温環境では、尿量が増加する。
(3) 高温環境では、ナトリウムの必要量が低下する。
(4) 低温環境では、基礎代謝が亢進する。
(5) 低温環境では、血圧低下がみられる。

正解へのアプローチ

特殊環境での身体変化、栄養管理は、生体はストレスを受けている時と同じであることを理解しておくこと。

特に特殊環境では、高温環境、低温環境での身体変化について頻出問題である。

5

選択肢考察

×(1)、(2) アルドステロン分泌が増加し、腎臓でのナトリウムイオンの再吸収が亢進し、脳下垂体後葉から抗利尿ホルモン（ADHまたはバソプレシン）の分泌が増加し、尿量が減少する。

×(3) 高温環境下では、発汗による電解質、特にナトリウムの必要量が増加する。

○(4) 低温環境では、体温を保つために熱産生を増加させ、基礎代謝が亢進する。

×(5) 低温環境では、皮膚表面の温度低下が脊髄から視床下部に伝わり副腎髄質からアドレナリンが分泌し、交感神経が高まる。皮膚血管が収縮して血流が抑制され熱の放散を抑制することで体温が維持される。血圧上昇がみられる。

正 解 (4)

要 点

特殊環境と身体の反応

	低温（寒い）	高温（暑い）
特徴	• 基礎代謝の亢進によるエネルギー消費の増加 • 内臓や骨格筋での熱を産生（血糖値↑） • 骨格筋のふるえによる熱産生（筋肉でのエネルギー消費）、褐色脂肪組織での熱産生、皮膚血管の収縮	• 体温を下げるため、皮膚血管の拡張 • 発汗による熱放散が起こる
栄養ケア	〈体温を上げるために必要な栄養素〉 脂質・糖質＋ビタミンB_1、B_2、ナイアシン、パントテン酸・たんぱく質＋ビタミンC	〈体温を下げるために発汗に必要な栄養素〉 水分、ナトリウム

6 栄養教育論

健康・栄養状態・食行動・食環境等に関する情報収集・分析・評価・判定する能力に関する知識を問う分野である。学校在籍時の演習や実習で学んだ知識がいかに活用できるかが、この分野の攻略ポイントである。

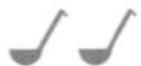

98 思春期女子を対象として骨粗鬆症予防教室を開いた。ヘルスビリーフモデルの罹患性の認知を高めるための管理栄養士の支援である。**最も適切な**のはどれか。1つ選べ。

(1) 骨粗鬆症患者のレントゲン写真を見せる。
(2) カルシウムが多く含まれる食品を伝える。
(3) やせが骨密度低下に関わることを伝える。
(4) 食事量が少ないと体重が減少することを伝える。

正解へのアプローチ

ヘルスビリーフモデル（健康信念モデル）とは、罹患性の認知と重大性の認知から脅威を認知すること、および有益性の認知と障害性の認知のバランスを考えること（意思決定バランス）が、疾病予防行動をとる可能性につながるというものである。罹患性の認知とは、ある病気にかかるリスクを認識することである。また、本設問における栄養教育の目的は骨粗鬆症の予防であることから、本設問では骨粗鬆症にかかるリスクについて説明している内容が適切となる。

6

選択肢考察

×(1) 実際に骨粗鬆症患者のレントゲン写真を見せることで、重大性の認知を高めることができるが、罹患性の認知を高める支援とはいえない。
×(2) カルシウムが多く含まれる食品を伝えることは、骨粗鬆症予防のための情報提供としては適切であるが、罹患性の認知を高める支援とはいえない。
○(3) やせが骨密度低下ならびに骨粗鬆症の発症に関わっていることを伝えることで、罹患性の認知は高まる。
×(4) 食事量が少ないことはやせにつながることは確かであるが、ここではやせと骨粗鬆症の関係について触れていないため、罹患性の認知を高める支援とはいえない。

正　解　(3)

要点

ヘルスビリーフモデルの概念図

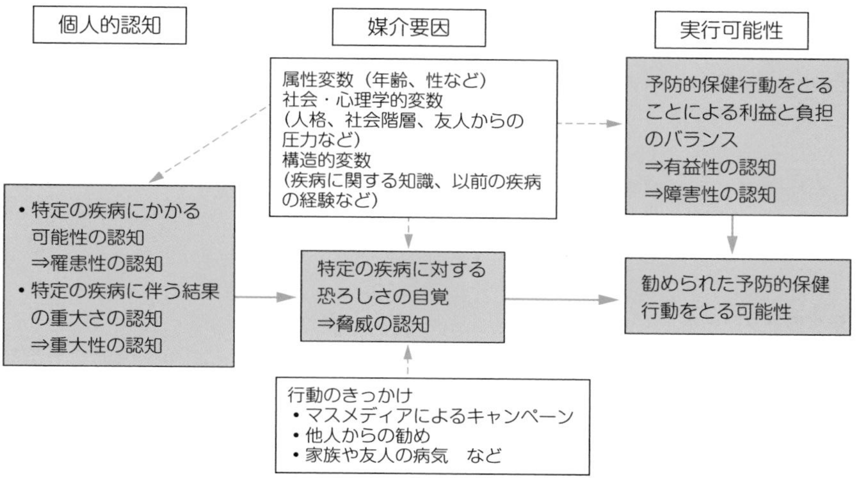

✓✓✓

99 朝食の欠食が多い一人暮らしの男子大学生である。「朝食を取りたいとは思っているが、学校のある日は時間がなくて取れていない」と話している。トランスセオレティカルモデルに基づいた支援として、**誤っている**のはどれか。1つ選べ。

(1) 毎日朝食を取った場合の、良い点と悪い点を一緒に考える。
(2) 朝時間が確保できない理由を一緒に考える。
(3) 朝食の欠食を続けることによる健康へのリスクを説明する。
(4) 具体的な目標を宣言するように勧める。
(5) 手軽に摂取できる食品を紹介する。

正解へのアプローチ

トランスセオレティカルモデル（行動変容段階モデル）に関する問題は頻出であるため、5つのステージについて理解しておくこと。

対象者は、まだ実行はできていないが、朝食を取ろうとしている意思があることから、関心期～準備期であると判断でき、この時期に対する対応を選択すれば正解に導ける。

6

選択肢考察

○(1) 毎日朝食を取った場合のメリット（利益）とデメリット（障害）を考えるのは、意思決定バランスが把握でき、関心期のステージに用いると有効である。
○(2) 対象者は時間がなくて食べられていないと話しているため、その原因を考えるのは、有効である。
×(3) 脅威や重大性を与えると効果的なのは、無関心期支援である。朝食を取る意思のある対象者にとっては、意欲を逆なでする可能性がある。
○(4) 行動変容への決意表明、目標宣言が有効であるのは、関心期～準備期のステージである。
○(5) 関心期～準備期のステージの対象者に、手軽に摂取できる食品を紹介することで、自己効力感（セルフ・エフィカシー）の向上が期待できる。

正 解 (3)

要 点

行動変容の準備性の確認による行動変容ステージの分類例

準備性の確認のための質問：「現在肥満であることについてどう思われますか。」	
「何とも思いません。」 「ダイエットは何度も失敗しているからもうしたくありません。」	無関心期 （前熟考期）
「何とかしないといけないとは思っているのですが、どうしていいか分からないんです。」	関心期（熟考期）
「このままではいけないと思い、ダイエットについて調べていろいろ試しているところです。」	準備期
「1か月ほど前から、食事制限と運動をしているところです。」	実行期
「ダイエットを始めてもう半年以上経つので、習慣化しました。」	維持期

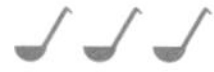

100 食事制限が必要となった糖尿病の中年男性を対象にアセスメントを行う。計画的行動理論の要素に基づくアセスメント内容である。**誤っている**のはどれか。1つ選べ。

(1) 食事制限をしようと思っているか。
(2) 食事制限ができると思っているか。
(3) 食事制限が必要になったことについてどう思っているか。
(4) 食事制限をすることによって得られる成果を理解しているか。
(5) 家族が対象者に対して健康でいてほしいと願っているか。

正解へのアプローチ

計画的行動理論は、行動を起こす上で「行動しよう」という「行動意思」が重要になるという考えであり、「行動意思」を高めるためには「行動に対する態度」「主観的規範」「行動コントロール感」の３つを高めることが有効になるとしている。「行動に対する態度」とは、行動することが自分にとってどのくらいよいことだと感じているか、ということである。「主観的規範」とは、身近な他者の期待を認識してその期待に応えようとしているか、ということである。「行動コントロール感」とは、行動できると思っているかどうか、ということである。

なお、計画的行動理論の「行動に対する態度」はヘルスビリーフモデルの「有益性の認知」、社会的認知理論の「結果期待」とほぼ同様の考え方であり、計画的行動理論の「行動コントロール感」は社会的認知理論の「自己効力感」とほぼ同様の考え方である。

選択肢考察

○(1) 行動をするか、しないかを確認しているため、「行動意思」のアセスメント内容である。
○(2) 行動実行の可能性を確認しているため、「行動コントロール感」のアセスメント内容である。
×(3) トランスセオレティカルモデルにおける行動変容の準備性のアセスメント内容である。
○(4) 行動変容することで得られる結果への期待とそれに対する価値を確認しているため、「行動に対する態度」のアセスメント内容である。
○(5) 自分にとって重要な人々が自身の健康行動を期待しているかを確認しているため、「主観的規範」のアセスメント内容である。

正　解　(3)

6

要　点

合理的行動理論と計画的行動理論の概念図

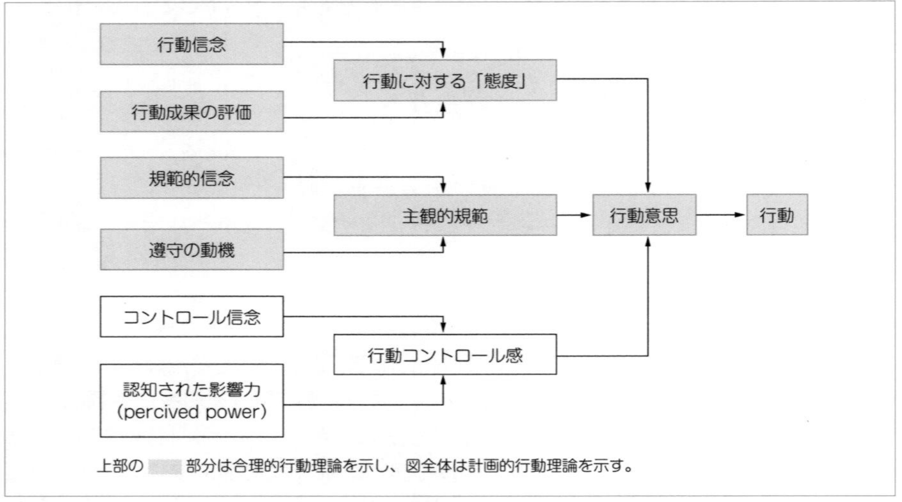

上部の　　部分は合理的行動理論を示し、図全体は計画的行動理論を示す。

101 管理栄養士が栄養カウンセリングにおいて、高齢者の生活状態を確認する際の質問である。開かれた（開いた）質問として、最も適当なのはどれか。1つ選べ。

(1) 食事の際、むせることはありますか。
(2) 食事は自分で作られていますか。
(3) 家族と同居されていますか。
(4) どういうものが食べにくいですか。
(5) のどの渇きに気がつきますか。

正解へのアプローチ

開かれた質問とは、クライアントの考えを自由に表現する機会を与える質問であり、会話の主導権がクライアントにある。一方、閉ざされた質問とは、「はい」「いいえ」など数語で答えることができ、特定の必要な情報を得るための質問であり、会話の主導権がカウンセラーにある。

選択肢考察

×(1)、(2)、(3)、(5) 閉ざされた質問である。
○(4) クライアントの生活状態で気になることを自由に表現する機会を与える質問であり、開かれた（開いた）質問である。

正　解 (4)

要　点

カウンセリング技法

ラポールの形成	クライアントとカウンセラー間の信頼関係の形成。
傾　聴	相手の話を真剣に、中立的な立場で十分に聞くこと。
受　容	クライアントのあるがままの姿を尊重し、クライアントに肯定的な関心を抱き続けて、その感情や言葉を無条件に受け入れること。
共感的理解	クライアントと同じ立場に立ち、一緒になって感じたり考えたりすること。
非言語的表現の理解	クライアントが伝えたいことは話の内容だけでなく、話し方や身振り、手振り、また沈黙に現れていることも多いため、このような非言語的表現を注意深く観察し、読み取ること。
沈黙の尊重	クライアントが考えをまとめている時や、気持ちを整理していることで生じる沈黙を尊重する。
明確化	クライアントに自分自身の行動や気持ちを話すよう促し、クライアントが問題をより明らかにできるよう援助すること。
チェンジ・トーク	話の矛盾を見逃さずにカウンセリングを展開する。行動変容に抵抗を示すクライアントが話の途中で自分自身の矛盾に気付き、変化を語る言葉を口にする瞬間があり、この瞬間を見逃さず、そこから話を展開していく。
開かれた質問	回答内容が「はい」「いいえ」などに限定されていない質問。
閉ざされた質問	回答内容が「はい」「いいえ」などに限定されている質問。

102 1か月前にダイエットをすると宣言した30代女性である。「ダイエットがうまくいかず、減量をあきらめようと思う」と話している。このクライアントに対する共感的態度として、**最も適切な**のはどれか。1つ選べ。

(1) 「1か月前に始めたばかりじゃないですか。」と、喝を入れる。
(2) 「きっとうまくいくはずです。がんばりましょう。」と、励ます。
(3) 「うまくいかないと、つらいですよね。」と、言葉を返す。
(4) 「どうして無理だと思うのですか。」と、理由を尋ねる。

正解へのアプローチ

共感的態度は、クライアントと同じ立場に立ち、一緒になって感じたり考えたりすることである。

共感とは、傾聴など通して相手の気持ちについて「そうですよね」と理解を示すことであり、相手と同じ気持ちになる同情とは区別される。

心理的援助を行うことで、相手をより深く理解することができる。また、共感することを伝えることで、クライアントは理解されたという安心感を得ることができる。

6

選択肢考察

×(1)、(2)、(4)

○(3) クライアントは、体重が思うように減らずに、ダイエットがうまくいっておらず、落ち込んでいる。この状態のクライアントへの共感的態度として適切である。

正 解 (3)

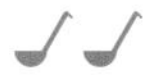

103 減量のために禁酒を目標とした成人男性である。宴席に誘われてお酒を飲んでしまい、失敗したと思い込んでいる。行動変容技法のうち、認知再構成の例として、**最も適切な**のはどれか。１つ選べ。

(1) 疲れていたからだと、自分を励ます。
(2) お酒が飲みたい時は、30 分我慢する。
(3) お酒を自分の近くに置かない。
(4) お酒が飲みたくなったら、まず、深呼吸をする。

正解へのアプローチ

認知再構成とは、内潜行動の一つに位置付けられる「認知」に直接働き掛けて修正する方法である。不都合な認知（考え）を変えるために、自分自身に励ましの言葉を伝えたり、マイナスのイメージをプラスに捉えるようにすることである。

選択肢考察

○(1) 正解へのアプローチ 参照。
×(2) 反応妨害・拮抗の例である。反応妨害・拮抗とは、不安や強迫的な思考状態（ストレス）の際、その心理的状態を軽減する行為が起こらないよう抵抗する方法である。
×(3) 刺激統制の例である。刺激統制とは、行動にかかわる先行刺激の状況を変えて目標行動を実行しやすくするように、環境的条件を整えさせることである。
×(4) 行動置換の例である。行動置換とは、問題行動をほかの行動に置き換える方法で、問題行動とは同時に両立しない行動を行わせることである。

正　解　(1)

6

要　点

行動変容技法

モデリング	他者の行動を観察することで、自分の行動に変化をもたらす。
セルフモニタリング	学習者が、自分の行動を観察・記録・評価する。
オペラント強化	褒めるなど強化子を用いて、健康行動の頻度を高める。
ストレスマネジメント	健康行動の実践によるストレスに対し、前向きな気持ちを維持させるために、そのストレスを軽減させる訓練を行う。
ソーシャルスキルトレーニング	上手な対人交流の技術を高める練習をする。
ソーシャルサポート	健康行動を維持するために、周囲の協力を得る。
刺激統制	先行刺激の状況を変え、目標行動を実行しやすくするように環境条件を整える。
行動置換（習慣拮抗法）	問題行動と同時に成立しない行動を行わせることで、欲求そのものを低減させる。
反応妨害・拮抗	不安や脅迫的な思考状態で、その心理的状態を軽減する行為（ストレス負荷によるやけ食いなど）をせずに済ませるトレーニングを行う。一般的に、行動置換と組み合わせて行う。
目標宣言	目標を具体的に言葉にする。目標を紙に書いて目につくところに貼り宣言する。
行動契約	宣言した目標を実行することを自分や他人と約束をする。
認知再構成	不都合な認知（考え）を変えるため、励ましの言葉をかけたり、マイナスのイメージをプラスにとらえることで認知を修正する。

6

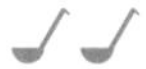

104 特定保健指導の初回面接において、「健診結果をご覧になってどう思われましたか」と質問した際の対象者の回答である。目標宣言の準備性が整った回答として、最も適当なのはどれか。１つ選べ。

(1) 食事を変えるのはストレスです。
(2) 血圧が高いというのは自覚しています。
(3) 来月からスポーツジムに通う予定です。
(4) 結果はいつも妻に渡すので、私は見ていません。
(5) 先月から会社ではエレベーターを使わずに、階段を使うようにしています。

正解へのアプローチ

目標宣言は、行動変容ステージの準備期で行う。したがって、準備期のクライアントの回答が正解となる。目標宣言は、たとえば「○○日から禁酒を始める」、「ご飯を毎食１膳までにする」など具体的な目標を公言し、実行するためになされる。

6

選択肢考察

×(1) 自身の健康状態は把握しているものの、自己効力感（セルフ・エフィカシー）が低く、生活習慣を変えるのは難しいと感じているため、無関心期または関心期である。
×(2) 自身の健康状態は把握しており、無関心期または関心期である。
○(3) １か月以内に行動変容する予定であり、準備期である。
×(4) 自身の健康状態を確認する意思がみられないため、無関心期である。
×(5) 既に行動変容しているが、行動変容の意思は示していないため、実行期または維持期である。

正　解　(3)

要　点

行動変容ステージ

無関心期	6か月以内に行動変容に向けた行動を起こす意思がない時期
関心期	6か月以内に行動変容に向けた行動を起こす意思がある時期
準備期	1か月以内に行動変容に向けた行動を起こす意思がある時期
実行期	明確な行動変容が観察されるが、その持続がまだ6か月未満である時期
維持期	明確な行動変容が観察され、その期間が6か月以上続いている時期

105 禁煙指導を受けている男性への栄養教育である。対象者の自己効力感（セルフ・エフィカシー）を低下させる恐れがある管理栄養士の発言である。最も適当なのはどれか。1つ選べ。

(1) あなたならできますよ。大丈夫です。
(2) 目標を決めてから、禁煙できていて素晴らしいです。
(3) 同じ方法で禁煙に成功した方がいらっしゃいます。
(4) 禁煙は、誰にでもできる簡単なことですよ。
(5) 今から一緒にたばこに誘われた時の断り方を練習しましょう。

正解へのアプローチ

自己効力感（セルフ・エフィカシー）とは、「その行動は私にも出来そう」と自信をもつことである。自己効力感を高めるためには、自己の成功体験、代理体験、言語的説得、生理的・情動的状態（情動的喚起）が有効である。

選択肢考察

×(1) 言語的説得の活用例である。クライアントを褒めると同時に、「あなたならできる」と励ますことで、自己効力感（セルフ・エフィカシー）を高めようとしている。
×(2) 成功体験の活用例である。クライアントを褒めることで、自己効力感（セルフ・エフィカシー）を高めようとしている。
×(3) 代理体験の活用例である。
○(4) 行動変容の内容が容易であるかどうかはクライアントにより異なる。もしその内容が達成できない場合、「こんな簡単なこともできない自分はダメだ」という自己を否定するような考えを抱かせ、自己効力感（セルフ・エフィカシー）を低下させる結果を招く危険性がある。
×(5) 社会技術訓練を用いて成功体験の獲得に貢献することで、自己効力感（セルフ・エフィカシー）を高めようとしている。

正　解　(4)

要　点

自己効力感を高める方法

成功体験	過去に同じか、似たようなことをうまく実行できた経験があること。
スモールステップ法	少しずつ段階的にできるようにしていくよう支援すること。
代理的体験	他者の行動を観察し、自分も実行できそうだと思うこと。
言語的説得（社会的説得）	他者から、必ずうまく実行できると説得されること。
身体的・感情的状態	ある行動をとることで、自身の身体的・感情的状態が高まること。

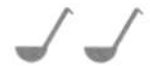

106 ソーシャルキャピタルの向上を目的とした地域レベルでの取組例である。最も適当なのはどれか。1つ選べ。

(1) 市が主導して、24時間営業のスポーツジムを誘致した。
(2) 地域の栄養士会が作成したレシピを、駅の利用者に配布した。
(3) 市民農園の利用者が、地域住民対象の「収穫祭」を企画・開催した。
(4) 市が市内の商店街に対して、「減塩メニュー」のイベントを依頼した。
(5) 市が主催する「健康まつり」のゲストに、オリンピック選手を呼んだ。

正解へのアプローチ

ソーシャルキャピタルとは、人々の協調行動を活発にすることによって社会の効率性を高めることのできる、「信頼」「規範」「ネットワーク」といった社会組織の特徴を指す。

「健康日本21（第二次）」において、ソーシャルキャピタルと健康との関連が示唆されており、ソーシャルキャピタルの水準を上げることは、健康づくりに貢献すると考えられている。

地域レベルでソーシャルキャピタルを向上させる取組は、地域住民が主導で、地域住民の協調行動の活性化につながる活動である。

選択肢考察

×(1)、(2)、(4)、(5) いずれも、地域住民が主導で住民の協調行動を活発にする取組みではないため、ソーシャルキャピタルの向上につながるとはいえない。

○(3) 市民農園の利用者は地域住民であり、地域住民が地域住民対象のイベントを企画・開催し、イベント参加をきっかけに野菜作りに参加する住民が増えることが期待でき、ソーシャルキャピタルの向上につながる取組といえる。

正解 (3)

6

107 生態学的モデルを活用し、大学生の朝食欠食者の減少を目指す。地域レベルの取組として、**最も適切な**のはどれか。1つ選べ。

(1) 家族が朝食用のおにぎりを持たせる。
(2) 学内の食堂で低価格の朝食を提供する。
(3) 大学周辺の飲食店が、テイクアウトできる朝食を提供する。
(4) サークルごとに朝食の摂取を促すポスターを制作し、学内に掲示する。

正解へのアプローチ

健康行動の生態学的モデルは、人間の行動に影響を及ぼす社会的、心理的影響を視野におきつつ、行動の環境的、政策的文脈を重視した多層構造からなるモデルであり、さまざまな行動科学理論やモデルの概念を階層的に整理した"包括的モデル"といえる。

人間の行動は、個人内要因（生物学的要因、心理的要因）、個人間要因（社会的要因、文化的要因）、組織の要因、コミュニティの要因、物理的環境要因、政策要因など、多層からさまざまな影響を受け、それらは相互に関連し合っている、という考え方を基本とする。

6

選択肢考察

×(1) 家族が行う取組は、個人間レベルに該当する。
×(2)、(4) 学校が行う取組は、組織的レベルに該当する。
○(3) 大学周辺の飲食店が行う取組は、地域レベルに該当する。

正 解 (3)

要 点

生態学的モデルにおける健康の決定要因

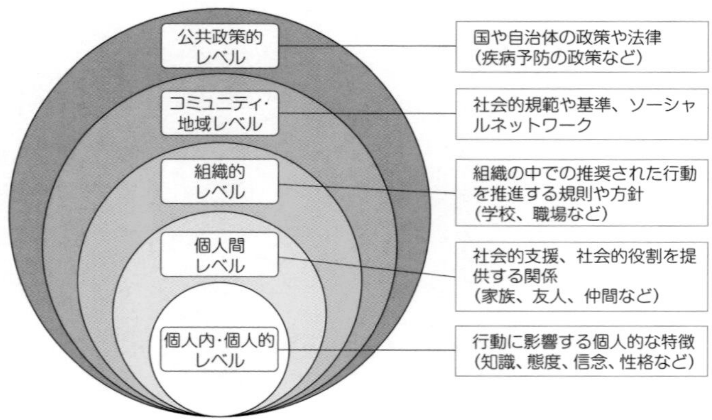

108 甘いもの好きなメタボリックシンドロームの40歳女性である。この対象者が設定する減量を目的とした行動目標である。最も適当なのはどれか。1つ選べ。

(1) お菓子のエネルギー値がわかるようになる。
(2) お菓子の食べ過ぎと肥満との関係を理解する。
(3) お菓子を食べる回数を1日1回にする。
(4) お菓子の買い置きを減らす。
(5) 体重を1か月で2kg減らす。

正解へのアプローチ

栄養教育において目標を設定することは、対象者自らが行動変容を始めるきっかけとなり、目標を実行できれば達成感を味わうことができ、さらなる行動につながる。また、教育者にとっても、教育の実施中、実施後に評価する際に役に立つ。

選択肢考察

×(1)、(2) 学習目標である。行動目標のために獲得すべき、知識、態度、スキルなどの目標となるものである。

○(3) 行動目標である。最終結果を達成するための、日々の生活習慣の目標となるものである。

×(4) 環境目標である。行動目標を達成するために必要な食環境の整備の目標となるものである。

×(5) 結果目標である。教育の成果として最終的に得られる、測定可能な目標となるものである。

正 解 (3)

要 点

栄養教育の目標

実施目標	学習目標や環境目標を達成させるために必要な実施に関する目標 栄養教育プログラムへの参加者数、継続者数、学習者の満足度に関する目標などが含まれる
学習目標	行動目標の実行に必要な知識、態度、スキルなどの目標
行動目標	結果目標を達成させるために必要な具体的な生活習慣の目標
環境目標	個人、集団の行動目標を達成するために、いつ、どこで、どのような環境をつくるのかに関する目標
結果目標	学習内容を反映させた最終結果として望ましい状況や状態を記述した目標

109 減量を目的とした栄養教育を行った際の評価項目と評価の種類の組合せである。最も適当なのはどれか。１つ選べ。

(1) 野菜の摂取量を確認する ―――――――― 経過評価
(2) 腹囲の変化を確認する ―――――――――― 影響評価
(3) 減量の必要性に対する理解度を確認する ―― 結果評価
(4) 食事量と体重の変化を確認する ―――――― 総括的評価
(5) 対象者の日々の食費を確認する ―――――― 経済評価

正解へのアプローチ

栄養教育の評価には、企画評価、経過評価、影響評価、結果評価、経済評価、形成的評価、総括的評価、総合的評価がある。それぞれの内容や違いをきちんと理解しておく必要がある。特に経過評価と影響評価、形成的評価と総括的評価の違いが分かりにくい場合があるため問題文をきちんと読み、判断すること。

6

選択肢考察

×(1) 野菜の摂取量を確認するのは、減量目的で野菜の摂取量を増やすという行動目標に対する評価であり、影響評価に該当する。

×(2) 腹囲の変化を確認するのは、減量（体重を減らす）という結果目標に対する評価であり、結果評価に該当する。

×(3) 減量の必要性に対する理解度を確認するのは、減量の必要性の理解度を高めるという学習目標に対する評価であり、影響評価に該当する。

○(4) 食事量の変化を確認するのは、減量目的で食事量を減らすという行動目標に対する評価であり、影響評価、総括的評価に該当する。また、体重の変化を確認するのは、減量という結果目標に対する評価であり、結果評価、総括的評価に該当する。よって、食事量と体重の変化を確認することは総括的評価となる。

×(5) 対象者の日々の食費を確認することは、栄養教育の目標を設定する上でアセスメントすべき項目ではあるが栄養教育の評価の対象となるものではない。経済評価では教育に要した費用を評価する。

正　解　(4)

要 点

栄養教育マネジメントサイクル

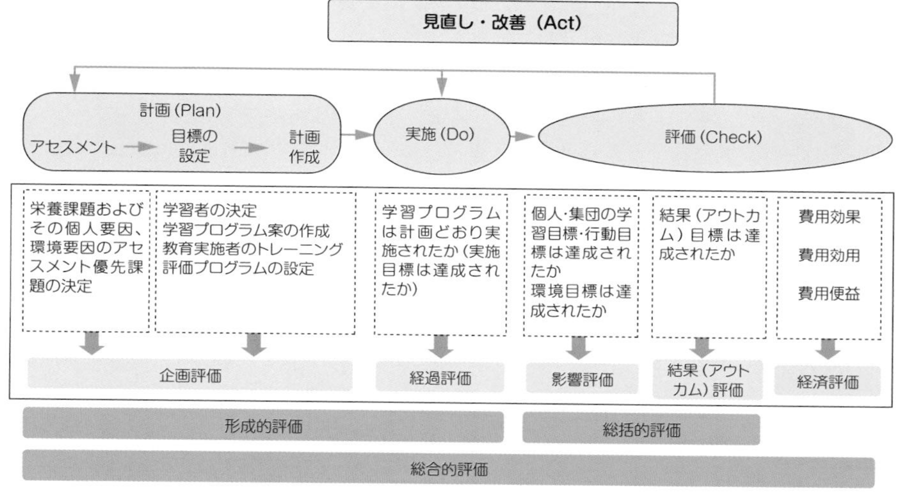

6

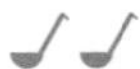

110 妊娠初期の女性を対象にビタミンAの過剰摂取防止を目的とした栄養教育を行った。管理栄養士の発言として、**最も適切な**のはどれか。1つ選べ。

(1) レバーを摂取しないようにしましょう。
(2) 野菜等からのカロテンの摂取は気にしなくて大丈夫です。
(3) サプリメント類の摂取は極力控えましょう。
(4) 魚の摂取は控えましょう。

正解へのアプローチ

妊婦に対する栄養教育では、注意すべき点が多数あるため理解しておく必要がある。特に、ビタミンAの過剰、葉酸の不足、鉄の不足については重要である。葉酸、鉄の不足を補うためにビタミンAの過剰摂取につながってしまうことがあるため注意が必要である。

6

選択肢考察

×(1) レバーにはビタミンAが多量に含まれており、ビタミンA過剰摂取につながりやすい。しかし、食べてはいけないわけではない。ビタミンAは必要な栄養素でもあるため、食べる場合には量を守って食べることが重要となる。

○(2) カロテンなどのプロビタミンA（体内でビタミンAに変換される）は、体内で必要量だけビタミンA（レチノール）に変換されるため過剰摂取に注意する必要はない。

×(3) ビタミンAの事だけを考えるのであれば、サプリメントから摂取する必要は基本的にない。しかし、妊娠中は鉄と葉酸においてサプリメントの利用が推奨される。ここでサプリメントは利用しない方が良いという意識をもたせるのは適切ではない。

×(4) 魚の種類によっては、メチル水銀やアレルギー症状などの関係で注意しなくてはならない場合があるが、魚に多く含まれるn−3系脂肪酸は妊娠中に大切な栄養素であるため摂取が必要である。そのため魚を控えるという指示は適切ではないが、対象者が気にしているようであれば鮮度の高い魚を選ぶようにするなどの教育は必要になる。

正　解　(2)

7 臨床栄養学

臨床に基づいて適切な栄養管理のための総合的マネジメント、栄養補給・栄養教育・薬品との相互作用の知識を問う分野である。臨床上の制度・管理栄養士の役割も併せて理解し、栄養指導などについては実習時に習得した知識を活用すること。

111 臨床栄養に関わる用語を説明した文章である。□に入るものとして、正しいのはどれか。1つ選べ。

「□とは、患者が積極的に治療方針の決定に参加し、その決定に従って治療を受けることである。」

(1) トリアージ
(2) アドヒアランス
(3) クリニカルパス
(4) コンプライアンス
(5) セカンドオピニオン

正解へのアプローチ

臨床に関する用語についての問題は頻出であり、過去問を中心に医療行為に関する用語、患者に関わる用語、患者と医療従事者に関わる用語を確認しておくこと（要点参照）。

従来の医療は、患者が医師の指示を遵守する「コンプライアンス」が重要視されていたが、インフォームドコンセントの概念が登場し、現在は医師と患者の相互理解のもとに治療を行っていく「アドヒアランス」が重視されている。患者が治療に対して積極的に関わることで、より高い治療効果が期待できる。

選択肢考察

×(1) トリアージとは、災害発生時などに多数の傷病者が発生した場合に、傷病の緊急度や重症度に応じて治療優先度を決めることである。
○(2) アドヒアランスとは、患者が積極的に治療方針の決定に参加し、その決定に従って治療を受けることである。
×(3) クリニカルパスとは、医療の質の標準化を目的とした診療スケジュール表のことである。
×(4) コンプライアンスとは、患者が医療従事者の指示通り治療を受けることである。
×(5) セカンドオピニオンとは、主治医以外の意見を求めることである。

正解 (2)

要　点

過去に国家試験で出題された臨床栄養学で用いる用語

用語	意味
QOL	生活の質
ADL	日常生活動作
ノーマリゼーション	障害者との共生
クリニカルパス	医療の質の標準化を目的とした診療スケジュール表
インフォームドコンセント	説明と同意
セカンドオピニオン	主治医以外の意見
ターミナルケア	終末期医療・介護
ナラティブノート	叙述的経過記録
リスクマネジメント	危険・事故が発生しないように仕組みや体制を作り、管理すること
バリアンス	クリニカルパスで予想されたプロセスと異なる経過や結果
リスボン宣言	患者の自己決定権
ヘルシンキ宣言	医学研究の倫理規則
コンプライアンス	医療従事者のアドバイスに患者が従う行動の程度
アドヒアランス	患者側の治療への積極的な参加
トリアージ	患者の重症度の判別

112 栄養における診療報酬に関する記述である。正しいのはどれか。1つ選べ。

(1) 在宅患者訪問栄養食事指導料の算定には、実技を伴う指導が必要である。
(2) 小学6年生に対する食物アレルギー食の個人栄養食事指導料は、算定できない。
(3) BMI 34 kg/m^2 の肥満症患者に対する個人栄養食事指導料は、算定できない。
(4) 集団栄養食事指導料の算定は、月1回を限度として入院期間中であれば何回でも算定できる。
(5) 栄養食事指導料が算定できるてんかん食とは、脂質制限が厳格に行なわれた治療食である。

正解へのアプローチ

診療報酬における栄養食事指導料については、算定要件が定められているため、算定要件について整理をしておくとよい（要点 参照）。

選択肢考察

×(1) 平成28年診療報酬改定により、在宅患者訪問栄養食事指導料の算定要件は、食事の用意や摂取等に関する具体的な指導を30分以上行った場合となった。したがって、調理実技の指導は必須ではなくなった。
○(2) 小児食物アレルギー食に対する個人栄養食事指導料の対象は、9歳未満である。
×(3) 肥満度40%以上又はBMI 30 kg/m^2 以上の肥満症患者が対象となる。
×(4) 月1回を限度とし、1度の入院期間で2回まで算定可能である。
×(5) てんかん食は、グルコースの代わりにケトン体を熱量源として供給することを目的に、炭水化物の制限および脂質量の増加が厳格に行なわれた治療食をいう。

正 解 (2)

7

要　点

栄養食事指導料（令和２年診療報酬改定）

種類	算定要件	算定額（1件・1名当たり）
入院栄養食事指導料1 （歯科入院の場合も含む）	時間：初回：30分以上 ２回目以降：20分以上 回数：入院中２回 （1週間に1回が限度）	初回：260点 2回目以降：200点
集団栄養食事指導料	時間：40分超 人数：1回15人以下 回数：患者1人につき月1回	80点
外来栄養食事指導料1	時間：初回：30分以上 ２回目以降：20分以上 回数：月1回（初回のみ月２回可）	初回：260点 2回目以降：200点（対面で行った場合） 180点（情報通信機器を使用する場合）
在宅患者訪問栄養食事指導料1	時間：食事の用意や摂取等に関する具体的な指導を30分以上 回数：月２回	530点（単一建物診療患者が1人の場合） 480点（単一建物診療患者が2～9人の場合） 440点（上記以外の場合）

算定対象となる特別食

算定対象となる特別食
腎臓食、肝臓食、糖尿食、胃潰瘍食（流動食を除く）、貧血食、膵臓食、脂質異常症食、痛風食、てんかん食、フェニルケトン尿症食、楓糖尿症食、ホモシスチン尿症食、ガラクトース血症食、治療乳、無菌食、特別な場合の検査食（単なる流動食および軟食を除く）
心臓疾患及び妊娠高血圧症候群等の患者に対する減塩食
十二指腸潰瘍の患者に対する潰瘍食
侵襲の大きな消化管手術後の患者に対する潰瘍食
クローン病及び潰瘍性大腸炎等により腸管の機能が低下している患者に対する低残渣食
高度肥満症（肥満度が＋40％以上又はBMIが30以上）の患者に対する治療食
高血圧症の患者に対する減塩食（塩分の総量が6g未満のものに限る。）
小児食物アレルギー患者に対する小児食物アレルギー食 （食物アレルギーを持つことが明らかな９歳未満の小児に限る。）
がん患者、摂食機能若しくは嚥下機能が低下した患者、低栄養にある患者に対する治療食

※小児食物アレルギー食は、外来栄養食事指導料及び入院栄養食事指導料に限る。
※在宅患者訪問栄養食事指導に要した交通費（実費）は、患家の負担とする。
※在宅患者訪問栄養食事指導料の算定には、医師の指示は必要だが医師の同行は不要。
※管理栄養士は常勤である必要はなく、要件に適合した指導が行われていれば算定できる（ただし専任）。
※集団栄養食事指導料と外来栄養食事指導料又は入院栄養食事指導料を同一日に併せて算定できる。
※集団栄養食事指導料は入院患者と外来患者が混在しても算定できる。
※入院栄養食事指導料、集団栄養食事指導料、外来栄養食事指導料の算定は、当該保険医療機関で屋内全面禁煙を実施していることが算定要件となる。
※診療所において、入院中の患者であって、特別食を医師が必要と認めたものに対し、当該保険医療機関以外（日本栄養士会若しくは都道府県栄養士会が設置し、運営する「栄養ケア・ステーション」又は他の医療機関に限る）の管理栄養士が医師の指示に基づき対面で必要な栄養指導を行った場合には、入院栄養食事指導料２（初回：250点、２回目以降：190点）を算定する。
※診療所において、入院中の患者以外の患者であって、特別食を医師が必要と認めたものに対し、当該保険医療機関以外の管理栄養士が、当該保健医療機関の医師の指示に基づき対面で必要な栄養指導を行った場合には、外来栄養食事指導料２（初回：250点、２回目以降：190点）、在宅患者訪問栄養食事指導料２（単一建物診療患者が１人の場合：510点、単一建物診療患者が２～９人の場合：460点、それ以外の場合：420点）を算定する。

7

♩♩♩

113 栄養アセスメントに関する記述である。最も適当なのはどれか。1つ選べ。

(1) 除脂肪体重の算出には、身長の値を用いる。

(2) 下腿周囲長は、筋肉量の指標となる。

(3) 生体電気インピーダンス法（BIA）では、安静時消費エネルギー量が測定できる。

(4) 二重エネルギーX線吸収測定法（DXA）では、エネルギー消費量が測定できる。

(5) 体重減少率は、JARD 2001（日本人の新身体計測基準値）の年齢・性別ごとの中央値を基準とする。

正解へのアプローチ

JARD 2001（日本人の新身体計測基準値）は、身長・体重・BMI・上腕周囲長・下腿周囲長・上腕三頭筋皮下脂肪厚・肩甲骨下部皮下脂肪厚・上腕筋囲・上腕筋面積の基準値が性別・年齢区分別に示している。

「サルコペニア診療ガイドライン 2017 年版」では、サルコペニアのスクリーニング方法として、下腿周囲長に注目した「指輪っかテスト」が有用であるとしている。

7

選択肢考察

×(1) 除脂肪体重は、体重（kg）− 体重（kg）×体脂肪率（%）÷ 100 で求める。

○(2) 下腿周囲長は、下腿の骨格筋量の指標となる。

×(3) 生体電気インピーダンス法（BIA）では、体水分量と体脂肪量の身体組成を分析できる。

×(4) 二重エネルギーX線吸収測定法（DXA）は、骨塩量や体内脂肪の測定に用いる。

×(5) 体重減少率は、健常時体重（kg）− 現体重（kg）／健常時体重（kg）× 100 で求め、6か月間で 10%以上、1か月間で 5%以上の減少率で中等度以上の栄養障害と判断する。

正 解 (2)

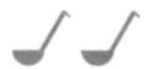

114 ハリス-ベネディクト（Harris - Benedict）の式を使用して基礎エネルギー消費量を算出するために必要な項目である。**誤っている**のはどれか。1つ選べ。

(1) 性別
(2) 身長
(3) 体重
(4) 年齢
(5) ストレス係数

正解へのアプローチ

ハリス-ベネディクト（Harris - Benedict）の式を用いるために必要な項目は、性別、体重、身長、年齢である。この計算式から基礎エネルギー消費量（BEE）が算出でき、BEEに活動係数とストレス係数を乗じると総エネルギー必要量（TEE）を算出することができる。

選択肢考察

○(1) ハリス-ベネディクト（Harris - Benedict）の式では、男性と女性では算出式が異なる。

○(2)、(3)、(4) ハリス-ベネディクト（Harris - Benedict）の式を使用するためには必要な項目である。

×(5) ハリス-ベネディクト（Harris - Benedict）の式を使用するためには必要ではないが、算出値より総エネルギー必要量を算出するために用いる項目である。

正　解　(5)

要　点

基礎エネルギー消費量と総エネルギー必要量の算出式

○基礎エネルギー消費量（BEE）：ハリス-ベネディクト（Harris - Benedict）の式

- 男性：BEE＝66.47＋13.75×W＋5.0×H－6.76×A
- 女性：BEE＝655.1＋9.56×W＋1.85×H－4.68×A

　W：体重（kg）、H：身長（cm）、A：年齢（年）

○総エネルギー必要量（TEE）

TEE＝BEE×活動係数×ストレス係数

7

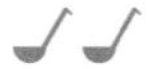

115 経腸栄養法に関する記述である。最も適当なのはどれか。１つ選べ。

(1) 半固形状栄養剤は、投与に時間を要する。
(2) 消化態栄養剤は、胃食道逆流の予防を目的に用いる。
(3) 成分栄養剤の長期投与では、脂肪乳剤の静脈投与が必要となる。
(4) 1kcal/mL濃度の半消化態栄養剤の水分含有量は、95%である。
(5) 消化態栄養剤の糖質源は、グルコースである。

正解へのアプローチ

経腸栄養法に関する問題は頻出である。経腸栄養剤の特徴や投与法について整理をしておくとよい。近年は、半固形状栄養剤も一般的に使用されるようになってきているため、半固形状で投与するメリットについても確認しておきたい。

選択肢考察

×(1) 半固形状栄養剤は、短時間投与が可能である。
×(2) 消化態栄養剤は、消化吸収能が低下している場合に用いる。
○(3) 成分栄養剤には脂質はほとんど含まれていないため、長期使用では必須脂肪酸欠乏症のリスクが高くなる。そのため、静脈から脂肪乳剤の投与が必要となる。
×(4) 1kcal/mL濃度の半消化態栄養剤の水分含有量は、80～85%である。
×(5) 消化態栄養剤などの人工濃厚流動食の糖質源は、デキストリンである（要 点 参照）。

正 解 (3)

7

要点

経腸栄養剤の分類と特徴

	天然濃厚流動食	半消化態栄養剤	消化態栄養剤	成分栄養剤
窒素源 糖　質 脂　質	たんぱく質 でんぷん 多　い	たんぱく質 デキストリン やや多い	ペプチド・アミノ酸 デキストリン 少ない	アミノ酸 デキストリン 極めて少ない
取扱い	食　品	食品／医薬品	食品／医薬品	医薬品
消　化 投与経路	必　要 経鼻→胃	若干必要 経鼻→胃	不　要 経鼻→十二指腸	不　要 経鼻→十二指腸
浸透圧	普　通 ――――――――――――――――――――――――――――――――→ 高　い			
適　応	咀嚼障害や嚥下障害のみをきたしており、長期経腸栄養の実施が必要な患者	消化管機能が正常もしくは軽度の障害の患者	消化管の障害がある患者でも適応可	消化管の障害がある患者でも適応可
長　所	素材が自然食品である	• 浸透圧性下痢をきたし難い • 必須脂肪酸欠乏をきたし難い • 経口摂取が可能	• 高度消化吸収障害（短腸症候群等）の患者でも使用可能 • 必須脂肪酸欠乏をきたし難い	• 高度消化吸収障害（短腸症候群等）の患者でも使用可能
短　所		脂質消化吸収障害をきたしている患者には使用できない	• 浸透圧性下痢をきたしやすい • 高度脂質吸収障害下では下痢をきたす	• 浸透圧性下痢をきたしやすい • 長期投与の患者では必須脂肪酸欠乏をきたしやすい

7

116 静脈栄養法に関する記述である。最も適当なのはどれか。1つ選べ。

(1) 中心静脈栄養法では、バクテリアルトランスロケーションのリスクは低い。
(2) 中心静脈栄養法では、ビタミンB_1欠乏による乳酸アシドーシスに注意する。
(3) 中心静脈栄養法では、基本輸液に電解質は含まれない。
(4) 末梢静脈栄養法は、2週間以上の実施が可能である。
(5) 末梢静脈栄養法では、ブドウ糖濃度20％の溶液を使用できる。

正解へのアプローチ

静脈栄養法には、中心静脈栄養法（TPN）と末梢静脈栄養法（PPN）がある。頻出であるため、それぞれの違いを理解しておくこと。

選択肢考察

×(1) 経静脈栄養では、バクテリアルトランスロケーションを起こしやすい。バクテリアルトランスロケーションとは、消化管を長期間利用しないと腸上皮の萎縮により腸管免疫機能が低下し、細菌などが体内に侵入しやすくなる状態をいう。

○(2) 非生理的に大量のグルコースを投与するため、ビタミンB_1不足により乳酸への代謝が亢進し、乳酸アシドーシスを引き起こしやすい。またビタミンB_1不足によるウェルニッケ脳症や脚気にも注意が必要である。

×(3) 高カロリー基本輸液には、グルコースとアミノ酸と電解質（ナトリウム、カリウムなど）、微量元素製剤にはミネラル（鉄、マンガン、亜鉛、銅、ヨウ素）が含まれているが、その他のミネラルは含まれていないため、長期投与では、これらミネラルや必須脂肪酸欠乏に注意する。

×(4) 末梢静脈栄養法は、十分なエネルギー量を投与することができないため、およそ2週間以内に終了が見込める場合に選択する。

×(5) 末梢静脈栄養法では、あまり浸透圧の高い輸液は投与できない。ブドウ糖濃度としては5～10％程度、血漿浸透圧の2～3倍程度が限界である。

正　解　(2)

要　点

中心静脈栄養法と末梢静脈栄養法の比較

		中心静脈栄養法	末梢静脈栄養法
投与期間		長期（2週間以上）	短期（2週間以内）
合併症の頻度		多い	少ない
輸液の組成	エネルギー量	1,500～2,500kcal／日	800～1,200kcal／日
	糖質濃度	10～25％（混合）	5～10％（混合）
	アミノ酸濃度	3～4％（混合）	3％（混合）
	脂質濃度	10～20％（単独）	10～20％（単独）
	浸透圧比	3～6	2～3

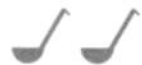

117 医薬品とその作用の組合せである。最も適当なのはどれか。1つ選べ。

(1) カルシウム拮抗薬 ―――――――― 骨吸収促進
(2) 抗ヒスタミン薬 ――――――――― 食欲低下
(3) マジンドール ―――――――――― インスリン分泌促進
(4) HMG-CoA 還元酵素阻害薬 ――― 血圧降下
(5) ラクツロース ―――――――――― 腸内アンモニア産生抑制

正解へのアプローチ

各疾患の薬物療法を覚えるだけでなく、薬理作用や副作用も出題されるため、過去問を中心に確認しておく必要がある。

選択肢考察

×(1) カルシウム拮抗薬は、血管の平滑筋細胞内へのカルシウムイオンの流入を防ぐことで、筋細胞の収縮を抑え血管拡張作用を呈する薬剤で、高血圧症に適応がある。

×(2) 抗ヒスタミン薬は、アレルギーを抑える抗ヒスタミン効果のほか、セロトニン拮抗作用があり、食欲を増進させ体重増加を招く。

×(3) マジンドールは、食欲を抑制する薬物であり、高度肥満(BMIが35以上)に対して医師の指導下で用いる。依存が形成されやすいため、注意が必要である。

×(4) HMG-CoA還元酵素阻害薬(スタチン)は、高LDLコレステロール血症に用いる。コレステロール合成経路の律速酵素であるHMG-CoA還元酵素を阻害する製剤であり、生体内での合成を阻害し血中のコレステロールを低下させる製剤である。ただし、食物としてコレステロールそのものの摂取量が多い高カイロミクロン血症には、無効である。

○(5) ヒト消化管粘膜には、ラクツロースを分解する酵素が存在しないため、経口投与されたラクツロースは消化・吸収されることなく下部消化管に達し、ビフィズス菌、乳酸菌によって利用・分解され、有機酸(乳酸・酢酸)を産生する。この有機酸は腸管内pHの酸性化をもたらし、アンモニア産生菌の発育を抑制する。また、腸内の酸性化により腸管内アンモニアがイオン化し、アンモニウムイオンとなるため、吸収が抑制される。

正 解 (5)

7

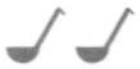

118 肥満症に関する記述である。最も適当なのはどれか。1つ選べ。

(1) クッシング症候群は、二次性肥満である。

(2) 食事療法の目的は、除脂肪組織を減少させることである。

(3) 減量では、体重減少に伴いエネルギー消費量が増大する。

(4) 高度肥満症患者に運動療法を行う場合は、食事療法を中止する。

(5) フォーミュラ食のみでの超低エネルギー食（VLCD）療法は、1週間を限度とする。

正解へのアプローチ

『肥満症診療ガイドライン2016』では、「肥満症」と「高度肥満症」の治療指針が区分されている。治療法については整理しておくこと。

選択肢考察

○(1) 二次性肥満は、特定の疾患が原因で二次的に起こる肥満であり、内分泌性肥満、遺伝性肥満、視床下部性肥満、薬物性肥満がある。その中でも内分泌性肥満は頻度が高く、クッシング症候群のほかに甲状腺機能低下症やインスリノーマなどが含まれる。

×(2) 除脂肪組織の減少を抑制しつつ、体脂肪を減少させることが目的である。

×(3) 減量を開始すると、体重減少に伴いエネルギー消費量は減少する。そのため、時間経過に伴い体重の減少速度は漸減する。

×(4) 運動療法を行う場合は、食事療法を併用することが効果的である。

×(5) フォーミュラ食は、糖質と脂質を極力抑え、たんぱく質、ビタミン、ミネラルを必要十分量摂取できる食事代替食品である。超低エネルギー食（VLCD）療法では、一般的に1～3週間実施され、3か月が限度と考えられている。

正　解　(1)

要　点

肥満症治療指針（「肥満症診療ガイドライン 2016」より抜粋）

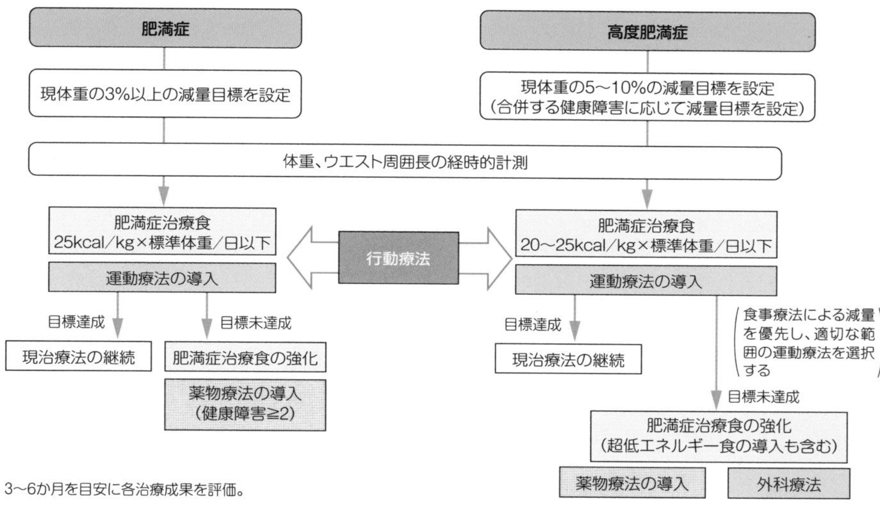

♩♩

119 脂質異常症の危険因子を改善する食事に関する記述である。最も適当なのはどれか。1つ選べ。

(1) 高LDL－コレステロール血症では、食物繊維摂取量を15g/日以下にする。
(2) 高LDL－コレステロール血症では、不飽和脂肪酸の摂取を減らす。
(3) 高トリグリセリド血症では、炭水化物エネルギー比率をやや低めにする。
(4) 低HDL－コレステロール血症では、果物や果糖含有加工食品摂取を制限する。
(5) 高カイロミクロン血症では、脂質エネルギー比率を7%未満に制限する。

正解へのアプローチ

脂質異常症の分類には、高カイロミクロン血症、高LDL－コレステロール血症、高トリグリセリド血症、低HDL－コレステロール血症などが存在する。それぞれの特徴が異なるため、その分類と、特徴、食事療法についてはよく理解しておく必要がある。

選択肢考察

×(1) 高LDL－コレステロール血症では、食物繊維の摂取量を増やす。
×(2) 高LDL－コレステロール血症では、飽和脂肪酸、コレステロール、トランス脂肪酸の摂取を減らす。
○(3) 高トリグリセリド血症では、炭水化物エネルギー比率をやや低めにし、アルコールの過剰摂取を制限する。
×(4) 低HDL－コレステロール血症では、炭水化物エネルギー比率をやや低めにし、トランス脂肪酸を制限する。
×(5) 高カイロミクロン血症では、脂質エネルギー比率を15%以下に制限し、中鎖脂肪酸を主として用いる。

正 解 (3)

7

要 点

動脈硬化性疾患予防のための生活習慣の改善
（「動脈硬化性疾患予防ガイドライン 2017 年版」より抜粋）

1．禁煙し、受動喫煙を回避する
2．過食と身体活動不足に注意し、適正な体重を維持する
3．肉の脂身、動物脂、鶏卵、果糖を含む加工食品の大量摂取を控える
4．魚、緑黄色野菜を含めた野菜、海藻、大豆製品、未精製穀類の摂取量を増やす
5．糖質含有量の少ない果物を適度に摂取する
6．アルコールの過剰摂取を控える
7．中等度以上の有酸素運動を、毎日合計 30 分以上を目標に実施する

動脈硬化性疾患予防のための食事（「動脈硬化性疾患予防ガイドライン 2017 年版」より抜粋）

1．総エネルギー摂取量（kcal／日）は、一般に標準体重（kg、（身長 m）^{2} × 22）× 身体活動量（軽い労作で 25～30、普通の労作で 30～35、重い労作で 35～）とする
2．脂肪エネルギー比率を 20～25％、飽和脂肪酸 4．5％以上 7％未満、コレステロール摂取量を 200 mg／日未満に抑える
3．n－3 系多価不飽和脂肪酸の摂取を増やす
4．工業由来のトランス脂肪酸の摂取を控える
5．炭水化物エネルギー比を 50～60％とし、食物繊維の摂取を増やす
6．食塩の摂取は 6 g／日未満を目標にする
7．アルコール摂取を 25 g／日以下に抑える

動脈硬化性疾患の危険因子を改善する食事
（「動脈硬化性疾患予防ガイドライン 2017 年版」より抜粋）

高 LDL－C 血症	• 飽和脂肪酸をエネルギー比 7％未満とする。 • コレステロールを 200 mg／日未満とする。 • トランス脂肪酸の摂取を減らす。 • 脂肪含有量の多い肉の脂身や動物性の脂（牛脂、ラード、バター）、乳類、臓物類、卵類を制限する。 • 緑黄色野菜を含めた野菜および大豆・大豆製品の摂取を勧める。
高 TG 血症	• 適正体重を維持する、または目指すように総エネルギー摂取量を考慮する。 • 炭水化物エネルギー比をやや低めとする。 • アルコールの過剰摂取を制限する。 • 果物や果糖含有加工食品の過剰摂取は TG を上昇させる可能性があるので注意する。 • n－3 系多価不飽和脂肪酸の摂取を増やす。 • 高カイロミクロン血症では、脂肪エネルギー比を 15％以下に制限し、中鎖脂肪酸を主に用いる。
低 HDL－C 血症	• 適正体重を維持する、または目指すように総エネルギー摂取量を考慮する。 • 炭水化物エネルギー比率をやや低めにする。 • トランス脂肪酸を減らす。

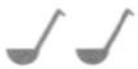

120 尿酸生成抑制作用のある高尿酸血症（痛風）治療薬である。最も適当なのはどれか。１つ選べ。

(1) コルヒチン
(2) プロベネシド
(3) チアゾリジン薬
(4) アロプリノール
(5) ビグアナイド薬

正解へのアプローチ

治療薬については、過去に出題された薬物名と効果についてまとめておくこと。

選択肢考察

×(1) 痛風発作時には局所に浸潤した白血球の尿酸貪食作用及び貪食好中球の脱顆粒が上昇している。コルヒチンは白血球、好中球の作用を阻止する。特に好中球の走化性因子（LTB４、IL－８）に対する反応性を著明に低下させることにより痛風の発作を抑制すると考えられる。痛風発作以外への鎮痛、消炎作用はほとんど認められず、また、尿酸代謝にもほとんど影響しない。

×(2) プロベネシドは、腎尿細管における尿酸の再吸収を抑制し、尿中排泄を促進し、血清尿酸値を低下させる。

×(3) チアゾリジン薬は、血糖値を下げる際に用いる薬である。チアゾリジン薬は、骨格筋や肝臓でのインスリン受容体の感受性を高め、インスリン抵抗性を改善する。

○(4) アロプリノールは、プリン体から尿酸を産生する酵素（キサンチンオキシダーゼ）に対して競合的に拮抗することによって尿酸の生合成を抑制し、血中尿酸値及び尿中尿酸排泄量を低下させる。

×(5) ビグアナイド薬は、血糖値を下げる際に用いる薬である。肝臓での糖新生抑制により糖の放出を抑制する。また、筋肉でのグルコースの取り込みを促進し、血糖値を低下させる。

正　解　(4)

要点

高尿酸血症・痛風の治療薬

<table>
<tr><td rowspan="2">痛風発作時</td><td colspan="2">コルヒチン
（痛風発作前兆期に使用）</td></tr>
<tr><td colspan="2">非ステロイド抗炎症薬（NSAID）
（痛風発作極期に使用）</td></tr>
<tr><td rowspan="5">尿酸低下</td><td rowspan="3">尿酸排泄促進薬</td><td>プロベネシド</td></tr>
<tr><td>ブコローム</td></tr>
<tr><td>ベンズブロマロン</td></tr>
<tr><td rowspan="2">尿酸生成抑制薬</td><td>アロプリノール</td></tr>
<tr><td>フェブキソスタット</td></tr>
</table>

7

121 胃食道逆流症に関する記述である。**誤っている**のはどれか。1つ選べ。

(1) 肥満は要因となる。

(2) 食事の回数を減らす。

(3) 就寝前の食事を控える。

(4) 高脂肪食の摂取を控える。

(5) ヒスタミンH_2受容体拮抗薬の投与が有効である。

正解へのアプローチ

胃食道逆流症の原因には、下部食道括約部圧（LES圧）の機能低下や胃酸過多があげられる。加齢により食道裂孔が緩んだり、肥満による腹圧上昇によって食道裂孔ヘルニアが生じ、胃食道逆流症となる。栄養管理については、要点で確認すること。

選択肢考察

○(1) 肥満では腹圧が高くなり、胃酸の逆流が起こりやすくなるため、減量に努める。

×(2) 少量頻回の分割食とし、胃内滞留時間の短縮を目指す。

○(3) 食後すぐ横になると胃酸が逆流しやすいため、就寝前の食事摂取、食後2時間の仰臥を避け、就寝時は上体を高くする。

○(4) 高脂肪食は食物の胃内滞留時間を遅延させるため、制限する。

○(5) ヒスタミンH_2受容体拮抗薬は、胃の壁細胞に存在するヒスタミンのH_2受容体を遮断して、胃酸の分泌を抑制する製剤である。よって、胃酸過多による胃炎や、胃液が食道へ逆流して食道に炎症を起こす胃食道逆流症などに用いる。

正解 (2)

要点

胃食道逆流症の食事療法と生活指導

- 食事療法

  ①胃酸分泌を促進する食品や胃内停滞時間の長い食品の摂取を避ける。

  ②下部食道括約部圧（LES圧）を低下させやすい食事（アルコール、コーヒー、炭酸飲料、チョコレートなど）の摂取を避ける。

  ③少量、頻回食とする。

  ④肥満者では減量を行う。

- 生活指導

  ①たばこは下部食道括約部圧（LES圧）を低下させるため、禁煙指導を行う。

  ②食後2～3時間は横にならないように指導し、就寝時はファーラー位（半坐位）にする。

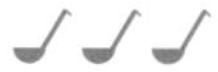

122 腸疾患の栄養管理に関する記述である。**誤っている**のはどれか。1つ選べ。

(1) イレウスでは、中心静脈栄養法を行う。
(2) クローン病の活動期では、たんぱく質を制限する。
(3) クローン病の寛解期では、低残渣食とする。
(4) 潰瘍性大腸炎の活動期では、高エネルギー食とする。
(5) 潰瘍性大腸炎の寛解期では、水溶性食物繊維を制限する。

正解へのアプローチ

腸疾患は、栄養素の消化・吸収を担う臓器の疾患であるため、それらの病因によって栄養療法が大きく異なる。

脂質は消化が緩慢であるため、消化管疾患の際には脂質を制限して消化管の負担を軽減することが多い。

選択肢考察

○(1) 腸閉塞（イレウス）時は絶食とし、中心静脈栄養法を適用するため、静脈内に投与する輸液量を制限することはない。
○(2) クローン病の活動期では、たんぱく質に対して抗原性を示すため、食事中のたんぱく質は制限する必要がある。不足分は、成分栄養剤でアミノ酸として補い、たんぱく質量を確保する。
○(3) クローン病の寛解期の食事は、再燃を防止することが目的であり、低脂肪・低残渣食が基本となる。
○(4) 潰瘍性大腸炎の活動期や寛解移行期では、高エネルギー・高たんぱく質・高ビタミン、低脂質かつ低残渣食とする。
×(5) 潰瘍性大腸炎の活動期は、腸管安静を目的に低残渣食とするが、水溶性食物繊維は、腸内細菌の増殖に関与し炎症を緩和するため、寛解期では制限しない。

正 解 (5)

123 循環器疾患とその栄養管理に関する組合せである。最も適当なのはどれか。1つ選べ。

(1) 脳出血 ―――――― 低コレステロール食
(2) 狭心症 ―――――― 高炭水化物食
(3) 心筋梗塞 ――――― 減塩食
(4) うっ血性心不全 ―― 低カリウム食
(5) 心房細動 ――――― 低リン食

正解へのアプローチ

循環器疾患の栄養管理については、特に血圧の管理が重要となるため、水分、塩分、カリウムの摂取について、考慮する必要がある。

選択肢考察

×(1) コレステロールは細胞膜を構成する成分であり、不足すると血管の内皮細胞がもろくなり破れやすくなるため、脳出血のリスクとなる。特にコレステロール高値などでない限り、適度に摂取すべきである。

×(2) 高炭水化物食では、血中の中性脂肪が増加し、動脈硬化が進行するリスクとなる。それにより、狭心症や心筋梗塞のリスクにもつながる。

○(3) 心筋梗塞では、高血圧が発症のリスクとなる。その予防のために塩分を制限した食事が適切である。

×(4) うっ血性心不全では、浮腫や胸水など症状が見られるため、特に水分、塩分の管理が重要である。カリウムではなくナトリウムを食塩換算3～7g/日に制限し、高血圧を予防する。

×(5) 心房細動は、心房が規則正しい収縮ができなくなり血栓ができやすくなる。その血栓が心臓や脳に詰まることにより脳梗塞などを引き起こす症状である。高血圧や糖尿病などの生活習慣病と合併することが多いため、特定の栄養素でなく、これら生活習慣病を予防するよう、高脂質や高塩分を避け、バランスの良い食事をとることが重要である。

正 解 (3)

7

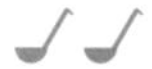

124 ネフローゼ症候群の病態と栄養管理に関する記述である。**誤っている**のはどれか。1つ選べ。

(1) 高度のたんぱく尿(3.5g/日)の持続がみられる。
(2) 低アルブミン血症(3.0g/dL以下)がみられる。
(3) 微小変化型ネフローゼは、成人に多くみられる。
(4) 微小変化型ネフローゼでは、エネルギーを35kcal/kg体重/日とする。
(5) 微小変化型ネフローゼでは、たんぱく質を1.0〜1.1g/kg体重/日とする。

正解へのアプローチ

ネフローゼ症候群は、高度のたんぱく尿(3.5g/日以上の持続)、低アルブミン血症(3.0g/dL以下)および浮腫を呈し、脂質異常症(高LDLコレステロール血症)を伴う疾患で、診断には前2者が必須である。ネフローゼ症候群の特徴について理解しておくこと。

選択肢考察

○(1)、(2)、(4)、(5)

×(3) 微小変化型ネフローゼは小児に好発する。光学顕微鏡では所見はなく、電子顕微鏡でボーマン嚢の足細胞の突起の融合がみられる。

7

正　解 (3)

要　点

成人ネフローゼ症候群の食事療法(「腎疾患患者の生活指導・食事療法に関するガイドライン」より)

	総エネルギー (kcal/kg*/日)	たんぱく質 (g/kg*/日)	食塩 (g/日)	カリウム (g/日)	水分
微小変化型ネフローゼ以外	35	0.8	≦6	血清K値により増減	制限せず**
治療反応性良好な微小変化型ネフローゼ	35	1.0〜1.1	≦6	血清K値により増減	制限せず**

*標準体重。**高度の難治性浮腫の場合には水分制限を要する場合もある
食塩摂取量は厚生労働省調査研究班による治療方針(2012)に基づく

✓✓✓

125 CKD（慢性腎臓病）の食事療法基準に関する記述である。最も適当なのはどれか。1つ選べ。

(1) すべてのステージのエネルギー摂取量は、現体重あたり25～35kcal/日とする。
(2) ステージ1～2のたんぱく質摂取量は、進行のリスクのあるCKDにおいては、0.8g/kg標準体重/日を超えないようにする。
(3) 高血圧症の合併有無に関わらず、食塩摂取量を3g以上6g未満/日とする。
(4) ステージ3以降のカリウム摂取量は、2,000mg/日以下とする。
(5) リンの摂取量は、たんぱく質（g）×15で算出する。

正解へのアプローチ

腎・尿路疾患に関する問題は毎年出題されている。また、症例問題としても出題されることが多い。そのため、それぞれの疾患の病因や病態と併せて栄養管理の基準（ガイドライン）を確認すること。

「慢性腎臓病に対する食事療法基準2014年版」については各栄養素等の基準の考え方も含め、確認すること（要点参照）。

7

選択肢考察

×(1) エネルギー摂取量の算出方法は、標準体重（BMI 22kg／m^2）で算出する。

×(2) ステージ1および2のたんぱく質摂取量は「過剰な摂取をしない」とガイドラインに明記されている。その過剰を示す具体的な指示量としては、進行するリスクのあるCKDにおいては1.3g／kg標準体重／日を超えないことが1つの目安である。

○(3) CKDにおいて、食塩摂取量の増加により腎機能低下と末期腎不全へのリスクが増加すること、食塩制限により尿蛋白が減少することが報告されていることから、高血圧症の合併有無に関わらず、すべてのステージで3g以上6g未満／日とする。

×(4) カリウムはステージ3aまで制限せず、ステージ3bから制限を行う（要点参照）。

×(5) リンの摂取量については「CKDステージによる食事療法基準」に明記されていないが、1日の総摂取量と検査値をあわせて評価し、必要に応じてリン吸着剤を使用して、血清リン値を基準値内に保つようにする。また、食品のリンの利用率やリン／たんぱく質比なども考慮する。

正解 (3)

要 点

CKDのステージ分類と重症度分類（「CKD診療ガイド2012」より抜粋）

原疾患		蛋白尿区分		A1	A2	A3
糖尿病		尿アルブミン定量（mg/日） 尿アルブミン/Cr比（mg/gCr）		正 常 30未満	微量 アルブミン尿 30～299	顕性 アルブミン尿 300以上
高血圧 腎 炎 多発性嚢胞腎 移植腎 不 明 その他		尿蛋白定量（g/日） 尿蛋白Cr比（g/gCr）		正 常 0.15未満	軽度蛋白尿 0.15～0.49	高度蛋白尿 0.50以上
GFR区分（mL/分/1.73m^2）	G1	正常または高値	≧90			
	G2	正常または軽度低下	60～89			
	G3a	軽度～中等度低下	45～59			
	G3b	中等度～高度低下	30～44			
	G4	高度低下	15～29			
	G5	末期腎不全（ESKD）	＜15			

※色が濃くなるほど、死亡、末期腎不全、心血管死亡発症のリスクは上昇する。

CKDステージによる食事療法基準（「慢性腎臓病に対する食事療法基準2014年版」より抜粋）

ステージ（GFR）	エネルギー（kcal/kgBW/日）	たんぱく質（g/kgBW/日）	食塩（g/日）	カリウム（mg/日）
ステージ1（GFR≧90）	25～35	過剰な摂取をしない	3≦ ＜6	制限なし
ステージ2（GFR 60～89）		過剰な摂取をしない		制限なし
ステージ3a（GFR 45～59）		0.8～1.0		制限なし
ステージ3b（GFR 30～44）		0.6～0.8		≦2,000
ステージ4（GFR 15～29）		0.6～0.8		≦1,500
ステージ5（GFR＜15）		0.6～0.8		≦1,500
5D（透析療法中）	別表参照			

注）エネルギーや栄養素は、適正な量を設定するために、合併する疾患（糖尿病、肥満など）のガイドラインなどを参照して病態に応じて調整する。性別、年齢、身体活動度などにより異なる。

注）体重は基本的に標準体重（BMI＝22）を用いる。

慢性透析患者の食事療法基準（「慢性腎臓病に対する食事療法基準2014年版」より抜粋）

ステージ5D	エネルギー（kcal/kgBW/日）	たんぱく質（g/kgBW/日）	食塩（g/日）	水分	カリウム（mg/日）	リン（mg/日）
血液透析（週3回）	30～35[注1,2)]	0.9～1.2[注1)]	＜6[注3)]	できるだけ少なく	≦2,000	≦たんぱく質（g）×15
腹膜透析	30～35[注1,2,4)]	0.9～1.2[注1)]	PD除水量（L）×7.5＋尿量（L）×5	PD除水量＋尿量	制限なし[注5)]	≦たんぱく質（g）×15

注1）体重は基本的に標準体重（BMI＝22）を用いる。
注2）性別、年齢、合併症、身体活動度により異なる。
注3）尿量、身体活動度、体格、栄養状態、透析間体重増加を考慮して適宜調整する。
注4）腹膜吸収ブドウ糖からのエネルギー分を差し引く。
注5）高カリウム血症を認める場合には血液透析同様に制限する。

126 甲状腺機能亢進時に制限をするものである。最も適当なのはどれか。１つ選べ。

(1) エネルギー
(2) ビタミンB_1
(3) ナイアシン
(4) カルシウム
(5) ヨード（ヨウ素）

正解へのアプローチ

内分泌疾患では、疾患に関連するホルモンの種類とそれらのパラメーター（検査値）の血中の動態（上昇・低下）を理解しておくとよい（**問35**要点参照）。

また、この分野では、甲状腺機能亢進症と甲状腺機能低下症が頻出であるため、栄養管理（食事療法）は必ず理解しておきたい。

選択肢考察

7

×(1) エネルギー代謝が亢進するため、消費量に見合ったエネルギー摂取が必要になる。

×(2)、(3) エネルギー代謝に関わるため制限せず、十分に摂取する。エネルギー代謝に関わるビタミンB_1、ビタミンB_2、ナイアシンについても同様である。

×(4) 尿中のカルシウム排泄量が増加するため、制限は行わず、600～1,000mg/日を確保する。

○(5) ヨード（ヨウ素）の過剰摂取は、甲状腺ホルモンの合成を促進するため、摂取を制限する。

正解 (5)

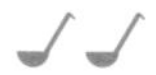

127 16歳、女子高生。身長155cm、体重36kg。体重減少が心配になった家族に付き添われて来院した。友人から「ぽっちゃりしてきた」と言われたのがきっかけで、半年前から食事量が減少し、現在までに体重が15kg減少した。患者は活動的であり、まだ痩せているという自覚がない。月経は3か月前からみられていない。この患者に考えられる症候として、**最も適切な**のはどれか。1つ選べ。

(1) 徐脈
(2) 発熱
(3) 高血糖
(4) 高血圧

正解へのアプローチ

患者は、体型を友人より指摘されたことにより、神経性やせ症（神経性食欲不振症）に陥り、極度の食事制限を行っていると考えられる。

神経性やせ症は、「拒食症」などと呼ばれ、思春期の女子に好発し、器質的疾患がなく、何らかの心理的因子（肥満への恐怖など）がきっかけとなり、食行動の異常を生じ、著しいるいそうと続発性無月経に陥る状態である。代謝・内分泌系を中心とした種々の身体的異常所見、症候が生じる摂食障害である。そのため、食事療法と併せて、心理療法が必要である。

選択肢考察

○(1) 神経性やせ症では、徐脈がみられる。
×(2) 神経性やせ症では、低体温がみられる。
×(3) 神経性やせ症では、低血糖、低たんぱく血症などがみられる。
×(4) 神経性やせ症の合併症として、低ナトリウム血症、低カリウム血症などの電解質異常が生じる。

正　解　(1)

要 点

神経性食欲不振症の診断基準（神経性食欲不振症のプライマリケアのためのガイドライン（2007年））

1．標準体重の－20％以上のやせ（るいそう）

2．食行動の異常（不食、大食、隠れ食いなど）

3．体重や体型についての歪んだ認識（体重増加に対する極端な恐怖など）

4．発症年齢：30歳以下（思春期の女子）

5．（女性ならば）無月経（続発性無月経）

6．やせの原因として考えられる器質性疾患がない

※1．2．3．5は既往歴を含む。6項目全てを満たさないものは、疑診例として要観察。

128 COPD（慢性閉塞性肺疾患）の病態と栄養管理に関する記述である。最も適当なのはどれか。１つ選べ。
(1) 体脂肪量の増加により体重増加を生じる。
(2) 炎症性サイトカインの低下を認める。
(3) 分枝アミノ酸の摂取を勧める。
(4) カルシウムの摂取を制限する。
(5) 腹部膨満感がある場合は、食事回数を減らす。

正解へのアプローチ

慢性閉塞性肺疾患（COPD）は、末梢の気管支が炎症により非不可逆的に閉塞する呼吸器疾患である。最大の原因は喫煙である。COPD自体が肺以外にも全身性の影響をもたらし合併症を誘発することもある。国家試験では頻出の分野であるため、過去の出題を中心に確認すること。

選択肢考察

×(1) COPDでは軽度の体重減少は、体脂肪量の減少が主体である。中等度以上のCOPD患者の体重減少は、筋たんぱく量の低下に伴うマラスムス型のたんぱく・エネルギー栄養障害である。

×(2) 血中のTNF－α、IL－6、CRPの増加など全身性炎症を反映した所見を認める。これらは栄養障害、骨粗鬆症、骨格筋機能障害、心・血管疾患のリスクと関連している。

○(3) COPDではガス交換が不十分であるため、呼吸数が増加し、横隔膜などの呼吸筋が昼夜を問わず常に活動している状態にある。このため安静時エネルギー消費量は増加し、筋活動亢進のために分枝アミノ酸が消費されて、フィッシャー比（分枝アミノ酸÷芳香族アミノ酸）が低下する。そのため、分枝アミノ酸については十分な補給が必要である。

×(4) COPDは続発性骨粗鬆症の原因となるため、カルシウムの摂取は重要となる。

×(5) 肺の過膨張により横隔膜が下がるため、腹部膨満感を呈し１回食事量の減少を招く。その場合は、摂取量を増やすために分割食（少量頻回食）を勧める。

正　解　(3)

7

129 貧血の種類と症状の組合せである。最も適当なのはどれか。1つ選べ。

(1) 腎性貧血 ―――――――――― ヘモグロビン尿
(2) 溶血性貧血 ―――――――――― 神経症状（四肢のしびれ）
(3) 鉄欠乏性貧血 ―――――――――― 異食症
(4) 再生不良性貧血 ―――――――――― ハンター舌炎
(5) ビタミンB_{12}欠乏性貧血 ―――― さじ状爪（スプーンネイル）

正解へのアプローチ

異食症とは、栄養価のない物や食べ物ではないものを食べてしまうことをいう。鉄欠乏性貧血では、鉄補給の代償行為として異食症（土食症、氷食症）を認めることがある。

ビタミンB_{12}欠乏性貧血の症状には、貧血症状のほかにハンター舌炎や神経症状（四肢のしびれ）などがあるが、葉酸欠乏性貧血では神経症状は認められない。

選択肢考察

×(1) 溶血性貧血 ―――――――――― ヘモグロビン尿
×(2) ビタミンB_{12}欠乏性貧血 ―――― 神経症状（四肢のしびれ）
○(3) 鉄欠乏性貧血 ―――――――――― 異食症
×(4) ビタミンB_{12}欠乏性貧血 ―――― ハンター舌炎
×(5) 鉄欠乏性貧血 ―――――――――― さじ状爪（スプーンネイル）

正解 (3)

7

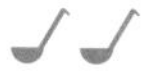

130 サルコペニアの診断に用いる項目である。最も適当なのはどれか。１つ選べ。
(1) 体重の減少
(2) 脚力の低下
(3) 歩行速度の低下
(4) 姿勢反射障害の有無
(5) ２ステップの長さ（最大二歩幅）

正解へのアプローチ

加齢に伴う骨格筋量の減少をサルコペニアと呼ぶ。サルコペニアの診断基準とその項目について確認しておくこと。

選択肢考察

×(1) 体重の変動から筋肉量の評価はできない。
×(2) 筋力低下の評価として握力を使用しており、脚力は用いない。
○(3) 身体機能の低下を評価する項目として、歩行速度を評価する。
×(4) 姿勢反射障害は、パーキンソン病でみられる症状である。
×(5) ２ステップの長さ（歩幅）は、ロコモ度テスト（ロコモティブシンドロームの判定方法）の評価項目である。

正解 (3)

要 点

サルコペニアの診断手順（AWGS）（サルコペニア診療ガイドライン2017年版より）

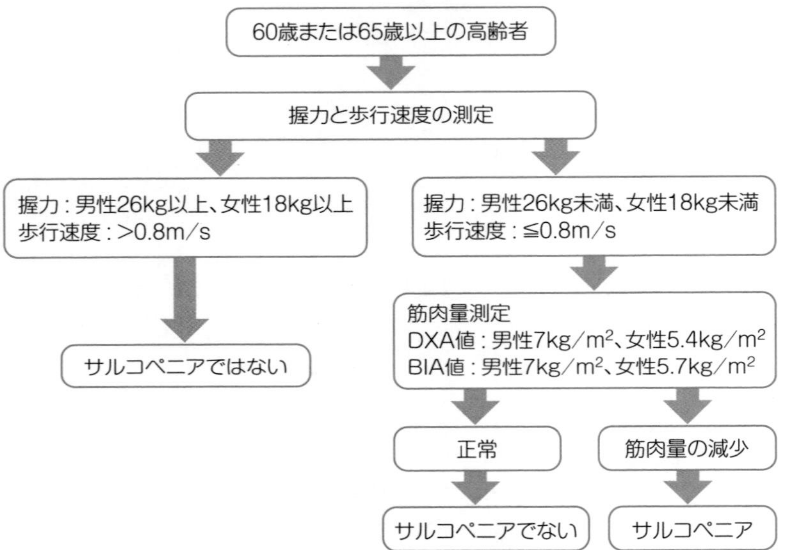

7

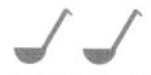

131 食物アレルギーに関する記述である。**誤っている**のはどれか。１つ選べ。
(1) 牛乳アレルギーの原因となる主なアレルゲンは、ラクトースである。
(2) 小麦アレルギーの原因となる主なアレルゲンは、グルテニンである。
(3) 卵のアレルゲン活性は、加熱処理により減弱する。
(4) 食後の運動で、アナフィラキシーショックが誘発される。
(5) アナフィラキシーショック時には、アドレナリンを投与する。

正解へのアプローチ

食物アレルギーとは、「特定の食物を摂取することにより、抗原特異的な免疫学的機序を介して生体にとって不利益な症状が惹起される現象」と定義される。

食物アレルギーのうち、アナフィラキシーショックなどの重篤な症状を起こす特定原材料（7品目）を覚えるとともに、代表的な食物アレルギーの具体的なアレルゲン（たんぱく質）についても確認すること。

選択肢考察

×(1) 牛乳アレルギーの原因となる主なアレルゲンは、カゼインである。
○(2) 小麦アレルギーの原因となる主なアレルゲンは、グルテニンとグリアジンである。グルテニンとグリアジンの混合物であるグルテンもアレルゲンとなる。
○(3) アレルゲンはたんぱく質であり、食品を加熱することでアレルゲンの立体構造が変化し、アレルゲン活性が低減することが知られている。
○(4) 食物依存性運動誘発アナフィラキシーの大部分は、原因となるアレルゲンを摂取した2時間以内の運動で誘発されるという報告がある。
○(5) アナフィラキシーショック時には、血圧を上げるためのアドレナリン自己注射薬（エピペン®）を注射する。

正　解　(1)

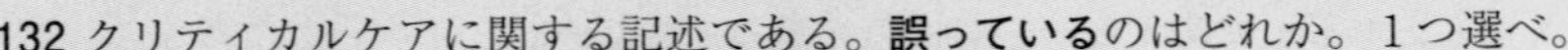

132 クリティカルケアに関する記述である。**誤っている**のはどれか。１つ選べ。

(1) 熱傷により、血管透過性が低下する。

(2) 熱傷患者では、水分の必要量が増大する。

(3) 外傷時には、たんぱく質の必要量は増大する。

(4) 敗血症発症時には、エネルギー必要量は増大する。

(5) 肝性脳症時には、分枝アミノ酸を投与する。

正解へのアプローチ

クリティカルケアとは、重症外科手術患者、救急患者など、なんらかの手当てを行わなければ死に至る重症患者に対して、ICUやCCU、救命救急センターで行われる治療のことをいう。クリティカルケアでは、エネルギー代謝亢進やたんぱく質異化亢進などの代謝変動が生じるため、これらを理解すること。また、熱傷時では、受傷直後から回復までに代謝変動の変化があることを併せて確認すること。

選択肢考察

×(1) 熱傷患者では、血管透過性が亢進することにより、水分、電解質などの血漿成分が血管外に漏出し、浮腫を招く。その結果、血管内の血液が濃縮し、全身の血管循環血液量の減少から循環障害に陥る。

○(2) 熱傷患者では、ショック期では血管透過性亢進の結果、血管水分は細胞間へ移動し、ショック離脱期では組織に貯留した水分が血管内に戻るため、尿量が増加する。よって、熱傷患者では水分喪失量が増加する。

○(3) 外傷時には、たんぱく異化亢進や創部からのたんぱく質の喪失により、たんぱく質の必要量は増大する。

○(4) 全身性炎症反応症候群（SIRS）のうち、感染によって引き起こされたものを敗血症と呼ぶ。エネルギー代謝が亢進するため、エネルギー必要量は増大する。

○(5) 肝性脳症時には、低下したフィッシャー比の改善を図るため、分枝アミノ酸製剤の投与が必要となる。

正　解　(1)

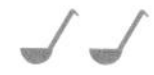

133 摂食機能障害に関する記述である。最も適当なのはどれか。1つ選べ。
(1) 誤嚥性肺炎は、左肺で起こりやすい。
(2) 嚥下の口腔期では、食物を捕食し、食塊を形成する。
(3) 顎を上に挙げると、誤嚥しにくい。
(4) シェーグレン症候群は、嚥下障害の原因となる。
(5) 胃ろうを造設している場合、誤嚥性肺炎は起こらない。

正解へのアプローチ

摂食機能障害については、嚥下のプロセスや嚥下機能の評価法、水飲みテストや嚥下内視鏡検査（VE）、嚥下造影検査（VF）について理解しておくこと。

選択肢考察

×(1) 誤嚥した食物は気管支がより太く、角度が急な右肺に落ちやすいため、誤嚥性肺炎は右肺で起こりやすい。
×(2) 口腔期では、食塊を口腔から咽頭へ送る時期で、随意運動である。食物を補足し、食塊を形成するのは準備期である。
×(3) 顎が上がっている状態では、誤嚥が生じやすいため、体位角度を調節し、顎を引いた状態を保つことが重要である。
○(4) シェーグレン症候群とは全身性自己免疫疾患の一つで主に涙腺や唾液腺などが障害され、外分泌液が減少する疾患である。唾液の分泌量が減少することで、食塊を形成しにくくなり、嚥下障害へとつながる。
×(5) 胃ろうを増設している場合は、経腸栄養剤などが胃に貯留し、それが逆流して、誤嚥性肺炎を引き起こす。

正　解　(4)

要　点

嚥下の五相

①先行期 （認知期　anticipatory stage）	食物が口腔に入る前の時期で、食物を認知し、何をどのくらい、どのように食べるか大脳辺縁系で決定し、行動する段階をいう。
②準備期 （咀嚼期　preparatory stage）	食物を捕食し、続いて咀嚼して食塊を形成してから嚥下運動が行われるまでの時期をいう。
③口腔期（oral stage）	口腔から咽頭へ食塊を送る時期で、随意運動から不随意運動へと移行する。
④咽頭期（pharyngeal stage）	食塊を咽頭から食道へ移送する段階で、反射運動（不随意運動）となる。また、一時的に無呼吸となる。
⑤食道期（esophageal stage）	食道から胃への蠕動運動である。食道入口部は拡張する。

7

134 先天性代謝異常症と栄養管理の組合せである。最も適当なのはどれか。1つ選べ。

(1) フェニルケトン尿症 ―――― チロシン制限食
(2) ガラクトース血症 ―――― 果糖添加ミルク
(3) メープルシロップ尿症 ―――― トリプトファン除去ミルク
(4) ホモシスチン尿症 ―――― メチオニン除去・シスチン添加ミルク
(5) 糖原病Ⅰ型 ―――― 低糖質食

正解へのアプローチ

乳幼児・小児の疾患では、先天性代謝異常症の分野が国家試験では頻出である。それぞれの疾患の概要を血中の動態、そして栄養管理（食事療法）についても確認しておくこと。

選択肢考察

×(1) フェニルケトン尿症では、フェニルアラニンをチロシンに代謝する酵素の欠損により、血中のフェニルアラニン濃度が上昇する。そのため、低フェニルアラニンミルクまたはフェニルアラニン除去ミルクを用いる。

×(2) ガラクトース血症では、ガラクトース代謝経路の酵素欠損により、血中のガラクトースおよびガラクトース1-リン酸濃度が上昇する。そのため、乳糖除去ミルクを用いる。

×(3) メープルシロップ尿症は、分岐鎖α-ケト酸脱水素酵素複合体の異常により、分枝アミノ酸（バリン、ロイシン、イソロイシン）の代謝が障害される。血中の分枝アミノ酸および分枝鎖ケト酸の濃度が上昇する。そのため、分枝アミノ酸除去ミルクを使用する。

○(4) ホモシスチン尿症は、メチオニンの中間代謝産物であるホモシステインを代謝する酵素の欠損により、血中にホモシステイン、ホモシスチン、メチオニンが蓄積し、尿中にホモシスチンが増加する。このため、メチオニン除去・シスチン添加ミルクを用いる。ビタミンB_6依存性ホモシスチン尿症では、ビタミンB_6を補充する。

×(5) 糖原病Ⅰ型は、グルコース6-リン酸からグルコースを生成・輸送するグルコース6-ホスファターゼ機構の障害による疾患である。糖新生とグリコーゲンの分解ができないため、グリコーゲンが肝、腎に蓄積する。低血糖を防ぐために頻回食とする。

正 解 (4)

要点

新生児マススクリーニング対象の先天性代謝疾患の特徴と栄養管理

	疾患	概要	治療
先天性代謝異常症	フェニルケトン尿症	フェニルアラニンをチロシンに代謝する酵素の欠損により、血中のフェニルアラニン濃度が上昇する。	低フェニルアラニン（または除去）ミルクや制限食
	ホモシスチン尿症	メチオニンの中間代謝産物であるホモシスチンを代謝する酵素（シスタチオニンβ合成酵素）の欠損により、尿中にホモシスチンが大量に排泄され、血中のホモシスチン、メチオニンが上昇する。	低メチオニン（または除去）・シスチン強化ミルクやメチオニン制限食
	メープルシロップ尿症	分岐鎖α-ケト酸脱水素酵素複合体の異常により、分枝（分岐鎖）アミノ酸の代謝が障害されて、α-ケト酸と分枝（分岐鎖アミノ酸）が体内に増加する。	分枝（分岐鎖）アミノ酸除去ミルクや制限食
	ガラクトース血症	ガラクトースの代謝に関与する酵素の欠損により、ガラクトースおよびガラクトース1-リン酸が体内に蓄積する。	乳糖除去ミルクや乳糖・ガラクトース制限食
先天性内分泌疾患	先天性副腎過形成症	副腎のステロイドホルモン合成に関係する酵素の欠損により、ホルモンの産生、分泌に異常をきたす。	副腎皮質ホルモン剤の投与
	先天性甲状腺機能低下症（クレチン症）	甲状腺ホルモンの分泌不足によるネガティブフィードバックにより、甲状腺刺激ホルモン（TSH）の濃度が上昇する。	甲状腺ホルモン剤の投与

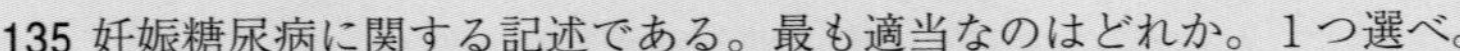

135 妊娠糖尿病に関する記述である。最も適当なのはどれか。1つ選べ。

(1) 妊娠糖尿病は、妊娠前からの継続的な糖代謝異常症である。

(2) 妊娠後期の血糖コントロール不良により、胎児奇形および流産のリスクが高まる。

(3) 妊娠時の血糖管理の目的は、低出生体重児の予防である。

(4) 食事療法のみで目標血糖値が達成できない場合は、SGLT２阻害薬が有効である。

(5) 食事療法でコントロール目標に達しない場合は、インスリン療法を開始する。

正解へのアプローチ

妊娠糖尿病は妊娠を機に発症する、あるいは妊娠後、初めて耐糖能異常を指摘されることをさし、妊娠前から存在する明らかな糖尿病は含めない。妊娠糖尿病は、流早産や胎児奇形のリスクを伴うため、十分な血糖管理が必要である。

選択肢考察

×(1) 妊娠糖尿病は、妊娠中にはじめて発見または発症した糖尿病に至っていない耐糖能異常である。妊娠中の明らかな糖尿病、糖尿病合併妊娠は含めない。

×(2) 妊娠初期からの血糖コントロール不良により、胎児奇形および流産のリスクが高まる。後期において血糖コントロール不良は、巨大児のリスクが高くなる。

×(3) 妊娠時の血糖管理の目的は、周産期合併症や巨大児出生の予防である。

×(4) 食事療法のみで目標血糖値が達成できない場合は、インスリン療法の適応となる。経口糖尿病薬は基本的に使用しない。

○(5) 食事療法でコントロール目標（空腹時血糖70～100mg／dL、食後２時間血糖値120mg／dL未満、HbA１c６．２%未満）に達しない場合は、インスリン療法を開始する。

正　解　(5)

136 褥瘡の発生リスクを評価するブレーデンスケールの項目である。最も適当なのはどれか。１つ選べ。

(1) 体重
(2) 体温
(3) 知覚の認知
(4) 経口摂取の有無
(5) 糖尿病の罹患有無

正解へのアプローチ

褥瘡の発生予測スケールには、ブレーデンスケールがある。スケールは、6つの観察・評価項目で構成されている（要点 参照）。各項目（「摩擦とずれ」を除く）は4段階で評価し、合計点が低いほど褥瘡発生のリスクが高いとされる。

選択肢考察

×(1) 体重測定は最も簡単に栄養状態を評価することができる指標であり、栄養状態の低下は褥瘡発症の要因である。また、体重減少により褥瘡発生リスクが高いとされているが、体重はブレーデンスケールの項目に該当しない。
×(2) ブレーデンスケールの項目には該当しない。
○(3) 知覚の認知とは、圧迫による不快感に対して適切に反応できる能力であり、ブレーデンスケールの項目に該当する。
×(4) ブレーデンスケールの栄養状態の評価では、普段の食事摂取状況を評価している。この項目では経口栄養での摂取だけでなく、経腸栄養や経静脈栄養での摂取量も含めて評価を行う。
×(5) ブレーデンスケールの項目には該当しない。ただし、糖尿病に罹患している場合には、高血糖により症状を悪化させる可能性がある。

正解 (3)

要点

ブレーデンスケール

知覚の認知	1.全く知覚なし	2.重度の障害あり	3.軽度の障害あり	4.障害なし
湿潤	1.常に湿っている	2.たいてい湿っている	3.時々湿っている	4.めったに湿っていない
活動性	1.臥床	2.座位可能	3.時々歩行可能	4.歩行可能
可動性	1.全く体動なし	2.非常に限られる	3.やや限られる	4.自由に体動する
栄養状態	1.不良	2.やや不良	3.良好	4.非常に良好
摩擦とずれ	1.問題あり	2.潜在的に問題あり	3.問題なし	

8 公衆栄養学

地域や職域の健康・栄養問題とそれを取り巻く自然・社会・経済・文化的要因に関する情報収集を分析し、それらを評価・判定する知識を問う分野である。大項目の「栄養政策」は国家試験最重要項目の一つであり、基準となる数値や目標値は確実な得点源であるので取りこぼさないように注意すること。

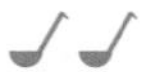

137 公衆栄養の歴史に関する記述である。正しいのはどれか。1つ選べ。

(1) 昭和22年の栄養士法の公布により、管理栄養士国家試験制度が制定された。
(2) 昭和27年に、健康増進法が施行された。
(3) 平成12年に、旧厚生省、旧文部省、農林水産省の3省合同で「食生活指針」を策定した。
(4) 平成17年に、消費者庁が発足した。
(5) 平成21年に、食品表示法が施行された。

正解へのアプローチ

公衆栄養活動の歴史的変遷に関する問題である。特に、平成12年（2000年）以降は法律や指針の策定が目まぐるしく、整理が必要である。

選択肢考察

×(1) 昭和37年の栄養士法改正で管理栄養士制度が導入され、さらに昭和60年の栄養士法改正により管理栄養士国家試験制度が導入された（第1回管理栄養士国家試験は昭和62年に実施）。

×(2) 健康増進法は、平成14年に公布、平成15年に施行された。昭和27年に公布されたのは、栄養改善法である。

○(3) 「食生活指針」は、平成12年に旧厚生省、旧文部省、農林水産省の3省合同で策定された。なお、食生活指針は平成28年に改正された。

×(4) 消費者庁は、平成21年に内閣府に発足した。

×(5) 食品表示法は、平成25年に公布され、平成27年に施行された。

正　解　(3)

8

要 点

2000年（平成12年）以降の公衆栄養活動

年	内容
2000年（平成12年）	「食生活指針」策定 「21世紀における国民健康づくり運動（健康日本21）」開始 「健やか親子21」策定
2002年（平成14年）	改正栄養士法施行（管理栄養士の免許制）←改正は2000年
2003年（平成15年）	健康増進法施行（栄養改善法廃止）←公布は2002年 食品安全基本法施行 「健康づくりのための睡眠指針」策定
2004年（平成16年）	「日本人の食事摂取基準（2005年版）」策定
2005年（平成17年）	栄養教諭制度開始 「食事バランスガイド」策定 食育基本法施行
2006年（平成18年）	「妊産婦のための食生活指針」策定 「食育推進基本計画」策定 「授乳・離乳の支援ガイド」策定 「健康づくりのための運動指針2006」「健康づくりのための運動指針2006（エクササイズガイド2006）」策定
2007年（平成19年）	「授乳・離乳の支援ガイド」策定
2008年（平成20年）	高齢者の医療の確保に関する法律施行（老人保健法からの題名改正） 特定健康診査・特定保健指導制度開始
2009年（平成21年）	「日本人の食事摂取基準（2010年版）」策定 消費者庁の設置
2010年（平成22年）	日本食品標準成分表2010策定
2011年（平成23年）	「第2次食育推進基本計画」策定
2012年（平成24年）	「食品ガイド」策定
2013年（平成25年）	「健康日本21（第二次）」開始 「健康づくりのための身体活動基準2013」 「健康づくりのための身体活動指針（アクティブガイド）」策定
2014年（平成26年）	「健康づくりのための睡眠指針2014」策定 「日本人の食事摂取基準（2015年版）」策定
2015年（平成27年）	食品表示法施行 「健やか親子21（第二次）」策定 日本食品標準成分表2015年版（七訂）策定
2016年（平成28年）	「第3次食育推進基本計画」策定 「食生活指針」一部改定

♩♩♩

138 最近の国民健康・栄養調査結果において、運動習慣のある男性の割合が最も高い年齢階級である。正しいのはどれか。1つ選べ。

(1) 30～39歳
(2) 40～49歳
(3) 50～59歳
(4) 60～69歳
(5) 70歳以上

正解へのアプローチ

近年の国民健康・栄養調査結果における運動習慣のある者の割合は、男女とも50歳代から顕著に上昇し、70歳以上で最も高くなるのが特徴である。

本書では、原則として平成30年調査結果をもとに解説する。

選択肢考察

×(1) 平成30年の調査結果では、30～39歳は男性：19.0%、女性：8.9%である。
×(2) 平成30年の調査結果では、40～49歳は男性：18.3%、女性：14.7%である。
×(3) 平成30年の調査結果では、50～59歳は男性：23.3%、女性：21.1%である。
×(4) 平成30年の調査結果では、60～69歳は男性：32.9%、女性：30.4%である。
○(5) 平成30年の調査結果では、70歳以上は男性：45.8%、女性：37.5%である。

8

正解 (5)

要点

運動習慣のある者の割合（20歳以上、性・年齢階級別、全国補正値）

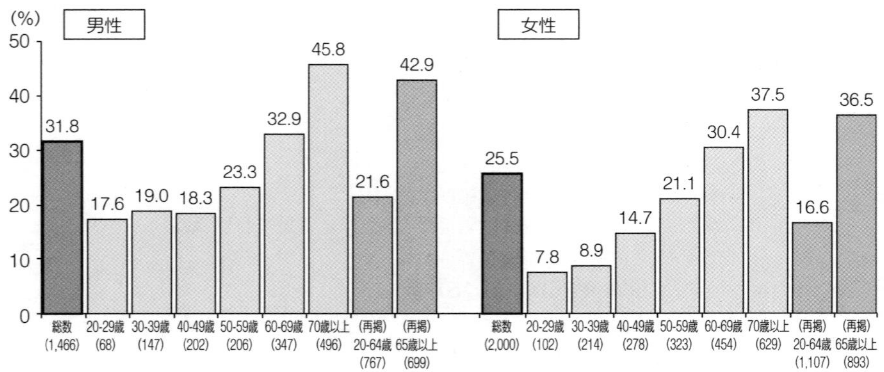

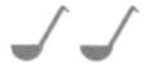

139 わが国の食環境に関する記述である。**誤っている**のはどれか。１つ選べ。

(1) 食料需給表は、厚生労働省が作成する。

(2) 近年の米類の品目別自給率は、95%を超えている。

(3) 食料需給表における１人１日当たりの供給栄養量は、実際に摂取した栄養量より多い。

(4) 食品ロスは、年間500～800万トンと推計されている。

(5) フードデザート問題では、高齢者が健康面で影響を受ける。

正解へのアプローチ

国内の食物へのアクセスについて食料自給、輸入農産物、フードデザート問題・食品ロス等多様な課題があることを理解し、それぞれの特徴をおさえておくこと。

選択肢考察

×(1) 食料需給表は、わが国で供給された食料の総量・国民１人当たりの供給量及び栄養素量をまとめたものであり、食料自給率についても示している。国連食糧農業機関（FAO）の手引きによって農林水産省が毎年作成する。

○(2) 平成30年度の米の品目別自給率は97%であり、米のほかに鶏卵、野菜、いも類が高い。

○(3) 実際に摂取した栄養量は、国民健康・栄養調査の結果から明らかになる。供給栄養量と摂取栄養量の差は、残渣や廃棄量である。

○(4) 廃棄されている500～800万トンのうち、野菜類、穀類、調理加工品の廃棄が多い。

○(5) フードデザート問題は、食料品店やスーパー等が撤退し、食料を購入することが困難になっている状態をいう。これによって最も影響を受けるのが、交通手段を持たない高齢者や障害者である。

正 解 (1)

8

140 国の栄養行政組織とその役割の組合せである。**誤っている**のはどれか。1つ選べ。

(1) 消費者庁 ――― 日本食品標準成分表の策定
(2) 農林水産省 ――― 食育の総合的推進
(3) 農林水産省 ――― 食料自給率の向上
(4) 文部科学省 ――― 学習指導要領に基づく児童・生徒に対する食育
(5) 厚生労働省 ――― 健康日本21の策定

正解へのアプローチ

国の主な栄養行政の組織と施策は、各省庁で役割分担されている。

日本の栄養行政は、国→都道府県・保健所設置市→保健所→市町村という流れで執り行っている。厚生労働省は健康・栄養・食生活に関する政策全般を担っている。

選択肢考察

×(1) 消費者庁は、消費者の視点から政策全般を監視する組織の実現を目指して平成21年に発足し、食品表示法の策定など、食品表示に関する行政を担っている。日本食品標準成分表の策定は、文部科学省が担っている。

○(2) 食育推進を担当する機関は、平成28年に内閣府から農林水産省に移管された。関連行政機関を横断的につなぎ、食育行政の取りまとめ役である。

○(3) 農林水産省の役割は、食料自給率の向上のほか、日本の食料・農業・農村基本計画の策定を行い、日本の農業行政を担っている。

○(4) 文部科学省の役割は、学習指導要領に基づく児童・生徒に対する食育のほか、学校教育法に基づく栄養教諭制度の策定、日本食品標準成分表の策定などがある。

○(5) 厚生労働省は、わが国の栄養行政の中核を担い、健康増進法、地域保健法、母子保健法、高齢者の医療の確保に関する法律、食品衛生法などの所管機関である。健康日本21、健康日本21（第二次）の基本方針の策定や政策の推進などは、健康増進法に基づく。

正　解　(1)

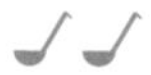

141 健康増進法で規定されている内容である。正しいのはどれか。1つ選べ。

(1) 飲食店の営業許可
(2) 低出生体重児の届出
(3) 医療費適正化計画の策定
(4) 学校における食育の推進
(5) 市町村による生活習慣相談等の実施

正解へのアプローチ

法律には、一定の項目立てがされている。まず、その項目立てを覚えて、どのような内容が規定されているかを理解し、次にそれぞれの条文の具体的な事柄を理解する必要がある。

選択肢考察

×(1) 飲食店営業の許認可は、食品衛生法で規定されている。第９章「営業」の第52条に営業の許可について規定している。飲食店などの営業を営もうとする者は、都道府県知事の許可を得なければならない。

×(2) 低出生体重児の届出は、母子保健法第18条に規定されている。体重が二千五百グラム未満の乳児が出生したときは、その保護者は、速やかに、その旨をその乳児の現在地の市町村に届け出なければならない。その他、母子保健の向上に関する事項として健康診査や妊娠の届け出、母子健康手帳の交付、未熟児の訪問指導、養育医療等多岐にわたる。

×(3) 医療費適正化計画は、高齢者の医療の確保に関する法律第９条に規定されている。この法律には、特定健康診査・特定保健指導に関する基本指針も定められている。

×(4) 「学校給食及び学校給食を活用した食に関する指導の実施に関し必要な事項を定め、もって学校給食の普及充実及び学校における食育の推進を図ることを目的とする。」と学校給食法に規定されている。

○(5) 健康増進法の中で、第４章「保健指導等」第17条に市町村による生活習慣相談等の実施が規定されている。

正 解 (5)

8

142 栄養士法に規定されている管理栄養士に関する記述である。正しいのはどれか。1つ選べ。

(1) 管理栄養士免許は、管理栄養士養成課程を修了した者に与えられる。
(2) 管理栄養士免許は、厚生労働大臣が交付する。
(3) 罰金以上の刑に処せられた者には、管理栄養士免許を与えない。
(4) 管理栄養士は、職務上知り得た患者等の情報を正当な理由なく漏洩、利用してはならない。
(5) 管理栄養士が健康の保持増進のための栄養の指導を行う際は、主治の医師の指導を受けなければならない。

正解へのアプローチ

栄養士法とは、栄養士、管理栄養士全般の職務・資格などに関して規定した法律である。管理栄養士を「傷病者に対する療養のため必要な栄養の指導」や「個人の身体の状況、栄養状態等に応じた高度の専門的知識及び技術を要する健康の保持増進のための栄養の指導」等を行う者として位置づけている。昭和22年12月29日に施行された。

選択肢考察

×(1) 管理栄養士免許は、管理栄養士国家試験に合格した者に対して与えられる。
○(2) 栄養士免許は都道府県知事、管理栄養士免許は厚生労働大臣が交付する。
×(3) 栄養士・管理栄養士の相対欠格事由として、罰金以上の刑に処せられた者には、免許を与えないことがあるとしている。絶対欠格事由は存在しない。
×(4) 栄養士法には、栄養士・管理栄養士の守秘義務に関する規定がない。
×(5) 管理栄養士は、傷病者に対する療養のため必要な栄養の指導を行うに当たっては、主治の医師の指導を受けなければならない。健康の保持増進のための栄養の指導を行う際には、医師の指導を求めていない。

正　解　(2)

要　点

栄養士法第1条に示されている栄養士・管理栄養士の定義

栄養士	都道府県知事の免許を受けて、栄養士の名称を用いて栄養の指導に従事する者。
管理栄養士	厚生労働大臣の免許を受けて、管理栄養士の名称を用いて次のことを行う者。 ①傷病者に対する療養のため必要な栄養の指導。 ②個人の身体の状況、栄養状態などに応じた高度の専門的知識および技術を要する健康の保持増進のための栄養の指導。 ③特定多数人に対して継続的に食事を供給する施設における利用者の身体状況、栄養状態、利用状況などに応じた特別の配慮を必要とする給食管理。 ④③の施設に対する栄養改善上必要な指導等。

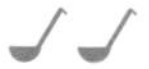

143 国民健康・栄養調査の実施に関する記述である。正しいのはどれか。1つ選べ。

(1) 食育基本法に基づいて実施される。
(2) 調査は、毎年6～9月に実施される。
(3) 調査地区の抽出には、家計調査で設定された単位区を用いる。
(4) 調査対象世帯は、都道府県知事が指定する。
(5) 栄養摂取状況調査では、食物摂取頻度調査を用いる。

正解へのアプローチ

国民健康・栄養調査は、健康増進法を根拠とし、施策推進のための基礎資料を得るために厚生労働省が毎年1回11月頃に実施している。なお、無作為抽出で抽出された世帯および世帯員のうち、対象外となる者もいる。

選択肢考察

×(1) 国民健康・栄養調査は、健康増進法第10条に基づいて実施される。
×(2) 調査は、毎年1回11月頃に実施される。
×(3) 調査地区の抽出には、国民生活基礎調査で設定された単位区を用いる。
○(4) 調査対象地区は厚生労働大臣が定め、調査対象世帯は都道府県知事が指定する。
×(5) 栄養摂取状況調査では、秤量記録法を用いている。

正　解 (4)

要　点

国民健康・栄養調査の概要（平成30年）

調査の目的	国民の身体の状況、栄養素等摂取量及び生活習慣の状況を明らかにし、国民の健康の増進の総合的な推進を図るための基礎資料を得ることを目的とする。
調査の根拠法令	健康増進法
調査の対象及び抽出方法	調査の対象は、平成30年国民生活基礎調査（約1,106単位区内の世帯約6万世帯及び世帯員約14万6千人）において設定された単位区から層化無作為抽出した300単位区内の全ての世帯及び世帯員で、平成30年11月1日現在で1歳以上の者とした。
調査項目	1　身体状況調査票（身長、体重、腹囲、血圧測定、血液検査、問診）
	2　栄養摂取状況調査票（世帯状況、食事状況、食物摂取状況、1日の身体活動量〈歩数〉）
	3　生活習慣調査票（食生活、身体活動、休養（睡眠）、飲酒、喫煙、歯の健康等に関する生活習慣全般）平成30年は重点項目として、所得等社会経済の状況について把握
調査の時期	11月中
調査体制	厚生労働省 ― 都道府県・政令市・特別区 ― 保健所 ― 調査員 ― 対象者

8

144 健康日本21（第二次）中間評価後における「高齢者の健康」の目標項目である。**誤っている**のはどれか。１つ選べ。

(1) 高齢者の社会参加の促進
(2) 認知症サポーター数の増加
(3) 介護保険サービス利用者の増加抑制
(4) メタボリックシンドローム該当者の減少
(5) ロコモティブシンドロームを認知している国民の割合の増加

正解へのアプローチ

少子高齢化が進む中で、健康寿命延伸を実現するには、生活習慣病を予防するとともに、社会生活を営むための機能を高齢になっても可能な限り維持していくことが重要である。そのため、高齢化に伴う機能の低下を遅らせるため、高齢者の健康に焦点を当てた取組を強化する必要がある。

選択肢考察

○(1)、(2)、(3)、(5) 要 点 参照。
×(4)

正 解 (4)

要 点

「健康日本21（第二次）」中間評価後における「高齢者の健康」に関する目標

目標項目	目標値
①介護保険サービス利用者の増加の抑制	657万人
②認知症サポーター数の増加	1,200万人
③ロコモティブシンドローム（運動器症候群）を認知している国民の割合の増加	80%
④低栄養傾向（BMI 20以下）の高齢者の割合の増加の抑制	22%
⑤足腰に痛みのある高齢者の割合の減少（千人当たり）	男性200人、 女性260人
⑥高齢者の社会参加の促進 （就業又は何らかの地域活動をしている高齢者の割合の増加）	80%

145 公衆栄養活動の国際機関とその活動目的の組合せである。**誤っている**のはどれか。１つ選べ。

(1) 世界保健機関（WHO）――――人々の可能な最高の健康水準への到達
(2) 国連食糧農業機関（FAO）―――食料及び農産物の生産の改善
(3) 国連児童基金（UNICEF）――――世界中の子どもたちの命と健康の保護
(4) 国連世界食糧計画（WFP）―――飢餓と貧困の撲滅
(5) 国際栄養士連盟（ICDA）――――NCD（非感染性疾患）の予防と管理

正解へのアプローチ

国際的な健康・栄養施策と国際機関（組織）を組合せる問題は、国家試験において頻出である。各機関の目的だけでなく、主な活動内容と機関の正式名称も覚えること。

近年の国家試験では、国際栄養士連盟（ICDA）に関する出題が増えているため注意が必要である。国際栄養士連盟（ICDA）は、国を超えた交流を持つことによる栄養士としての専門性の向上を期待し、そのために栄養士教育・養成や業務などの国際的な統一化を目指している。

選択肢考察

○(1) 世界保健機関（WHO）は、「すべての人々が可能な最高の健康水準に到達すること」を目的としている。保健衛生分野における問題に対し、広範な政策的支援や技術協力の実施、必要な援助等を行っている。また、感染症や風土病の撲滅、国際保健に関する条約、協定、規則の提案、勧告、研究促進等も行っており、ほかに食品、生物製剤、医薬品等に関する国際基準も策定している。

○(2) 国連食糧農業機関（FAO）は、世界各国国民の栄養水準及び生活水準の向上、食料及び農産物の生産及び流通の改善、農村住民の生活条件の改善を目的としている。また、フードバランスシート（食料需給表）の作成方法の基準を定めている。

○(3) 国連児童基金（UNICEF）は、「世界中の子どもたちの命と健康を守る」ために活動を展開している。具体的には乳幼児に対する予防接種、栄養、水と衛生等のケアやHIVエイズ対策等を行っている。

○(4) 国連世界食糧計画（WFP）は、飢餓と貧困の撲滅を目的とした食糧支援機関であり、学校給食プログラムに取り組んでいる。

×(5) 国際栄養士連盟（ICDA）は、栄養士教育・養成や栄養士業務などの国際的な統一化を目指している。NCD（非感染性疾患）の予防と管理のためのガイドラインを作成しているのは、世界保健機関（WHO）である。

正　解　(5)

8

146 ある集団の総エネルギー摂取量（x）とたんぱく質摂取量（y）の間に、y＝0.025x＋10の回帰式が成り立った。この集団の平均エネルギー摂取量は1,800kcalである。Aさんの残差法によるエネルギー調整たんぱく質摂取量を算出した。正しいのはどれか。1つ選べ。

ただし、Aさんのエネルギー摂取量は2,200kcal、たんぱく質摂取量は80gであった。

(1) 60g
(2) 70g
(3) 80g
(4) 90g
(5) 100g

正解へのアプローチ

残差法によるエネルギー調整栄養素摂取量は、以下の手順で算出する。

①Aさんのたんぱく質摂取量予測値の算出：Aさんのエネルギー摂取量を回帰式に代入

- y＝0.025×2,200＋10
  ＝55＋10
  ＝65g／日

②Aさんの残差の算出：Aさんのたんぱく質摂取量実測値－Aさんのたんぱく質摂取量予測値

- 80－65＝15g

③集団のたんぱく質摂取量予測値の算出：集団の平均エネルギー摂取量を回帰式に代入

- y＝0.025×1,800＋10
  ＝45＋10
  ＝55g／日

④Aさんのエネルギー調整たんぱく質摂取量の算出：Aさんの残差＋集団のたんぱく質摂取量予測値

- 15＋55＝70g／日

選択肢考察

×(1)、(3)、(4)、(5)

○(2) 正解へのアプローチ 参照。

正 解 (2)

8

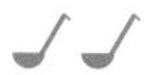

147 食事調査法のうち、食品成分表の精度に依存しない調査法である。最も適当なのはどれか。1つ選べ。

(1) 陰膳法
(2) 秤量記録法
(3) 目安量記録法
(4) 食物摂取頻度調査法
(5) 24時間食事思い出し法

正解へのアプローチ

陰膳法は、実際に被験者が摂取した食事と同じものを分析機器を使って化学分析し、摂取栄養素量を推定する方法であるため、食品成分表の精度には依存しない。

一方、その他の食事調査法は、摂取栄養素量を推定する際に食品成分表を用いて計算するため、食品成分表の精度に依存する。

選択肢考察

○(1) 正解へのアプローチ 参照。

×(2) 秤量記録法は、特定の日数の食事摂取量を秤、計量カップ、計量スプーンなどを使って秤量し記録する方法である。摂取栄養素量を推定する際には、食品成分表を用いて計算する。

×(3) 目安量記録法は、特定の日数の食事摂取量を目安量（ポーションサイズ）で記録する方法である。摂取栄養素量を推定する際には、食品成分表を用いて計算する。

×(4) 食物摂取頻度調査法は、食品リストとその摂取頻度を記入する調査票を用いて、対象者に習慣的な食事摂取量を聞き取る、または記入してもらう方法である。摂取栄養素量を推定する際には、食品成分表を用いて計算する。

×(5) 24時間食事思い出し法は、対象者の調査日前日の1日分（24時間分）の食事摂取量を調査者が面接して記録する方法である。摂取栄養素量を推定する際には、食品成分表を用いて計算する。

正　解 (1)

8

要 点

食事摂取状況に関する調査法（「日本人の食事摂取基準（2020年版）」より抜粋）

	概 要	長 所	短 所	習慣的な摂取量を評価できるか	利用に当たって特に留意すべき点
食事記録法	• 摂取した食物を調査対象者が自分で調査票に記入する。重量を測定する場合（秤量法）と、目安量を記入する場合がある（目安量法）。食品成分表を用いて栄養素摂取量を計算する。	• 対象者の記憶に依存しない。 • ていねいに実施できれば精度が高い。	• 対象者の負担が大きい。 • 対象者のやる気や能力に結果が依存しやすい。 • 調査期間中の食事が、通常と異なる可能性がある。 • データ整理に手間がかかり、技術を要する。 • 食品成分表の精度に依存する。	• 多くの栄養素で長期間の調査を行わないと不可能。	• データ整理能力に結果が依存する。 • 習慣的な摂取量を把握するには適さない。 • 対象者の負担が大きい。
24時間食事思い出し法	• 前日の食事、又は調査時点からさかのぼって24時間分の食物摂取を、調査員が対象者に問診する。フードモデルや写真を使って、目安量を尋ねる。食品成分表を用いて、栄養素摂取量を計算する。	• 対象者の負担は、比較的小さい。 • 比較的高い参加率を得られる。	• 熟練した調査員が必要。 • 対象者の記憶に依存する。 • データ整理に時間がかかり、技術を要する。 • 食品成分表の精度に依存する。	• 多くの栄養素で複数回の調査を行わないと不可能。	• 聞き取り者に特別の訓練を要する。 • データ整理能力に結果が依存する。 • 習慣的な摂取量を把握するには適さない。
陰膳法	• 摂取した食物の実物と同じものを、同量集める。食物試料を化学分析して、栄養素摂取量を計算する。	• 対象者の記憶に依存しない。 • 食品成分表の精度に依存しない。	• 対象者の負担が大きい。 • 調査期間中の食事が通常と異なる可能性がある。 • 実際に摂取した食品のサンプルを、全部集められない可能性がある。 • 試料の分析に、手間と費用がかかる。		• 習慣的な摂取量を把握する能力は乏しい。
食物摂取頻度法	• 数十～百数十項目の食品の摂取頻度を、質問票を用いて尋ねる。その回答を基に、食品成分表を用いて栄養素摂取量を計算する。	• 対象者1人当たりのコストが安い。 • データ処理に要する時間と労力が少ない。 • 標準化に長けている。	• 対象者の漠然とした記憶に依存する。 • 得られる結果は質問項目や選択肢に依存する。 • 食品成分表の精度に依存する。 • 質問票の精度を評価するための、妥当性研究を行う必要がある。	• 可能。	• 妥当性を検証した論文が必須。また、その結果に応じた利用に留めるべき。（注）ごく簡易な食物摂取頻度調査票でも妥当性を検証した論文はほぼ必須。
食事歴法	• 上記（食物摂取頻度法）に加え、食行動、調理や調味などに関する質問も行い、栄養素摂取量を計算に用いる。				
生体指標	• 血液、尿、毛髪、皮下脂肪などの生体試料を採取して、化学分析する。	• 対象者の記憶に依存しない。 • 食品成分表の精度に依存しない。	• 試料の分析に、手間と費用がかかる。 • 試料採取時の条件（空腹か否かなど）の影響を受ける場合がある。摂取量以外の要因（代謝・吸収、喫煙・飲酒など）の影響を受ける場合がある。	• 栄養素によって異なる。	• 利用可能な栄養素の種類が限られている。

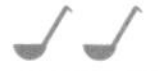

148 地域集団を対象として、習慣的な食事摂取量の調査を行った。「日本人の食事摂取基準（2020年版）」を用いた評価として、最も適当なのはどれか。1つ選べ。

(1) エネルギーについて、推定エネルギー必要量を超える者の割合を算出した。
(2) たんぱく質について、推奨量未満の者の割合を算出した。
(3) 脂質について、目標量の範囲を逸脱する者の割合を算出した。
(4) ナトリウムについて、推定平均必要量を超える者の割合を算出した。
(5) ビタミンAについて、平均摂取量と耐容上限量の差を算出した。

正解へのアプローチ

「日本人の食事摂取基準（2020年版）」に基づいた集団の食事改善の計画と実施については、要点に示す通りである。

選択肢考察

×(1) エネルギーについて、目標とするBMIの範囲を下回っている、あるいは上回っている者の割合を算出する。
×(2) たんぱく質について、推定平均必要量（EAR）未満の者の割合を算出する。
○(3) 脂質について、目標量（DG）の範囲を逸脱する者の割合を算出する。
×(4) ナトリウムについて、食塩相当量で目標量を超える者の割合を算出する。
×(5) ビタミンAについて、耐容上限量（UL）を超える者の割合を算出する。

正解 (3)

要　点

集団の食事改善を目的として食事摂取基準を活用する場合の基本的事項

（「日本人の食事摂取基準（2020年版）」より抜粋）

目　的	用いる指標	食事摂取状況のアセスメント	食事改善の計画と実施
エネルギー摂取の過不足の評価	体重変化量 BMI	• 体重変化量を測定 • 測定されたBMI の分布から、BMI が目標とするBMI の範囲を下回っている、あるいは上回っている者の割合を算出	• BMI が目標とする範囲内に留まっている者の割合を増やすことを目的として計画を立案 〈留意点〉一定期間をおいて2回以上の評価を行い、その結果に基づいて計画を変更し、実施
栄養素の摂取不足の評価	推定平均必要量 目安量	• 測定された摂取量の分布と推定平均必要量から、推定平均必要量を下回る者の割合を算出 • 目安量を用いる場合は、摂取量の中央値と目安量を比較し、不足していないことを確認	• 推定平均必要量では、推定平均必要量を下回って摂取している者の集団内における割合をできるだけ少なくするための計画を立案 • 目安量では、摂取量の中央値が目安量付近かそれ以上であれば、その量を維持するための計画を立案 〈留意点〉摂取量の中央値が目安量を下回っている場合、不足状態にあるかどうかは判断できない
栄養素の過剰摂取の評価	耐容上限量	• 測定された摂取量の分布と耐容上限量から、過剰摂取の可能性を有する者の割合を算出	• 集団全員の摂取量が耐容上限量未満になるための計画を立案 〈留意点〉耐容上限量を超えた摂取は避けるべきであり、超えて摂取している者がいることが明らかになった場合は、問題を解決するために速やかに計画を修正、実施
生活習慣病の発症予防を目的とした評価	目標量	• 測定された摂取量の分布と目標量から、目標量の範囲を逸脱する者の割合を算出する。ただし、発症予防を目的としている生活習慣病が関連する他の栄養関連因子並びに非栄養性の関連因子の存在と程度も測定し、これらを総合的に考慮した上で評価	• 摂取量が目標量の範囲内に入る者または近づく者の割合を増やすことを目的とした計画を立案 〈留意点〉発症予防を目的としている生活習慣病が関連する他の栄養関連因子並びに非栄養性の関連因子の存在とその程度を明らかにし、これらを総合的に考慮した上で、対象とする栄養素の摂取量の改善の程度を判断。また、生活習慣病の特徴から考え、長い年月にわたって実施可能な改善計画の立案と実施が望ましい

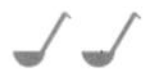

149 公衆栄養アセスメントで利用される情報とその出典の組合せである。正しいのはどれか。1つ選べ。

(1) 離婚率 ―――――――――― 国勢調査
(2) 死因別死亡率 ――――――― 患者調査
(3) 幼児の朝食習慣 ―――――― 国民健康・栄養調査
(4) 児童生徒のう歯被患率 ――― 乳幼児栄養調査
(5) 介護が必要となった原因 ―― 国民生活基礎調査

正解へのアプローチ

公衆栄養活動に用いられる統計調査として、患者調査や国民生活基礎調査、国民健康・栄養調査、食中毒統計調査、学校保健統計調査、家計調査、食料需給表などを統計データとともに整理しておく必要がある。

選択肢考察

×(1) 離婚率 ―――――――――― 人口動態統計調査
×(2) 死因別死亡率 ――――――― 人口動態統計調査
×(3) 幼児の朝食習慣 ―――――― 乳幼児栄養調査
×(4) 児童生徒のう歯被患率 ――― 学校保健統計調査
○(5) 介護が必要となった原因 ―― 国民生活基礎調査

正 解 (5)

要 点

公衆栄養アセスメントに用いられる主な統計資料

調 査	関係省庁	内 容
国勢調査	総務省	年齢階級別人口、世帯数など
人口動態統計調査	厚生労働省	出生、死亡、死産、婚姻、離婚
国民生活基礎調査	厚生労働省	世帯、健康（通院者率、有訴者率、検診・人間ドック受診状況）、所得、貯蓄、年金、福祉
患者調査	厚生労働省	受療率、患者数、平均在院日数など
食中毒統計調査	厚生労働省	食中毒患者数、死者数など
国民健康・栄養調査	厚生労働省	栄養摂取量、生活習慣の状況など
学校保健統計調査	文部科学省	幼児・児童・生徒の発育、健康状況
乳幼児身体発育調査	厚生労働省	乳幼児の身体発育の状況、母の状況（妊娠中の喫煙率、飲酒率など）
乳幼児栄養調査	厚生労働省	母乳育児（授乳）および離乳食・幼児食の現状、子どもの生活習慣、健康状態など
食料需給表	農林水産省	食料自給率、供給エネルギー量・栄養素量など
家計調査	総務省	世帯収入、食費や居住費などの消費支出、税金などの非消費支出、貯蓄、負債など

8

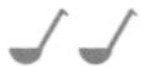

150 A市では、特定健康診査の結果、糖尿病の該当者が年々増加していることが分かった。A市が一次予防を目的に行う活動として、**最も適切な**のはどれか。1つ選べ。

(1) 精密検査が必要な人に受診勧奨を行う。
(2) 夜間に受診できる医療機関の一覧を掲示する。
(3) 該当者の家族を対象に糖尿病改善教室を開催する。
(4) 低エネルギーメニューを提供する飲食店を市のホームページで紹介する。

正解へのアプローチ

疾病予防のための公衆栄養活動の実践方法には、疾病の危険因子をもつ集団のうち、より高い危険度を有する者に対して働きかけを行うハイリスクアプローチと、集団全体に働きかけを行うポピュレーションアプローチがある。公衆栄養活動は、両者を適切に組み合わせて対策を進めることが重要である。

地域レベルで行う住民対象の一次予防活動は、ポピュレーションアプローチに該当する。したがって、各選択肢の活動がポピュレーションアプローチかハイリスクアプローチかを判断すれば、容易に解答できる。

選択肢考察

8

×(1)、(2) いずれも早期発見のためのハイリスクアプローチであり、二次予防として行う活動である。
×(3) 患者の家族を対象にした対応はハイリスクアプローチであり、二次予防として行う活動である。
○(4) ホームページの活用は、住民全体に対する情報提供、つまりポピュレーションアプローチであり、一次予防として行う活動である。

正　解 (4)

151 A市では、国民健康保険加入者に対する特定健康診査・特定保健指導をいずれも事業者B社に委託し、市は市民への広報、対象者への受診勧奨、未受診者の支援を行うこととした。事業者B社の健診・保健指導の質を評価する指標として、**最も適切な**のはどれか。1つ選べ。

(1) 特定健康診査の受診率の変化
(2) 特定保健指導の対象者の割合
(3) 特定保健指導の初回面接受診率の割合
(4) 特定保健指導の目標達成者の割合

正解へのアプローチ

特定健康診査・特定保健指導は、事業の実施を外部にアウトソーシング（委託）することができる。本事例では、医療保険者がA市、特定保健指導の委託先がB社である。

事業の企画は医療保険者であるA市が行うため、対象となる国民健康保険加入者への特定健康診査の通知、特定健康診査結果に基づく受診者の保健指導レベルの階層化、特定保健指導対象者への通知などは、A市が担当する。

一方、B社の特定保健指導の質（スキル）が影響するのは、特定保健指導の目標達成状況といえる。

選択肢考察

×(1) 特定健康診査の受診率は、医療保険者の通知方法、実施日時などが影響する。
×(2) 特定保健指導の対象者の割合は、医療保険者および委託先の事業の質が影響するとは考えにくい。
×(3) 特定保健指導の初回面接受診率の割合は、医療保険者の通知方法、実施日時などが影響する。なお、積極的支援対象者への継続支援の継続率は、委託先の保健指導の質が影響する可能性がある。
○(4) 特定保健指導の目標達成者の割合は、委託先の特定保健指導の質が高ければ上昇すると考えられる。

正　解　(4)

8

♩♩♩

152 保健所の栄養士が関与する食環境づくりプログラムである。最も適当なのはどれか。１つ選べ。

(1) 妊産婦に対する栄養摂取に関する援助
(2) 地域住民を対象としたウォークラリーの開催
(3) スーパーマーケットでのヘルシー惣菜の販売
(4) 高血圧症患者の家族を対象とした減塩教室の開催
(5) 特定給食施設への栄養士・管理栄養士配置の促進

正解へのアプローチ

平成25年3月に施行された「地域における行政栄養士による健康づくり及び栄養・食生活の改善の基本指針」について、理解しておくことが重要である。

地域における食環境づくりについては、上記の基本指針の「食を通じた社会環境の整備の促進」であり、保健所の管轄であることを理解しておけば、正解を導くことができる。

選択肢考察

×(1) 妊産婦に対する栄養摂取に関する援助は、市町村の行政栄養士に共通する業務である。

×(2) 地域住民を対象としたウォークラリーの開催は、地域住民への直接的なサービスであり、市町村の事業となる。

×(3) スーパーマーケットでのヘルシー惣菜など、ヘルシーメニューの開発支援は、保健所が関与する食環境整備に該当するが、惣菜の販売はスーパーマーケットが自ら行うことであり、販売に保健所が関与することはない。

×(4) 高血圧症患者の家族を対象とした減塩教室を行政レベルで開催する場合は、市町村の事業となる。

○(5) 特定給食施設に対する指導・支援は、保健所が関与する食環境整備に該当する。特定給食施設の栄養士・管理栄養士配置率の向上は、利用者の栄養改善につながると考える。

正解 (5)

要　点

「地域における行政栄養士による健康づくり及び栄養・食生活の改善の基本指針」に基づく行政栄養士業務指針の構造

<table>
<tr><th>都道府県</th><th>保健所設置市及び特別区</th><th>市町村</th></tr>
<tr><td colspan="3">(1) 組織体制の整備</td></tr>
<tr><td colspan="3">(2) 健康・栄養課題の明確化とPDCAサイクルに基づく施策の推進</td></tr>
<tr><td colspan="3">(3) 生活習慣病の発症予防と重症化予防の徹底のための施策の推進</td></tr>
<tr><td colspan="3">(4) 社会生活を自立的に営むために必要な機能の維持及び向上のための施策の推進</td></tr>
<tr><td>市町村の状況の差に関する情報の収集・整理、還元する仕組みづくり</td><td>①次世代の健康
②高齢者の健康</td><td>①次世代の健康
②高齢者の健康</td></tr>
<tr><td colspan="3">(5) 食を通じた社会環境の整備の促進</td></tr>
<tr><td>①特定給食施設における栄養管理状況の把握及び評価に基づく指導・支援
②飲食店によるヘルシーメニューの提供等の促進
③地域の栄養ケア等の拠点の整備
④保健、医療、福祉及び介護領域における管理栄養士・栄養士の育成
⑤健康増進に資する食に関する多領域の施策の推進
⑥健康危機管理への対応</td><td>①特定給食施設における栄養管理状況の把握及び評価に基づく指導・支援
②飲食店によるヘルシーメニューの提供等の促進
③保健、医療、福祉及び介護領域における管理栄養士・栄養士の育成
④食育推進のネットワークの構築
⑤健康危機管理への対応</td><td>①保健、医療、福祉及び介護領域における管理栄養士・栄養士の育成
②食育推進のネットワークの構築
③健康危機管理への対応</td></tr>
</table>

給食経営管理論

給食運営や食品流通・食品開発・経費などを総合的に判断するマネジメントに関する知識を問う分野である。学習のポイントは、マーケティングの原理とその応用、組織管理マネジメントなどの経営学的事項を理解することにある。

153 特定給食施設で変更が生じたとき、健康増進法に基づき届出が必要な事項である。**誤っている**のはどれか。１つ選べ。
(1) 給食施設の種類
(2) 給食施設の設置者の氏名
(3) １日の予定給食数
(4) 給食の開始日
(5) 管理栄養士の氏名

正解へのアプローチ

健康増進法や健康増進法施行規則には特定給食施設の定義や制度、栄養士・管理栄養士の配置規定が定められている。

特定給食施設の届出については、健康増進法第20条第１項に規定されており、さらに、健康増進法施行規則第６条には特定給食施設の届出事項が定められている。

特定給食施設の届出についても内容を理解するとともに、「何を」、「いつまでに」、「だれが」、「どこへ」届け出るかを確認しておくことが望ましい。

選択肢考察

○(1)、(2)、(3)、(4) 要点 参照。

×(5) 管理栄養士及び栄養士の氏名については、健康増進法施行規則第６条に規定する届出事項には該当しない。員数の変更については、都道府県知事へ届け出る。

正解 (5)

要点

特定給食施設の届出事項（健康増進法施行規則第６条）

一 給食施設の名称及び所在地
二 給食施設の設置者の氏名及び住所（法人にあっては、給食施設の設置者の名称、主たる事務所の所在地及び代表者の氏名）
三 給食施設の種類
四 給食の開始日又は開始予定日
五 １日の予定給食数及び各食ごとの予定給食数
六 管理栄養士及び栄養士の員数

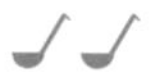

154 給食システムのサブシステムのうち、支援システムに該当する業務である。最も適当なのはどれか。１つ選べ。

(1) 検食の実施
(2) 献立の作成
(3) 食材の検収
(4) 調理機器の購入
(5) 調理従事者の衛生教育

正解へのアプローチ

トータルシステムとは、システム構築において全体を網羅するものであり、サブシステム（実働作業システム、支援システム）とは、システム全体を構成する各部門別の管理システムのことである。

サブシステムに該当する管理業務には、実働作業システムに該当する栄養・食事管理、食材料管理、生産管理、提供管理、安全・衛生管理、品質管理と、支援システムに該当する組織・人事管理、施設・設備管理、会計・原価管理、情報処理管理がある。各管理業務の内容を理解していれば、確実に解答できる。

選択肢考察

×(1) 検食は、品質管理の業務である。したがって、実働作業システムに該当する。
×(2) 献立作成は、栄養・食事管理の業務である。したがって、実働作業システムに該当する。
×(3) 検収は、食材料管理の業務である。したがって、実働作業システムに該当する。
○(4) 調理機器の購入は、施設・設備管理の業務である。したがって、支援システムに該当する。
×(5) 調理従事者の衛生教育は、安全・衛生管理の業務である。したがって、実働作業システムに該当する。

正　解　(4)

要点

給食システムの構築

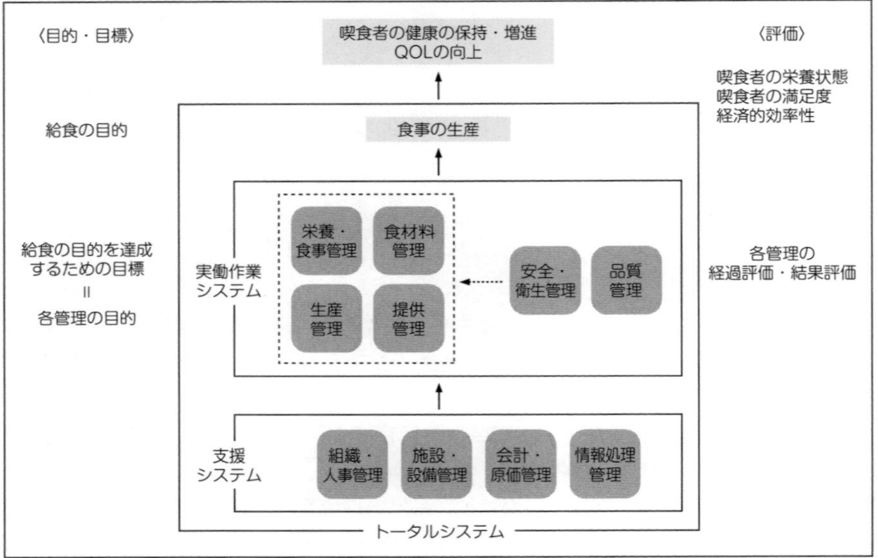

9

155 栄養士を置かなければならない給食施設である。正しいのはどれか。1つ選べ。

(1) 病床数50床の病院
(2) 児童数300人の小学校
(3) 入所児童10人の乳児院
(4) 入所児童50人の保育所
(5) 1回100食を提供する社員寮

正解へのアプローチ

健康増進法や健康増進法施行規則には、特定給食施設の定義や制度、栄養士・管理栄養士の配置規定が定められている。さらに施設の種別ごとに関連する法律（医療法、介護保険法、老人福祉法、児童福祉法、労働安全衛生法等）によっても管理栄養士や栄養士の配置が規定されている。これら栄養関係法令についても十分に確認と理解することが望ましい。

選択肢考察

×(1) 病院の栄養士配置は、医療法施行規則19条に規定されている。病床数100床以上で栄養士を置かなければならない。

×(2) 学校給食における栄養士配置は、公立義務教育諸学校の学級編制及び教職員定数の標準に関する法律において定められており、単独実施校で在籍する児童・生徒数が550名以上で栄養士を置かなければならない。

○(3) 乳児院の栄養士配置は、児童福祉法の児童福祉施設の設備及び運営に関する基準21条に規定されている。入所の乳幼児10人以上の場合には、栄養士を置かなければならない。

×(4) 保育所は、児童福祉法に規定されている施設である（児童福祉施設）。児童福祉法には保育所の栄養士配置を規定する項目はない。児童福祉法最低基準32条2に「当該保育所または他の施設、保健所、市町村の栄養士により、献立等について栄養の観点からの指導が受けられる体制にある等、栄養士による必要な配慮が行われること」の栄養管理面での規定はある。

×(5) 社員寮の栄養士配置は、労働基準法の事業附属寄宿舎規程第26条に規定されている。1回300食以上の給食を行う場合には、栄養士をおかなければならない。

正　解　(3)

9

156 病院の栄養・食事管理に関する記述である。正しいのはどれか。1つ選べ。

(1) 入院基本料の算定要件として、常勤栄養士1名以上の配置がある。

(2) 入院時食事療養（Ⅰ）の算定には、常勤医師が食事療養部門の責任者に就任する必要がある。

(3) 栄養士は、入院時食事療養（Ⅰ）における検食を行うことができる。

(4) 高血圧患者のための減塩食は、特別食加算の算定対象である。

(5) 食堂加算は、1食につき算定する。

正解へのアプローチ

入院時食事療養費及び入院時生活療養費は、自己負担と保険給付で構成される。入院時食事療養（Ⅰ）が適用されている保険医療機関では、特別食加算、食堂加算の算定が認められている。入院時食事療養費の施設基準（一般的事項、入院時食事療養（Ⅰ）の届出基準）、実施上の留意事項、特別食加算、食堂加算について理解しておくこと。

(1)は、入院基本料の算定要件に関する問題であり、(2)〜(5)は、入院時食事療養費に関する問題である。

選択肢考察

×(1) 入院基本料の算定要件として、常勤管理栄養士1名以上の配置がある。

×(2) 入院時食事療養（Ⅰ）の算定には、常勤の管理栄養士又は栄養士が食事療養部門の責任者又は指導者となっている必要がある。

○(3) 医師、管理栄養士又は栄養士による検食が毎食行われ、その所見が検食簿に記入されている必要がある。

×(4) 高血圧患者のための減塩食は、特別食加算の算定対象外である（**要点**参照）。

×(5) 食堂加算は、入院時食事療養（Ⅰ）の届出を行っている保険医療機関であって、食堂を備えている病棟又は診療所に入院している患者について、食事の提供が行われた時に1日につき、病棟又は診療所単位で算定できる。

正解 (3)

9

要　点

特別食加算の算定対象

食種名	適応症および食種
胃・腸疾患食	胃・十二指腸潰瘍食、クローン病および潰瘍性大腸炎などにより腸管の機能が低下している患者に対する低残渣食
肝・胆疾患食	肝庇護食、肝炎食、肝硬変食、閉鎖性黄疸食（胆石症と胆嚢炎による閉鎖性黄疸を含む）
膵臓疾患食	急性・慢性膵炎
心臓疾患食	食塩総量6.0g未満の減塩食
腎臓疾患食	急性・慢性腎炎、急性・慢性腎不全、ネフローゼ症候群、透析
貧血症食	血中Hb濃度10g／dL以下（鉄欠乏由来）
糖尿病食	糖尿病
肥満症食	高度肥満症（肥満度＋70％またはBMI 35以上）
脂質異常症食	空腹時LDL－C値140mg／dL以上、またはHDL－C値40mg／dL未満、もしくはTG値150mg／dL以上
痛風食	痛風
てんかん食	難治性てんかん（外傷性のものを含む）の患者に対する炭水化物制限及び高脂質食
先天性代謝異常食	フェニルケトン尿症食、楓糖尿症食、ホモシスチン尿症食、ガラクトース血症食
妊娠高血圧症候群食	食塩総量7.0～8.0g未満の減塩食
治療乳	乳児栄養障害症に対する酸乳、バター穀粉乳など
術後食	侵襲の大きな消化管手術の術後食（胃潰瘍食に準じる）
検査食	潜血食、大腸X線検査・大腸内視鏡検査のための低残渣食
無菌食	無菌治療室管理加算算定患者が対象

9

157 介護老人保健施設において、業務委託できる内容である。最も適当なのはどれか。1つ選べ。

(1) 使用食器の確認
(2) 食材料の点検
(3) 検便の実施
(4) 献立作成基準の作成
(5) 献立の確認

正解へのアプローチ

学校、医療機関、福祉施設などの給食の外部委託は、それぞれの根拠法令や通知に基づいて行われている。それぞれの施設での外部への委託可能な業務が異なっているため、施設での委託可能な業務を把握しておくことが望ましい。介護老人保健施設は医療提供施設であるため、病院給食の委託要領に準じている。また、老人福祉法での「特別養護老人ホーム」を介護保険法では「介護老人福祉施設」という。医学的な管理を必要とする介護老人保健施設と混同しないようにする。

選択肢考察

×(1) 使用食器の確認は、自ら実施すべき業務である。
×(2) 食材料の調達（発注契約から検収まで）については、業務委託できるが、食材料の点検については、自ら実施すべき業務である。
○(3) 検便の実施については、業務委託できる。検便結果の確認については自ら実施する業務である。
×(4) 献立作成基準の作成については、自ら実施すべき業務である。
×(5) 献立の作成は、業務委託できるが、献立の確認については自ら実施すべき業務である。

正　解　(3)

9

要 点

施設側が行なわなければならない主な業務内容
（「医療法の一部を改正する法律の一部の施行について」より）

施 設		施設側が行なわなければならない主な業務内容
病院	栄養管理	献立作成基準の作成
		献立の確認
		食数の注文・管理
		食事箋の管理
		検食の実施・評価
		関係省庁等に提出する給食関係の書類等の確認・提出・保管管理
	調理作業管理	作業仕様書の確認
		作業実施状況の確認
		管理点検記録の確認
	材料管理	給食材料の点検
		給食材料の使用状況の確認
	施設等管理	給食施設・主要な設備の設置・改修
		使用食器の確認
	業務管理	業務分担・従業者配置表の確認
	衛生管理	衛生面の遵守事項の作成
		衛生管理簿の点検・確認
		緊急対応を要する場合の指示
	労働衛生管理	健康診断実施状況等の確認
		検便結果の確認
介護老人保健施設		（医療提供施設であるため、病院給食の委託要領に準じている）

9

158 給食の原価に関する記述である。最も適当なのはどれか。１つ選べ。
(1) 製造原価は、材料費と人件費と販売経費で構成される。
(2) 調理従事者の福利厚生費は、経費である。
(3) 調理従事者の細菌検査費用は、人件費である。
(4) 販売価格は、総原価と利益を加えた金額である。
(5) 調理機器の減価償却費は、間接費である。

正解へのアプローチ

原価は材料費、人件費、経費で構成される。給食を提供する際にかかる様々な費用が何を構成しているのかを理解する。

選択肢考察

×(1) 製造原価は、材料費と人件費と経費で構成される。
×(2) 調理従事者の福利厚生費は、人件費である。
×(3) 調理従事者の細菌検査費は、経費である。
○(4) 総原価は、製造原価に加え販売経費や一般経費などが含まれたものであり、そこに利益が加わったものが販売価格となる。
×(5) 調理機器は、給食生産にかかわる経費のため、直接費となる。

正　解　(4)

9

要　点

給食の原価の内訳

直接費 (製造直接費・直接原価)	材料費	食材費にかかる費用
	人件費（労務費）	直接給食製造にかかわる人の人件費 (賃金・賞与・福利厚生費・社会保険料など)
	経費	材料費と人件費に含まれない、給食生産にかかわるすべての費用 (光熱水費・設備修繕費・細菌検査費・調理機器の減価償却費など)
間接費	製造間接費	給食生産に間接的にかかわる人件費や経費
	一般管理費	本部社員の人件費、本部経費など
	販売経費	会社広告・宣伝や委託元のイベント広告にかかる費用

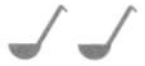

159 社員食堂におけるマーケティングとその具体的な内容の組合せである。最も適当なのはどれか。１つ選べ。

(1) 商品戦略 ―――――――――― イベントメニューの予告
(2) 顧客満足度調査 ――――――― 標的となる顧客の選定
(3) セグメンテーション ――――― 顧客の細分化
(4) ターゲッティング ―――――― 食事についてのアンケート調査
(5) マーチャンダイジング ―――― 客層の決定

正解へのアプローチ

マーケティングとは、商品を売るための活動のことであり、マーケティングの要素として4Pがある（要点 参照）。マーケティングの各要素を、市場において選定されたターゲットに対して組み合わせることをマーケティングミックスという。

選択肢考察

×(1) 商品戦略とは、新メニューなどの開発をすることである。
×(2) 顧客満足度調査とは、食事の品質、値段、サービスなどを調査することである。
○(3) セグメンテーションとは、ターゲットとなる市場をグルーピング（細分化）し、各市場に適した対策を取ることである。
×(4) ターゲッティングとは、各セグメント（区分）の規模、成長性、収益性などを評価して、標的となるセグメントを決定することである。
×(5) マーチャンダイジングとは、合理的な管理手法を用いて、適切な商品を、適切な価格・時期・数量で市場に流通させるための計画のことである。

正　解　(3)

要　点

マーケティングの４Pと具体例

4P	説明	給食における具体例
商品戦略 (product)	どのような商品・サービスを提供するか	選択食の導入、新メニューの開発
価格戦略 (price)	どのような価格で提供するか	人気メニューの値下げ
流通戦略 (place)	どの流通経路でどのように提供するか	食堂の模様替え、整備
プロモーション戦略 (promotion)	どのようにして顧客に知ってもらうか	イベントメニューの告知

9

マーケティング戦略分析

マーケティングリサーチ（市場調査）	顧客や市場のニーズやウォンツを把握するための分析手法。
市場戦略	事前のマーケティングリサーチにより標的となる市場（ターゲット）を決定すること。
マーチャンダイジング	合理的な管理手法を用いて、適正な商品を、適正な価格、時期、数量で市場に流すための計画（商品化計画）を立てること。
セグメンテーション	ターゲットとなる市場を細分化し、各市場に適した企業活動を行うこと。
ターゲッティング	各セグメント（区分）の規模、成長性、収益性などを評価し、標的とするセグメントを選定すること。
ポジショニング	自社と他社を差別化するために、企業が自社の商品・サービスとそのイメージをデザインすること。

9

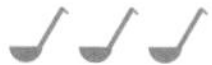

160 従業員の教育訓練に関する記述である。OFF－JTの特徴として、正しいのはどれか。１つ選べ。

(1) コストが安価である。
(2) 理論的な教育はしにくい。
(3) 個人のスキルアップが可能である。
(4) 教育内容は指導者の能力に左右される。
(5) 習得した能力が業務に応用できないことがある。

正解へのアプローチ

教育訓練の方法には、OJTとOFF－JTと自己啓発に大きく分かれる。それぞれの方法により知識や技術を習得し、さらに能力の向上を目指す必要がある。

選択肢考察

×(1) OFF－JTでは、研修会等の運営コストがかかる。
×(2) OFF－JTでは、研修に専念できるため、理論的な教育に適している。
×(3) OFF－JTでは、多人数に対する効率的な研修を行うため、個人のスキルアップを図ることは困難である。
×(4) OJTの短所として、教育内容が指導者の能力に左右されることがある。
○(5) OFF－JTの短所として、内容が抽象的になりやすく、実際の業務に応用できないことがある。

正　解 (5)

9

要 点

OJT、OFF−JT、自己啓発の長所・短所

	特徴	長所	短所
OJT（on−the−job training） 職場内教育	日常業務の中で上司が指導をする。実践的な人材育成方法である。	• 個別的・具体的に知識・技術を伝えることができる。 • 継続的・反復的な指導ができる。 • 人材教育費が安い。 • 業務の進捗状況を確認しながらのフォローが可能である。 • 教育の成果が日常業務に結びつく。 • 教育担当者の成長も期待できる。	• 日常業務が優先され、教育が後回しにされやすい。 • 理論的教育が難しい。 • 教育担当者の能力により成長に差が出る。
OFF−JT（off−the−job training） 職場外教育	仕事場外で研修所などを利用して実施する体系的・専門的な教育方法である。	• 特定の知識について体系的かつ専門的に知識を習得できる。 • 研修に専念できる。 • 多人数を効率的に教育できる。	• 内容が抽象的になりやすい。 • 教育の成果に個人差が生じやすい。 • 研修内容が必ずしも日常業務に応用できるとは限らない。 • 研修期間は職場を離れることになる。 • OJTに比べ、人材教育費がかかる。
自己啓発	仕事に関する知識、技能、経験などを他律的な形式に支配されずに自主的に向上、啓発していくこと。	自分の伸ばしたい能力を開発できる。	コストがかかり、自分自身のやる気に任される。

9

161 社員食堂において喫食者の給与栄養目標量の設定に必要な情報として、**最も適切な**のはどれか。１つ選べ。

(1) 社員食堂の利用状況
(2) 性別
(3) 飲酒習慣
(4) HbA1c

正解へのアプローチ

給与栄養目標量の設定は、対象者全員に望ましい値に算定されなければならないが、幅広い年齢や性別・職種・身体活動レベルが異なることから、対象者全員に適切な食事を提供することには限界がある。そのため、必要な情報をなるべく多く集め、「日本人の食事摂取基準（2020年版）」を用いて給与栄養目標量を算定する。

選択肢考察

×(1) 社員食堂の利用状況の把握はマーケティングにおいて必要な情報であり、給与栄養目標量設定においては可能であれば把握すべき項目である。
○(2) 給与栄養目標量の設定には喫食者の性別・年齢、身体活動レベル、身長・体重、BMIが必要である。
×(3) 飲酒習慣等の食習慣は可能であれば把握したいが、最も適切ではない。
×(4) 喫食者の疾病に応じて異なる食事を提供している病院や介護老人保健施設などでは必要な情報の１つであるが、事業所給食においては必ずしも必要とは限らない。

正　解　(2)

要　点

適切な食事を提供するために必要なアセスメント項目

必須である項目	性・年齢、身体活動レベル（大まかでも）、身長・体重、BMI
可能ならば知りたい項目	血液生化学データ、血圧、栄養素等摂取状況、食習慣の状況、職種等の経年変化、施設の食事の利用状況

9

162 献立作成に関する記述である。**誤っている**のはどれか。１つ選べ。

(1) 各施設に合わせた行事食、郷土食を取り入れる。
(2) 旬の食材を取り入れて作成する。
(3) １年間を１サイクルとし、１サイクル内で重複しないよう献立を作成する。
(4) 作業指示書には、調理手順が記されている。
(5) 献立の評価は、予定献立表と実施献立表を比較する。

正解へのアプローチ

献立とは給与栄養目標量や食品構成表に基づいて料理を組み合わせたものをいう。献立には単一定食形態と選択食形態がある。

献立作成は給与栄養目標量のほかに、喫食者の嗜好、季節感、予算、衛生など様々な点を考慮して作成しなければならない。

選択肢考察

○(1) 年間計画の中で行事食、郷土食を取り入れ、献立内容を豊かにする。

○(2) 献立には旬の食材を取り入れ、季節感のあるものにするよう工夫する。

×(3) 献立は、サイクルメニューとする。サイクルメニューとは、一定期間（2〜4週間）を1サイクルとし、1サイクル内で重複しないよう献立を作成し、繰り返し用いる方法である。

○(4) 作業指示書とは、献立、レシピ、作業工程表を指し、料理単位の食品の純使用量、調理手順、調味割合、衛生管理における重要管理点（CCP）、出来上がりの形態や重量などを記載したものである。

○(5) 献立の評価は、栄養面や喫食者の嗜好性、給食従事者の作業性、原価（食材費、人件費）などから総合的に行う。予定献立表と実施献立表を比較して、実給与栄養量、食品群別使用量、食材費を算定し、評価に用いる。

正　解　(3)

9

163 A給食施設では、提供している「野菜の煮物」の硬さが日によってばらつきがあるとの指摘が多数あった。複数人の調理従事者が関わっているため、作業を標準化することにした。この指摘に対する標準化として、**最も適切な**のはどれか。1つ選べ。

(1) 盛り付け前に正職員が食材の硬さを確認する。
(2) 食材の下処理は正職員が行う。
(3) 使用する加熱機器と加熱時間を決定する。
(4) 喫食1時間前に調理を開始する。

正解へのアプローチ

常に一定水準の製品や作業が得られるように調理操作や作業工程を標準化することが必要である。誰でも同様の調理や作業が行えるような標準化が重要である。

選択肢考察

×(1) 硬さの確認は重要だが、担当者の認識が違えば無意味である。
×(2) 作業担当者を決めるのではなく、食材の大きさや切り方を標準化することが重要である。
○(3) 使用する機器や加熱時間、温度を標準化することが重要である。
×(4) 開始時間が同じでも、加熱時間等が異なれば標準化とはいえない。

正　解　(3)

要　点

調理操作の標準化

洗浄	付着水の量、洗浄時間等
切裁	切り方、大きさ、調理機器の使用等
下味操作	調味料の濃度、食材の量、調味順序等
焼き物	加熱温度、時間、重量変化を考慮した調味等
炒め物	炒める量の決定等
揚げ物	油の量、油・材料の温度、揚げ時間等
ゆで物	ゆでる量、茹で水の量、出来上がりの重量に対しての調味等
煮物	加熱時間、加熱機器、煮汁の量、調味のタイミング等
蒸しもの	加熱温度等
炊飯	炊飯量、洗米時間、加水量、浸漬時間、加熱時間等
汁物	水量、加熱時間、塩分濃度等

164 食材の購入および検収に関する記述である。最も適当なのはどれか。1つ選べ。

(1) 1人分の総使用量は、1人分の純使用量に発注係数を乗じて求める。
(2) 検収時には、業者に食材を下処理室まで運ばせる。
(3) 食材は、不測の事態に備えて多めに発注する。
(4) 食材費を抑えるために、カット野菜を発注する。
(5) 検収では、発注通りに食材が納入されているかのみ確認する。

正解へのアプローチ

食材の購入方法や注意点、食材納入時の留意点について確認しておくこと。

選択肢考察

○(1) 発注係数とは、1/可食部率であり、発注量は1人分の純使用量×発注係数×給食数で求められる。
×(2) 検収は、必ず検収室で行う。検収室より先は、部外者は立入禁止にする。
×(3) 正確な食数管理を行い、食材の無駄が出ないようにする。
×(4) カット野菜は下処理などの作業は軽減するが、生野菜よりも価格が高いため、食材費の減少にはつながらない。
×(5) 検収時には、期限や品温、鮮度、異物の混入がないかなども確認する必要がある。

9

正解 (1)

要点

検収のポイント

検収事項	重量・数量、生産地、期限表示、鮮度、包装、品温、異物混入、価格など。
検収者	食品鑑別ができるもの（管理栄養士・栄養士または調理責任者など）が行うこと。
検収時の留意点	検収記録簿を作成しチェックする。 検収室で行い、業者に対しても専用の履物、白衣、帽子の着用を促す。 段ボールなど、外部から持ち込まれた容器は専用の容器に入れ替え、業者の厨房への立ち入りも禁止する。
不適格品の処理	返品または交換する。在庫を確認し献立の変更をする。

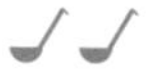

165 給食のサブシステムである食材料管理に該当するオペレーションシステムである。最も適当なのはどれか。１つ選べ。

(1) クックフリーズシステム
(2) カミサリーシステム
(3) クックチルシステム
(4) アッセンブリーシステム
(5) ウェットシステム

正解へのアプローチ

サブシステムは、トータルシステムを構築する各部門別システムであり、栄養・食事管理、食材料管理、生産管理、提供管理、安全衛生管理、施設設備管理などが該当する。

カミサリーシステムは、複数の給食施設が共同で流通センターを設置し、食材料や給食関連消耗品の購入・保管・配送を一括して行うシステムである。

選択肢考察

×(1) クックフリーズシステムは、生産管理に該当する。
○(2) カミサリーシステムは、食材料管理に該当する。
×(3) クックチルシステムは、生産管理に該当する。
×(4) アッセンブリーシステムは、生産管理に該当する。
×(5) ウェットシステムは、施設設備管理に該当する。

正　解　(2)

要　点

オペレーションシステムの分類

分類	システム名
栄養管理	栄養・給食管理システム
食材料管理	カミサリーシステム
	食材管理システム
生産管理	セントラルキッチンシステム
	レディフードシステム
	クックサーブシステム
	コンビニエンスシステム
	クックチルシステム
	クックフリーズシステム
	真空調理システム
提供管理	適温供食システム
	精算システム
	POSシステム
安全衛生管理	温度管理システム
	HACCPシステム
施設設備管理	ドライシステム
	ウェットシステム
	ウォールマウントシステム

9

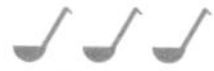

166 院外調理に関する記述である。最も適当なのはどれか。1つ選べ。

(1) 院外調理されたクラムチャウダーの提供時の再加熱は、中心温度75℃以上で1分間以上行う。

(2) 院外調理では、喫食直前の再加熱を病院外で行うことができる。

(3) 院外調理で認められている調理方式には、クックサーブがある。

(4) 院外調理を実施する病院では、給食施設の設置を省略することができる。

(5) クックフリーズの調理方式で調製された筑前煮の保管温度は、－3℃以下である。

正解へのアプローチ

病院内での食事の提供を院外調理方式にて行うことは、「院外調理における衛生管理ガイドラインについて」に基づいて認められている。院外調理の実施にあたっては、食品衛生法と医療法に定める衛生に関する基準も遵守しなければならない。院外調理方式にはクックチル、クックフリーズおよび真空調理が原則であり、調理加工施設が病院に隣接している場合に限りクックサーブ方式が認められる。いずれもHACCPの概念に基づく適切な衛生管理のもとで調理を実施しなければならない。各調理システムの特徴や作業手順、それに関わる衛生管理などについて、十分に理解しておくことが重要である。

選択肢考察

○(1) クックチルシステム、クックフリーズおよび真空調理（真空パック）の調理システムで調理した料理の提供時の再加熱は、中心温度が75℃以上で1分間以上である。なお、クラムチャウダーの調理時の加熱については、二枚貝を使用しているため、「二枚貝等ノロウイルス汚染のおそれのある食品の場合は85～90℃で90秒間以上の加熱」が必要である。

×(2) 料理の再加熱は、病院内で行う必要がある。

×(3) 院外調理方式には、クックチル、クックフリーズおよび真空調理の3つが原則である。例外的に調理加工施設が病院に隣接している場合に限りクックサーブ方式が認められる。

×(4) 料理の再加熱は病院内で行う必要があるため、給食施設を設置する必要がある。

×(5) クックフリーズとは、食材を加熱調理後、料理を急速に冷凍し、－18℃以下で運搬、保管し、提供時に再加熱して提供することを前提とした調理方法である。

正 解 (1)

9

167 給食施設の施設・設備管理に関する記述である。最も適当なのはどれか。１つ選べ。

(1) 排気フードには、グリストラップを設置する。
(2) 手洗い設備は、各作業区域の入口の入ったところに設置する。
(3) 調理従業員の更衣室は、調理室から隔壁により3m以上離れた場所に設置する。
(4) 給食施設の外窓は、換気の目的に使用するため網戸を設置する。
(5) 調理従業員の移動を考え、各作業区域の出入口のドアを常時開けておく。

正解へのアプローチ

施設・設備管理は、生産工程の計画に基づいた品質が保持された供食サービスができるようにするためには、作業が安全かつ衛生的に行われ、さらに効率的に行えるように環境を整備することが必要である。施設・設備の基準に関する内容や「大量調理施設衛生管理マニュアル」についても十分に理解しておくことが望ましい。

選択肢考察

×(1) 排気フードに設置するのは、グリストラップではなくグリスフィルターである。
×(2) 手洗い場は、各作業区域の入口の手前に設置し、手洗いの設備としては自動感知式で、コックやハンドルなど直接手で操作しないものが望ましい。
○(3) 便所、休憩室および更衣室については、隔壁により調理室に３m以上離れた場所にするよう設計することが望ましい。
×(4) 外窓は採光を目的とし、常に閉めておくとともに、網戸を設置してねずみやこん虫の侵入を防止する。
×(5) 各作業区域の出入口のドアは、原則閉めておく。エアカーテンや自動ドアなどを設置し、ねずみや昆虫の侵入を防止する。

正解 (3)

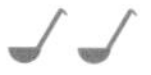

168「大量調理施設衛生管理マニュアル」に基づいてフードカッターを洗浄した。フードカッターの洗浄方法と殺菌の方法の組合せである。正しいのはどれか。1つ選べ。

	機械本体・部品の洗浄方法	殺菌の方法
(1)	1日1回分解して中性洗剤で洗浄	70℃で15分間の加熱
(2)	1日1回分解して中性洗剤で洗浄	80℃で7分間の加熱
(3)	1日1回分解して中性洗剤で洗浄	70%アルコールの噴霧
(4)	分解をせずに中性洗剤で洗浄	80℃で10分間の加熱
(5)	分解をせずに中性洗剤で洗浄	70%アルコールの噴霧

正解へのアプローチ

施設・設備管理は、給食における一連の作業が、能率的、衛生的、安全に行われるための重要な基盤となる。また、施設のレイアウト、設備・機器の種類と用途、設置場所（汚染区域、非汚染区域など）について整理して理解し、また、併せて大量調理施設衛生管理マニュアルに記載してある機器等の洗浄・殺菌方法についても理解しておくことが望ましい。

選択肢考察

×(1)　80℃以上の加熱が必要になる。
○(2)　80℃で5分間以上の加熱をしているため、条件は満たしている。
×(3)、(5)　噴霧であると、殺菌されていない部分が生じる可能性がある。
×(4)　機械本体・部品を分解して部品を加熱殺菌（80℃で5分間以上）する。

正　解　(2)

要　点

調理機械の洗浄・殺菌

1）機械本体・部品を分解する。なお、分解した部品は床に直置きしないようにする。
2）食品製造用水（40℃程度の微温水が望ましい。）で3回水洗いする。
3）スポンジタワシに中性洗剤又は弱アルカリ性洗剤をつけてよく洗浄する。
4）食品製造用水（40℃程度の微温水が望ましい。）でよく洗剤を洗い流す。
5）部品は80℃で5分間以上の加熱又はこれと同等の効果を有する方法で殺菌を行う。
6）よく乾燥させる。
7）機械本体・部品を組み立てる。
8）作業開始前に70%アルコール噴霧又はこれと同等の効果を有する方法で殺菌を行う。

9

169「大量調理施設衛生管理マニュアル」に基づく調理従事者等の衛生管理に関する記述である。正しいのはどれか。1つ選べ。

(1) 調理従事者等は、毎日作業後に自らの健康状態を管理者に報告すること。
(2) 調理従事者等は臨時職員も含め、月に1回以上健康診断を受けること。
(3) 10月から3月のノロウイルス流行期には、月に1回以上又は必要に応じてノロウイルスの検便検査に努めること。
(4) ノロウイルス保有者は、下痢又は嘔吐等の症状がみられない場合は調理作業に従事できる。
(5) 原則として、調理従事者等は当該施設で調理された食品を喫食すること。

正解へのアプローチ

「大量調理施設衛生管理マニュアル」において、調理従事者等の衛生管理に関する項目が示されており、健康管理に関する項目は、ノロウイルス対策が含まれている。

なお、平成29年の「大量調理施設衛生管理マニュアル」の改正で、無症状病原体保有者の対応など、調理従事者等の衛生管理について変更点があるため、確認すること(要 点 参照)。

選択肢考察

×(1) 調理従事者等は、毎日作業開始前に、自らの健康状態を衛生管理者に報告し、衛生管理者はその結果を記録すること。

×(2)、○(3) 調理従事者等は臨時職員も含め、定期的な健康診断及び月に1回以上の検便を受けること。検便検査には、腸管出血性大腸菌の検査を含めることとし、10月から3月までの間には月に1回以上又は必要に応じてノロウイルスの検便検査に努めること。

×(4) ノロウイルスの無症状病原体保有者であることが判明した調理従事者等は、検便検査においてノロウイルスを保有していないことが確認されるまでの間、食品に直接触れる調理作業を控えるなど適切な措置をとることが望ましいこと。

×(5) 食中毒が発生した時の原因究明を確実に行うため、原則として、調理従事者等は当該施設で調理された食品を喫食しないこと。

正 解 (3)

要点

調理従事者等の衛生管理（「大量調理施設衛生管理マニュアル」より抜粋）

①	調理従事者等は、便所及び風呂等における衛生的な生活環境を確保すること。また、ノロウイルスの流行期には十分に加熱された食品を摂取する等により感染防止に努め、徹底した手洗いの励行を行うなど自らが施設や食品の汚染の原因とならないように措置するとともに、体調に留意し、健康な状態を保つように努めること。
②	調理従事者等は、毎日作業開始前に、自らの健康状態を衛生管理者に報告し、衛生管理者はその結果を記録すること。
③	調理従事者等は臨時職員も含め、定期的な健康診断及び月に１回以上の検便を受けること。検便検査には、腸管出血性大腸菌の検査を含めることとし、10月から３月までの間には月に１回以上又は必要に応じてノロウイルスの検便検査に努めること。
④	ノロウイルスの無症状病原体保有者であることが判明した調理従事者等は、検便検査においてノロウイルスを保有していないことが確認されるまでの間、食品に直接触れる調理作業を控えるなど適切な措置をとることが望ましいこと。
⑤	調理従事者等は下痢、嘔吐、発熱などの症状があった時、手指等に化膿創があった時は調理作業に従事しないこと。
⑥	下痢又は嘔吐等の症状がある調理従事者等については、直ちに医療機関を受診し、感染性疾患の有無を確認すること。ノロウイルスを原因とする感染性疾患による症状と診断された調理従事者等は、検便検査においてノロウイルスを保有していないことが確認されるまでの間、食品に直接触れる調理作業を控えるなど適切な処置をとることが望ましいこと。
⑦	調理従事者等が着用する帽子、外衣は毎日専用で清潔なものに交換すること。
⑧	下処理場から調理場への移動の際には、外衣、履き物の交換等を行うこと。（履き物の交換が困難な場合には履き物の消毒を必ず行うこと。）
⑨	便所には、調理作業時に着用する外衣、帽子、履き物のまま入らないこと。
⑩	調理、点検に従事しない者が、やむを得ず、調理施設に立ち入る場合には、専用の清潔な帽子、外衣及び履き物を着用させ、手洗い及び手指の消毒を行わせること。
⑪	食中毒が発生した時の原因究明を確実に行うため、原則として、調理従事者等は当該施設で調理された食品を喫食しないこと。ただし、原因究明に支障を来さないための措置が講じられている場合はこの限りでない。（試食担当者を限定すること等）

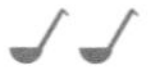

170 給食施設における危機管理対策である。最も適当なのはどれか。１つ選べ。
(1) 災害発生時の人員配置のために、インシデントレポートを分析する。
(2) 調理従事者の意識向上のために、インシデントレポートを実施する。
(3) 災害時対策として、冷凍食品のランニングストックを行う。
(4) インシデント管理は、１件の重大事故が起こるには、１件の軽度事故が存在するという考え方に基づいている。
(5) 異物混入事故を防止するために、検便検査を実施する。

正解へのアプローチ

危機管理とは、起こり得る危機の予測・分析や、危機が発生した場合の的確な対応策などを立て、危機を未然に回避し、あるいは万一危機が発生した場合に被害を最小限にとどめるために行う管理である。

選択肢考察

×(1) 災害発生時の人員配置のためには、組織図を用いる。インシデントレポートの分析は、事故を未然に防ぐための体制を整えるために行う。
○(2) インシデントレポートは従業員の危機管理意識向上や、事故防止に役立つ。
×(3) ランニングストックを災害時対策として在庫品を備蓄にも対応させることが行われているが、災害時にはライフラインが止まることが想定されるため、冷凍食品を使用することは困難である。
×(4) １件の重大事故が起こるには、複数の軽度の事故が存在し、さらに多数のインシデントが潜んでいるとする考え方に基づいている。
×(5) ヒヤリ・ハット事例の手順などのインシデントレポートを分析する。検便検査は、食中毒事故を防止するために行う。

正　解 (2)

要　点

インシデントとアクシデント

インシデント	アクシデントには至らないが、ヒヤリとしたりハッとした経験・事件。この時のインシデントをインシデントレポートとして記録し管理する。
アクシデント	予想外のことが行われ、起こってしまった事故。問題のある・なしに関係なく、予想外の行動による事故をさす。

10 応用力試験

複数科目を横断して管理栄養士に求められる高度な専門的知識を問われる問題で、出題形式としては連問タイプの状況設定問題として出題されている。各基準値（標準体重、血清検査基準値等）を確実な知識とし、臨床上の状況を頭の中にイメージできるようにすること。

問 171　　問 172

次の文を読み「171」、「172」に答えよ。

K病院に勤務する管理栄養士である。内分泌代謝科病棟を担当して、外来患者の栄養管理を行っている。

患者は、38歳、男性、事務職。会社の健診にて再検査となり来院した。父親が高LDL-コレステロール血症と狭心症で治療中であり、兄は心筋梗塞で突然死している。

身長172cm、体重75kg、ウエスト周囲長84cm、血圧132/80mmHg。両側のアキレス腱の肥厚を認める。空腹時の血液検査値は、LDL-コレステロール289mg/dL、HDL-コレステロール48mg/dL、トリグリセリド110mg/dL、血糖98mg/dL、HbA1c5.6%。尿酸値6.8mg/dL。肝、腎、および甲状腺機能は正常。

171 本症例の病態に関する記述である。最も適当なのはどれか。1つ選べ。

(1) 本態性高血圧である。
(2) メタボリックシンドロームである。
(3) 高尿酸血症である。
(4) LDL受容体の異常が考えられる。
(5) 糖尿病型である。

172 本症例の栄養管理に関する記述である。最も適当なのはどれか。1つ選べ。

(1) プリン体の摂取量は、400mg/日とする。
(2) 脂肪の摂取エネルギー比率は、15%とする。
(3) 飽和脂肪酸の摂取エネルギー比率は、7%以上とする。
(4) コレステロールの摂取量は、200mg/日未満とする。
(5) アルコールの摂取量は、エタノール換算で45g/日とする。

10

正解へのアプローチ

問 171

症例問題では、各疾患ごとの検査基準値を理解しておく必要がある。メタボリックシンドローム、糖尿病、脂質異常症、高血圧、腎臓病、高尿酸血症の診断基準は必須である。

本症例は、検査数値より、脂質異常症と推測される。脂質異常症の中でも、高LDL-コレステロール血症の疑いが高い。高LDL-コレステロール血症の要因として、家族性高コレステロール血症（familial hypercholesterolaemia：FH）があるが、本症例でも、家族性が疑われる。家族性高コレステロール血症は、LDL受容体遺伝子変異による単一遺伝子疾患であり、常染色体優性遺伝である。家族性高コレステロール血症LDL受容体の遺伝子変異によりLDL受容体蛋白が欠損し、あるいはその機能が大きく障害されて、高LDL血症が引き起こされると考えられている。

問 172

各種疾患についての、栄養管理方法について十分理解しておくこと。各疾患ごとの栄養管理ガイドラインについてまとめておくことが望ましい。

高コレステロール血症の栄養管理としては、脂質については、「脂肪エネルギー比率を20～25%、飽和脂肪酸を4.5%以上7%未満、コレステロール摂取量を200mg/日未満に抑える」と記載されている（問119 要 点 参照）。

選択肢考察

問 171

×(1) 本症例は、脂質異常症と推測され、血圧には問題はない。
×(2) メタボリックシンドロームの基準には該当しない。
×(3) 尿酸値は6.8mg/dLであり、基準値より低値である。
○(4) 正解へのアプローチ 参照。
×(5) 血糖値は98mg/dLであり、正常値である。

10

問 172

×(1) プリン体の制限は、高尿酸血症の栄養管理である。

×(2) 高コレステロール血症の栄養管理として脂肪の摂取エネルギーは、20～25%とする。

×(3) 高コレステロール血症の栄養管理として飽和脂肪酸の摂取エネルギー比率は、7%以下とする。

○(4) 高コレステロール血症の栄養管理としてコレステロールの摂取量は、200mg/日未満とする。

×(5) 高コレステロール血症の栄養管理としてアルコールの摂取量は、アルコール換算で25g/日以下が望ましい。

正　解　問171　(**4**)
問172　(**4**)

問 173 ✓✓　　問 174 ✓✓✓

次の文を読み「173」、「174」に答えよ。

K病院に勤務する管理栄養士である。外来患者に対する栄養食事指導を担当している。

患者は、32歳、女性。12年前に近医紹介により当総合病院へ受診し、クローン病と診断されている。本日は腹痛を主訴として外来受診、クローン病再燃期と診断されている。身長160cm、体重45.0kg（健常時体重は50.5kg）。

173 クローン病に関する記述である。最も適当なのはどれか。1つ選べ。
(1) 若年者と比べて高齢者で発症しやすい。
(2) アルブミン/グロブリン比（A/G）比は、上昇する。
(3) 血清CRP値は基準値よりも低下している。
(4) 赤血球除去は有効である。
(5) 5-アミノサリチル酸製剤は有効である。

174 本症例に対する栄養療法である。**誤っている**のはどれか。1つ選べ。
(1) 再燃期では、成分栄養剤の利用を検討する。
(2) 摂取エネルギー量を1,700kcal/日とする。
(3) 脂質エネルギー比を25%E程度とする。
(4) ω-6系の脂肪酸の摂取を制限する。
(5) プロバイオテクスを用いる。

正解へのアプローチ

クローン病では潰瘍性大腸炎とは異なり、口腔から肛門まで消化管の全範囲で散在的に炎症が見られる。特に肛門部病変はクローン病に特徴的である。

栄養療法としては、再燃期では絶食から成分栄養剤までを検討し、寛解後は再燃を誘発する脂質を制限した食事とする。

選択肢考察

問 173

×(1) クローン病は、10歳代～20歳代の若年者に好発する。
×(2) クローン病では、腸壁機能が障害されて、たんぱく質の漏出をきたす。それにより、アルブミン/グロブリン比（A/G）比は低下する。
×(3) 炎症に伴い、血清CRP値は基準値よりも上昇する。
×(4) クローン病でも顆粒球除去療法を行うこともあるが、赤血球除去ではない。
○(5) 炎症抑制効果のある5-アミノサリチル酸製剤は、クローン病や潰瘍性大腸の治療として用いられる。

問 174

○(1) 再燃期では、絶食させて静脈栄養法か、成分栄養剤の利用を検討する。
○(2) 標準体重1kg当たり30～40kcalを投与する。30kcalとすると、1.60×1.60×22×30＝1,690kcal/日。
×(3) 脂質エネルギー比25%Eでは多すぎる。脂質の摂取量は、20～30g/日程度に制限する。
○(4) 炎症を誘発すると考えられているω-6系の脂肪酸の摂取を制限する。
○(5) 腸内細菌叢（腸内フローラ）を改善するプロバイオテクスを用いる。

正 解 問173 (5)
問174 (3)

要 点

炎症性腸疾患（IBD）の分類

- 炎症性腸疾患（IBD）
  - 特異性
    - 感染性（ウイルス、細菌、真菌など）
    - 薬剤性
    - その他（血管性、全身性疾患など）
  - 非特異性
    - クローン病
    - 潰瘍性大腸炎
    - その他（ベーチェット病など）

問 175 ✓✓　　問 176 ✓✓✓

次の文を読み「175」、「176」に答えよ。

K病院に勤務する管理栄養士である。入院患者のベッドサイドにいる。
患者は、52歳、女性。身長157cm、体重59kg。上腹部の疼痛、発熱で急性胆嚢炎と診断された。入院治療が功を奏し、今週末に退院となる。血液検査結果も落ち着いてきた。

175 この患者の入院直後の血液検査結果で高値を示したものである。**誤っている**のはどれか。1つ選べ。
(1) アスパラギン酸アミノトランスフェラーゼ(AST)
(2) アラニンアミノトランスフェラーゼ(ALT)
(3) 白血球(WBC)
(4) 総鉄結合能(TIBC)
(5) C反応性たんぱく(CRP)

176 退院後、次回の外来栄養食事指導まで摂取を控える必要がない食品として、**最も適切な**のはどれか。1つ選べ。
(1) キングサーモン(80g)
(2) かつお　秋獲り(80g)
(3) したびらめ　(80g)
(4) 銀だら　(80g)

10

正解へのアプローチ

問 175

胆嚢炎では、白血球(WBC)やC反応性たんぱく(CRP)の上昇による炎症反応がみられる。また、肝・胆道系酵素のアスパラギン酸アミノトランスフェラーゼ(AST)、アラニンアミノトランスフェラーゼ(ALT)やアルカリホスファターゼ(ALP)やビリルビンも上昇する。

問 176

胆嚢炎では、急性期は絶食を基本とする。その後、症状が回復したら糖質中心の流動食から開始する。脂質は、急性期から回復期まで制限する。注意が必要な食品や適する食品となる代表的な食品の栄養組成上の特徴は把握しておきたい。

選択肢考察

問 175

○(1)、(2)、(3)、(5) 正解へのアプローチ 参照。

×(4) 胆嚢炎では、総鉄結合能（TIBC）は上昇しない。上昇するのは鉄欠乏性貧血の時などである。

問 176

×(1) キングサーモンは、さけ類の中では最も大きく、脂肪が多い。

×(2) かつおは、春獲りと秋獲りでは脂質含有量が異なり、秋獲りのものは「戻りがつお」ともいわれ、脂がのっている。

○(3) したびらめは、低脂肪の良質たんぱく質源である。

×(4) 銀だらは、たらと名はつくが、たらとは別の種類の魚（カサゴ目ギンダラ科）で、脂肪含有量の多い魚である。

正 解 問 175 (4)
問 176 (3)

問 177 問 178

次の文を読み「177」、「178」に答えよ。

K病院に勤務する管理栄養士である。

患者は、58歳、男性。会社役員。身長175cm、体重70kg。健康診断で高血圧を指摘され、来院。血圧165/105mmHg。空腹時血糖 110mg/dL、HbA1c 6.4%。来院時、栄養指導を受けることになり、本人は血圧を下げるために禁酒を目標とした。

177 患者の現在の血圧分類である。最も適当なのはどれか。1つ選べ。

(1) 正常高値血圧
(2) Ⅰ度高血圧
(3) Ⅱ度高血圧
(4) Ⅲ度高血圧
(5) 収縮期高血圧

178 栄養指導の際に、自宅でついついお酒を飲んでしまい、後悔している。行動変容技法のうち、認知再構成を用いた管理栄養士の支援である。最も適当なのはどれか。1つ選べ。

(1) 飲んだお酒の種類と量を記録するように指導する。
(2) 何故お酒を飲みたいかを確認する。
(3) 1回くらいならあまり気にしなくてもよいと話す。
(4) 「禁酒」と書いた紙をお酒のボトルに貼るよう勧める。
(5) 禁酒することを家族と約束することを指導する。

正解へのアプローチ

問 177

高血圧の分類について把握しておくこと（要点 参照）。高血圧とは、収縮期血圧140mmHg以上かつ/または拡張期血圧90mmHg以上の場合をいう。なお、家庭で計測した場合は基準が異なるため、注意すること。

問 178

行動変容技法には様々な方法がある（**問 103** 要 点 参照）。対象者の状態に併せた技法により、良い方向へ導くことが必要である。

禁酒に失敗したという認知によって、目標行動の継続がむずかしくなっているため、その認知について、そうではないという認知に変える。この技法を、認知再構成法という。

選択肢考察

問 177

×(1)、(2)、(4)、(5)

○(3)　収縮期血圧160～179mmHg、拡張期血圧100～109mmHgに該当し、Ⅱ度高血圧に分類できる。

問 178

×(1)　セルフモニタリングの例である。

×(2)　行動分析の例である。

○(3)　認知再構成の例である。

×(4)　目標宣言の例である。

×(5)　行動契約の例である。

正　解　問 177　(3)
問 178　(3)

要　点

成人における血圧値の分類（「高血圧治療ガイドライン 2019」より抜粋）

分　類	診察室血圧（mmHg）			家庭血圧（mmHg）		
	収縮期血圧		拡張期血圧	収縮期血圧		拡張期血圧
正常血圧	<120	かつ	<80	<115	かつ	<75
正常高値血圧	120－129	かつ	<80	115－124	かつ	<75
高値血圧	130－139	かつ／または	80－89	125－134	かつ／または	75－84
Ⅰ度高血圧	140－159	かつ／または	90－99	135－144	かつ／または	85－89
Ⅱ度高血圧	160－179	かつ／または	100－109	145－159	かつ／または	90－99
Ⅲ度高血圧	≧180	かつ／または	≧110	≧160	かつ／または	≧100
（孤立性）収縮期高血圧	≧140	かつ	<90	≧135	かつ	<85

問 179 ✓ ✓　　問 180 ✓　　問 181 ✓ ✓

次の文を読み「179」、「180」、「181」に答えよ。

K病院に勤務する管理栄養士である。入院患者のベッドサイドにいる。

患者は、85歳、男性。高血圧症から脳梗塞を10年前に発症。一命を取り留めるも寝たきりとなり、しばしば嚥下困難がみられる。以降、食欲不振から次第に低栄養状態に陥り、入退院を繰り返している。食事は誤嚥に注意しながら経口摂取をしてきたが、直近の推定摂取エネルギー量は500kcal/日程度である。誤嚥以外に消化器官の不調はない。今回の入院で新たに仙骨部の褥瘡が認められた。褥瘡ポケットは深く、浸出液が漏出している。

現在の身体計測値は、身長165cm、体重47.5kg（健常時体重67.0kg）、上腕周囲長比70％、上腕三頭筋周囲長比65％。血清における臨床検査値は、総たんぱく質値6.2g/dL、アルブミン値2.4g/dL、空腹時血糖165mg/dL、HbA1c値9.8％（NGSP値）、LDLコレステロール値80mg/dL、中性脂肪値120mg/dL、尿素窒素値15mg/dL、血清クレアチニン値0.8mg/dL、Na134mEq/Lである。

179 本症例に対する栄養アセスメントに関する記述である。最も適当なのはどれか。1つ選べ。

(1) 高張性脱水を認める。
(2) 甲状腺機能低下症を認める。
(3) 糖尿病と診断される。
(4) 腎臓系疾患の検査を行う。
(5) 褥瘡の内的要因として、寝たきりの生活が挙げられる。

180 本症例に対する栄養ケア計画として、**最も適切な**のはどれか。1つ選べ。

(1) 嚥下機能の評価を行う。
(2) 褥瘡については、外科的処置による治癒を目標とする。
(3) 胃瘻造設は禁忌である。
(4) 頸部の除圧を行う。

181 本症例に対する栄養療法に関する記述である。最も適当なのはどれか。1つ選べ。

(1) 緊急に高カロリー輸液を実施する。
(2) 陰イオン交換樹脂の服用を検討する。
(3) 単糖類のエネルギー比率を下げる。
(4) 亜鉛を制限する。
(5) 浸出液の漏出を防ぐため、水分を制限する。

正解へのアプローチ

脳梗塞をきっかけに低栄養に陥り、褥瘡と糖尿病を併発している症例である。

日本褥瘡学会によれば、「褥瘡になりやすいため、注意しなければならない病気」の一つに糖尿病を挙げており、糖尿病は褥瘡の内的要因になっている。低栄養状態患者における褥瘡の治癒には、特に栄養療法が重要である。本症例では、胃以降の消化管には問題が無いことから、経鼻胃管や胃瘻による経腸栄養法を検討していくべきである。この際に糖尿病があることに留意しながら栄養療法を進める必要がある。

選択肢考察

問 179

×(1) むしろ、低たんぱく質血症による浮腫の疑いがある。
×(2) 甲状腺機能低下症を示す徴候や検査結果はない。
○(3) 空腹時血糖とHbA1cが同時に高値であるため、糖尿病と診断できる。
×(4) 腎臓系疾患を示す徴候や検査結果はない。
×(5) 寝たきりは褥瘡の外的要因、内的要因として糖尿病が挙げられる。

問 180

○(1) 嚥下機能の評価を行い、栄養供給のルートを検討する必要がある。
×(2) 現時点で褥瘡の外科的処置を実施しても再発し、完治は見込めない。
×(3) 胃瘻造設は、選択肢の一つとする。
×(4) 仙骨部の褥瘡に対しては、腰椎部の除圧を行う。

問 181

×(1) 緊急の高カロリー輸液実施は、リフィーディング症候群をおこすことがある。
×(2) 陰イオン交換樹脂は高コレステロール血症時に服用を検討する。
◯(3) 単糖類のエネルギー比率を下げ、急激な血糖上昇を防ぐ。
×(4) 褥瘡では、亜鉛の摂取を推奨する。
×(5) 水分を制限すると、褥瘡は悪化する。

正 解 問 179 (3)
問 180 (1)
問 181 (3)

問 182 　　問 183

次の文を読み「182」、「183」に答えよ。

A保育園に勤務する管理栄養士である。A保育園に通うKくんのお母さんから、離乳がなかなか進まないと相談があった。

Kくんは、11か月、男児。身長73cm（出生時51cm）、体重8.7kg（出生時3.0kg）。食物アレルギーはないが、食べむらがあるため、離乳食はつい似たようなものばかり与えてしまう。食後の母乳はよく飲み、おやつの乳児用ビスケットも好んで食べている。運動面は、つたい歩きもでき、活発的である。

182 Kくんの成長に基づくアセスメント結果である。**最も適切な**のはどれか。1つ選べ。

(1) 月齢に見合った身長および体重の増加がみられる。
(2) 肥満ぎみであり、授乳の回数を減らすことを検討する。
(3) やせぎみであり、運動量を減らすことを検討する。
(4) 身長および体重が小さく、必要な栄養量が確保できていない。

183 Kくんのお母さんへのアドバイスとして、**最も適切な**のはどれか。1つ選べ。

(1) エネルギーを摂れるよう、好きなおやつの量を増やしましょう。
(2) もうすぐ離乳を完了しなくてはならないため、母乳は与えないようにしましょう。
(3) 食べる楽しさを伝えられるよう、食品の種類や形態を工夫していきましょう。
(4) 大人と同じ味付けのものを与えて、食欲を増進させましょう。

正解へのアプローチ

問 182

対象者の月齢に合った身長・体重について理解しておく必要がある。1歳児の平均身長は、約75cm、平均体重は約9kgということを把握していれば、11か月のKくんの成長は順調であることがわかる（**問 89** 要 点 参照）。

問 183

離乳食の時期別の特徴について、「授乳・離乳の支援ガイド」にて確認すること（**問 90** 要 点 参照）。

生後 9～11 か月頃は離乳食後期で、「カミカミ期」ともよばれ、歯茎でつぶせる固さや大きさのものが食べられるようになる。食欲に応じて、離乳食の量を増やし、離乳食後に母乳または育児用ミルクを与え、母乳は子どもの欲するままに与えてもよいとしている。

また、現状の食事摂取状況で平均的な成長がみられているのであれば、お母さんを心配させないことが大切である。

選択肢考察

問 182

○(1) 正解へのアプローチ 参照。

×(2)、(3)、(4)

問 183

×(1) 現状の食事摂取状況で平均的な成長がみられているのであれば、エネルギーの不足は考えにくい。また、好きな食品ばかり与えると、将来の偏食につながる可能性がある。

×(2) 離乳の完了は、12～18 か月頃を目安としているが、あくまでも目安であり、一人一人の成長・発達の状況に応じて、食事の量や母乳の回数を調節する必要がある。

○(3) 様々な食品の味や舌ざわりを楽しんだり、家族と一緒の食卓を楽しむ、また、手づかみ食べで自分で食べることを楽しむといったように、食べる楽しさを伝えていくことが重要である。

×(4) 大人と同じ味付けのものでは、食塩摂取量が多過ぎる。味付けは、家族の食事から調理する前の物を取り分けたり、薄味のものを適宜取り入れる。

正 解 問 182 (1)
問 183 (3)

問 184 ✓✓　　問 185 ✓

次の文を読み「184」、「185」に答えよ。

Ａ市教育委員会に勤務する管理栄養士のＫさん。栄養教諭として、市内の学校給食を企画する立場にある。

Ａ市では、共同調理場方式を採用しており、Ｋさんは共同調理場（Ａ市学校給食センター）担当の栄養教諭と共同で、Ａ市内の市立小学校の児童の対応を行っている。

Ｋさんは、「学校給食における食物アレルギー対応指針」（平成27年、文部科学省）に基づき、食物アレルギーをもつ児童への面談、ならびに給食調理員に対する研修を担当することになった。

184 食物依存性運動誘発アナフィラキシーを防ぐために児童へ伝えるべき内容として、**最も適切な**のはどれか。１つ選べ。

(1) 給食を食べた後の休憩の必要性について。
(2) エピペン®注射後の効果持続時間について。
(3) 食物アレルギーによる事故の事例について。
(4) アナフィラキシーとアナフィラキシーショックの違いについて。

185 給食調理員に対する研修のテーマとして、**最も適切な**のはどれか。１つ選べ。

(1) 手洗いの重要性
(2) エピペン®の使用方法
(3) 食物アレルギーの発症機序
(4) 調味料に含まれるアレルゲン

正解へのアプローチ

問 184

本設問では、Ａ市立小学校の児童について、食物アレルギーを有する児童の対応を「学校給食における食物アレルギー対応指針」に基づき実施している。

個別の対応については、保護者から提出される「学校生活管理指導表」に基づき、保護者との面談を行った上で取組を決定していくことになるが、本設問では、さらに栄養教諭による児童との面談についても実施している。

給食が原因の食物アレルギーによる事故を防ぐためには、アレルゲンを含まない安全な給食の提供が最優先となるが、児童が誤ってアレルゲンを摂取した際の対応について情報提供することも必要となる。

問 185

「学校給食における食物アレルギー対応指針」では、給食現場での食物アレルギー事故を防止するための対応を、以下の通り示している。

- 食物アレルギー対応を行う児童生徒に関する情報を全調理員で共有し、共有する方法や掲示場所等を事前に決定しておく。
- 使用する調理器具、材料、調味料等の管理についてルールを決め混入を防止する。
- 対応食担当の調理員を区別化することで、作業の単純化、引継ぎによるエラーを防ぐ。
- 調理作業工程の確認作業の方法やタイミングを決めておく。

選択肢考察

問 184

○(1) 食物依存性運動誘発アナフィラキシーを防ぐためには、食後2時間程度の休憩が必要となる。通常ではアレルゲンを摂取しても軽症であっても、食後の運動で悪化する可能性もあるため、児童に給食後の休憩の必要性について伝えることは、事故防止につながる。

×(2) 児童にアドレナリン自己注射薬（エピペン®）注射後の効果持続時間について説明しても、実際に使えなければ意味がない。また、エピペン®の使用法を説明するのは、栄養教諭の役割ではない。

×(3) 児童に食物アレルギーによる事故の事例について情報提供することは、食物アレルギーによる事故が生命にかかわることを知ってもらうことにつながるが、事故防止の観点からは優先順位は高くない。

×(4) アナフィラキシーとアナフィラキシーショックは症状が異なるが、それを児童が知っても事故防止にはつながらない。

問 185

×(1) 手洗いの重要性を伝えるのは、食中毒を予防するためである。

×(2) 共同調理場で勤務する調理員が、給食後にアレルギー症状を発症した児童にエピペン®を注射することはない。

×(3) 食物アレルギーの発症機序を調理員に説明しても、事故防止につながるとは考え難い。

○(4) 調味料に含まれる原材料や食品添加物にアレルゲンが含まれていることがあり、調理員がこの情報を有することは事故対策に必要である。

正 解 問 184 (1)
問 185 (4)

問 186 ／／　問 187 ／／　問 188 ／／／

次の文を読み「186」、「187」、「188」に答えよ。

K病院に勤務する管理栄養士である。

患者は、18歳、マラソン選手の女性。身長165cm、体重48kg。先月のマラソン大会で貧血により失速し、転倒してしまった。持久力を上げるための食事について、栄養カウンセリングの依頼があった。

186 マラソン選手が発症しやすい貧血に関する記述である。最も適当なのはどれか。1つ選べ。

(1) マラソンの着地の衝撃により、再生不良性貧血を起こすことがある。
(2) 鉄欠乏性貧血では、持久性は低下しない。
(3) 男子の貯蔵鉄量は女子よりも少なく、男子の方が貧血になりやすい。
(4) 習慣的なトレーニングにより、希釈性貧血を起こすことがある。
(5) 運動選手に一番多くみられる貧血の種類は、悪性貧血である。

187 対象者の持久力を高めるための栄養カウンセリングにおいて、目標に関する話し合いを行った。行動契約の目標宣言として、**最も適切な**のはどれか。1つ選べ。

(1) たんぱく質の多い食品の種類を学ぶ。
(2) 持久性を上げるために、食事内容を変える重要性を知る。
(3) マラソン大会の1週間前から、カーボローディングを行う。
(4) トレーニングの知識を身につける。

10

188 次の大会が4日後となり、それに向けてトレーニング中である。午後の練習を16時に終えた。練習後の補食として、**最も適切な**のはどれか。1つ選べ。

(1) ゆで卵
(2) から揚げ
(3) カステラ
(4) 野菜ジュース

正解へのアプローチ

問 186

運動時の貧血の種類と特徴について確認すること。国家試験では、鉄欠乏性貧血と溶血性貧血が出題されている。

問 187

行動契約とは、目標達成のための行動実行をクライアントに約束させることである。目標宣言の内容は、持久力を高めるための具体的な行動内容である必要がある。

問 188

素早い疲労回復のためには、運動直後の栄養補給が絶対条件である。運動直後、できるだけ早く「炭水化物（糖質）」と「たんぱく質」を摂取することが重要である。運動により、筋肉に貯め込まれていたエネルギー（グリコーゲン）が消耗することから、運動後いかに効率よく「炭水化物（糖質）」を補給するかが、エネルギー消耗による疲労回復のポイントとなる。

選択肢考察

問 186

×(1)　マラソン中の着地の衝撃により、赤血球が破壊され溶血性貧血を起こすことがある。

×(2)　鉄欠乏性貧血では、赤血球からの酸素供給が減少するため持久力は低下する。

×(3)　女子の貯蔵鉄量は少なく、また、月経による鉄の喪失もあるため男子よりも貧血になりやすい。

○(4)　習慣的なトレーニングにより、循環血液量が増加して希釈性貧血を起こすことがある。

×(5)　運動選手に一番多くみられる貧血の種類は、鉄欠乏性貧血である。汗への鉄の排泄、胃腸周囲での微出血などで鉄が欠乏しやすい。

問 187

×(1)、(2)　持久力を高めるという目標を達成するために必要なスキルや知識を得ることは、学習目標である。

○(3)　行動目標を管理するために、具体的な行動に関わる目標を具体的に宣言することが行動実践につながる。カーボローディング（Carbohydrate Loading）とは、スポーツなどの場面で、運動エネルギーとなるグリコーゲンを通常より多く体に貯蔵するための栄養摂取法である。グリコーゲンローディングとも呼ばれる。

×(4)　行動変容の結果として現れることは、結果目標である。

10

問 188

×(1)　ゆで卵は、たんぱく質が主要な栄養素となる。

×(2)　から揚げは、たんぱく質と脂質が主要な栄養素となる。

○(3)　カステラは、糖質とたんぱく質が主要な栄養素となる。運動後の糖質補給に適している。

×(4)　野菜ジュースは、水分の補給が中心となり、多少の糖質、ビタミン、ミネラルの補給となる。

正　解　問 186　(4)
問 187　(3)
問 188　(3)

要　点

スポーツ選手に多い貧血

	原因	特徴
鉄欠乏性貧血	鉄排泄量の増加	持久性の体力が低下 運動選手に一番多い
希釈性貧血	循環血漿量の増大	血球の減少は少ない みかけの貧血
溶血性貧血	着地などの衝撃	マラソン選手などに多い

問 189　　問 190

次の文を読み「189」、「190」に答えよ。

管理栄養士のＡさんは、Ｋ社健康保険組合にて特定保健指導を担当している。

今回の特定保健指導の対象者は、Ｂさん（65歳、男性）である。２か月前に受診した特定健康診査の結果は、以下の通りであった。

身長165cm、体重70kg。特定健康診査の結果は、腹囲87cm、血圧135／85mmHg、空腹時血糖値105mg／dL、中性脂肪140mg／dL、HDL－コレステロール45mg／dL、LDL－コレステロール145mg／dL。飲酒量は毎日500mL缶ビール１本程度、喫煙なし。日常的な運動習慣はない。

Ｂさんは、特定健康診査の結果、特定保健指導の対象となったため、今回、管理栄養士のＡさんが特定保健指導を担当することになった。

面接の際、Ｂさんより、「本当は今日の面接は参加したくなかった。」、「特に今の生活を変えるつもりはない。」との発言があった。

189 Ｂさんの特定健康診査における、ステップ２の追加リスクの数と保健指導レベルの組合せである。最も適当なのはどれか。１つ選べ。

	追加リスクの数	保健指導レベル
(1)	1	動機づけ支援
(2)	2	動機づけ支援
(3)	2	積極的支援
(4)	3	積極的支援
(5)	4	積極的支援

190 面接の際のＢさんの発言を受けた管理栄養士の対応として、**最も適切な**のはどれか。１つ選べ。

(1) ３か月以上の継続支援を勧める。
(2) 行動変容の重要性について、詳しく説明する。
(3) Ｂさんの具体的な行動目標を、毎日30分以上の散歩に決定する。
(4) 来年の健診で腹囲とBMIが基準以内であれば、面接の対象にならないことを伝える。

正解へのアプローチ

問 189

特定保健指導は、特定健康診査の結果から、生活習慣病の発症リスクが高く、生活習慣の改善による生活習慣病の予防効果が大きく期待できる者に対して、生活習慣を見直すサポートを行う。

「標準的な健診・保健指導プログラム（平成30年版）」に基づき、ステップ1からステップ4の手順で対象者のリスク数をカウントし、階層化を行う。

○ステップ1：腹囲とBMIで内臓脂肪蓄積のリスクを判定

腹囲：男性は85cm以上、女性は90cm以上　→［1］

腹囲：男性は85cm未満、女性は90cm未満、かつBMIが25以上　→［2］

○ステップ2（追加リスクの数の判定と特定保健指導の対象者の選定）

- 検査結果及び質問票より追加リスクをカウントする。
- ①～③はメタボリックシンドロームの判定項目、④はそのほかの関連リスクとし、④喫煙歴については①から③までのリスクが1つ以上の場合にのみカウントする。
- ⑤に該当する者は特定保健指導の対象にならない。

①血圧高値　a 収縮期血圧130mmHg以上 又は
　　　　　　b 拡張期血圧85mmHg以上

②脂質異常　a 中性脂肪150mg/dL以上 又は
　　　　　　b HDLコレステロール40mg/dL未満

③血糖高値　a 空腹時血糖（やむを得ない場合は随時血糖）100mg/dL以上 又は
　　　　　　b HbA1c（NGSP）5.6%以上

④質問票　喫煙歴あり

⑤質問票　①、②又は③の治療に係る薬剤を服用している

○ステップ3（保健指導レベルの分類）

ステップ1、2の結果を踏まえて、保健指導レベルをグループ分けする。なお、前述の通り、④喫煙歴については①から③のリスクが1つ以上の場合にのみカウントする。

［1］の場合

①～④のリスクのうち

追加リスクが2以上の対象者は　積極的支援レベル
　　　　　　1の対象者は　動機付け支援レベル
　　　　　　0の対象者は　情報提供レベル　とする。

［2］の場合

①～④のリスクのうち

追加リスクが3以上の対象者は　積極的支援レベル
　　　　1又は2の対象者は　動機付け支援レベル
　　　　　　0の対象者は　情報提供レベル　とする。

10

○ステップ4（特定保健指導における例外的対応等）

- 65歳以上75歳未満の者については、日常生活動作能力、運動機能等を踏まえ、QOL（Quality of Life）の低下予防に配慮した生活習慣の改善が重要であること等から、「積極的支援」の対象となった場合でも「動機付け支援」とする。
- 降圧薬等を服薬中の者については、継続的に医療機関を受診しているはずなので、生活習慣の改善支援については、医療機関において継続的な医学的管理の一環として行われることが適当である。そのため、保険者による特定保健指導を義務とはしない。しかしながら、きめ細かな生活習慣改善支援や治療中断防止の観点から、かかりつけ医と連携した上で保健指導を行うことも可能である。また、健診結果において、医療管理されている疾病以外の項目が保健指導判定値を超えている場合は、本人を通じてかかりつけ医に情報提供することが望ましい。

Bさんのリスク判定は、以下の通りである。

	性別	年齢（歳）	腹囲（cm）	BMI（kg/m²）	空腹時血糖（mg/dL）	TG（mg/dL）	HDL-C（mg/dL）	収縮期血圧（mmHg）	拡張期血圧（mmHg）	喫煙歴
対象者	男	65	87	25.7	105	140	45	135	85	無
リスク基準			男：≧85 女：≧90	≧25	≧100	≧150	＜40	≧130	≧85	有
リスク判定			[1]		○			○		

したがって、Bさんはステップ1で[1]で、ステップ2で追加リスクが2つあり、本来は積極的支援に階層化されるが、65～74歳の場合、積極的支援の対象となった場合でも動機づけ支援とする。

問190

Bさんは、面接での発言より、行動変容ステージの無関心期に該当する。無関心期の対象者に対して行動変容の重要性を伝えても、拒否反応を示すことが多く、行動変容につながりにくい。そこで、Bさんに対しては、本当は参加したくない面接を回避するためには、来年の健診で腹囲とBMIが基準以内にすることであると伝え、体重減少のためのモチベーションを高めるアドバイスをすることが適当である。実際、次年度の健診までの体重2kg減、腹囲2cm減は、実行可能性が高い目標であり、無関心期の対象者でも受け入れやすいアドバイスといえる。

選択肢考察

問189

×(1)、(3)、(4)、(5)

○(2) 正解へのアプローチ 参照。

問 190

×(1)　Bさんは動機付け支援の対象であり、面接による支援は原則１回である。

×(2)　Bさんの行動変容ステージは無関心期であり、行動変容の重要性を説明しても受け入れにくい。

×(3)　具体的な行動目標は、対象者自ら設定する。

○(4)　（正解へのアプローチ）参照。

正　解　問189　（**2**）
問190　（**4**）

問 191 　問 192

次の文を読み「191」、「192」に答えよ。

K特別養護老人ホームに勤務する管理栄養士である。

K特別養護老人ホームでは、入居者の個性や生活リズムに合わせて10人以下のグループで1つのユニットを形成するユニットケアを取り入れている。

対象者の性別、年齢、基礎代謝量、身体活動レベルは、下表の通りである。

表　K特別養護老人ホームAユニットのアセスメント結果

対象者	性別	年齢（歳）	基礎代謝量（kcal／日）	身体活動レベル
A	F	82	1,010	1.4
B	F	85	1,010	1.3
C	M	87	1,280	1.2
D	F	92	1,010	1.2
E	F	88	1,010	1.3
F	M	91	1,280	1.2
G	M	95	1,280	1.2
H	F	90	1,010	1.2
I	F	86	1,010	1.3
J	F	89	1,010	1.3

※身体活動レベルは、ベッド上安静1.2、ベッド外活動1.3、リハビリ中1.4とした。

191 Aユニットの推定エネルギー必要量の基準値として、**最も適切な**のはどれか。1つ選べ。

(1)　1,000 ± 200kcal
(2)　1,200 ± 200kcal
(3)　1,400 ± 200kcal
(4)　1,600 ± 200kcal

192 Aユニットで提供するおやつとして、**最も適切な**のはどれか。1つ選べ。

(1)　すいか（一口大にカットしたもの）
(2)　抹茶カステラ
(3)　ミルク寒天
(4)　カスタードプリン

10

正解へのアプローチ

問 191

推定エネルギー必要量は、以下の手順で求める。

1）対象者の栄養アセスメントから個人の推定エネルギー必要量を求める。

(昼食1回のみ提供する場合は、1日の推定エネルギー必要量の35%として算出することが多い。)

- 推定エネルギー必要量（kcal／日）＝基礎代謝量×身体活動レベル
- 基礎代謝量（kcal／日）＝基礎代謝基準値×体重※（kg）

※高齢者は、BMIが18.5未満の中リスク以上が多く、低栄養状態の予防・回復のために個人の参照体重（BMI 22の体重）を目標として推定エネルギー量を算出することが望ましい。

2）1日の給食の場合は200kcalごと（1回の給食の場合は100kcalごと）の対象者分布を調べる。

3）対象者全員が収まる基準を設定する。対象者の構成次第では、複数種類の栄養基準が必要となることもある。(A)2,000±200kcal（1,800～2,200kcal)、(B)2,400±200kcal（2,200～2,600kcal）など。

問 192

高齢者施設においておやつは、施設での生活の中での楽しみの一つであり、食事量の少ない高齢者にとっては補食としての役割もある。

朝・昼・夕の食事と同様に、利用者の摂食・嚥下機能や高齢者にとって食べにくい食品や料理を考慮することが大切である。

Aユニットは、ベッド上安静の利用者が多く、共通のおやつを提供するのであれば、プリンのような嚥下のしやすい食品が適している。

10

選択肢考察

問 191

（要 点）の表から、

×(1)　1,000±200kcal（800kcal～1,200kcal）　0名／10名
×(2)　1,200±200kcal（1,000kcal～1,400kcal）　6名／10名
◯(3)　1,400±200kcal（1,200kcal～1,600kcal）　10名／10名
×(4)　1,600±200kcal（1,400kcal～1,800kcal）　4名／10名

となることから、(3)が最も適切である。

問 192

×(1) 水分の多いスイカは、食べにくいこともある。

×(2) 水を吸ってしまうカステラは、食べにくいこともある。

×(3) 食塊を形成しにくい寒天は、食べにくいこともある。

○(4) 一般的にカスタードプリンは、材料の卵液のたんぱく質が加熱されることで凝固する。ゼラチンや寒天で固めるケミカルプリンを提供する場合、高齢者施設ではゼラチンを使用することが望ましい。

正 解 問191 (3)
問192 (4)

要 点

K高齢者施設Aユニットの推定エネルギー必要量

対象者	性別	年齢（歳）	基礎代謝量（kcal／日）	身体活動レベル	推定エネルギー必要量（kcal／日）	まるめの推定エネルギー必要量（kcal／日）
A	F	82	1,010	1.4	1,414	1,450
B	F	85	1,010	1.3	1,313	1,350
C	M	87	1,280	1.2	1,536	1,550
D	F	92	1,010	1.2	1,212	1,250
E	F	88	1,010	1.3	1,313	1,350
F	M	91	1,280	1.2	1,536	1,550
G	M	95	1,280	1.2	1,536	1,550
H	F	90	1,010	1.2	1,212	1,250
I	F	86	1,010	1.3	1,313	1,350
J	F	89	1,010	1.3	1,313	1,350

高齢者にとって食べにくい食品・料理

かたいもの、弾力のあるもの、滑るもの	こんにゃく、里芋、かまぼこ、たこ、いか、麺類、根菜類、生野菜
水分が多いもの	すいか
口やのどの中でまとまりにくいもの	ナッツ類、とうもろこし、葉物野菜、寒天
貼りつきやすいもの	もち、板海苔、わかめ、きなこ、ウエハース
水を吸ってしまうもの	パン、カステラ
ぼそぼそするもの	ふかしいも、焼き魚、ゆで卵（黄身）
酸味の強いもの	柑橘類、酢の物
さらさらした液体	水、お茶、汁物
繊維の多いもの	キノコ類

問 193 ✓ ✓　　問 194 ✓　　問 195 ✓ ✓

次の文を読み「193」、「194」、「195」に答えよ。

Ｂ市保健センターに勤務する管理栄養士である。Ｂ市の高齢化の進展は他の地域と比較するとそれほど進んでいないが、将来を見据えた対策はとる必要があることから、管理栄養士は高齢者保健対策の一環として介護予防事業に関わることとなった。

193 市町村が行う地域支援事業に関する記述である。最も適当なのはどれか。１つ選べ。

(1) 施設サービスを行う。
(2) 会食サービスは必須である。
(3) ボランティアを対象とした研修会は含まない。
(4) 介護予防普及啓発事業として、介護予防教室を実施する。
(5) 地域介護予防活動支援事業として、介護予防に関するパンフレットを作成する。

194 Ｂ市では、地域の高齢者がいつまでも「食」を楽しみ、生活の質の向上を図ることを目的に、65歳以上を対象とした栄養教室を実施することとなった。短期的目標として、**最も適切な**のはどれか。１つ選べ。

(1) 低栄養予防の食事について知る。
(2) メタボリックシンドローム予防の重要性を理解する。
(3) 毎日、自分で食事を作る。
(4) 毎日、体重を測る。

10

195 Ｂ市で実施した高齢者栄養教室の評価を行うこととなった。影響評価として、**最も適切な**のはどれか。１つ選べ。

(1) 計画に沿ってプログラムは運営できている。
(2) 低栄養を予防する食事について理解した人が増えた。
(3) 参加者はプログラムに満足している。
(4) 対象者の３割が適正体重となった。

正解へのアプローチ

問 193

介護保険法改正後のサービス内容について理解する必要がある。市町村が実施する事業には大きく２つに分けられる。介護予防・日常生活支援総合事業と包括的支援センターの運営である。サービス内容を理解すること。

問 194

短期的目標は、比較的早い段階での計画の改善が期待できる目標である。長期的目標・中期的目標・短期的目標について理解する。長期的目標は、生活の質の向上や健康状態の課題に対し、長期の時間が必要であり、計画の最終的な段階での達成を目指す。

中期的目標は、前提となる短期的な課題の改善が必須となるもので、時間的順序では、短期的目標である知識面が改善され、次に中期的目標の行動面が改善され、結果として長期目標である生活の質が向上したり、健康状態が改善されることを意味する。

問 195

影響評価は、計画を推進する効果として計画の策定期間中及びプログラム実施後に明らかになった対象の変化を評価する。プリシード・プロシードモデルの準備（前提）要因、強化要因、実現要因、環境、行動とライフスタイルで、比較的早い段階で達成が期待できる短期的目標、次に中期的目標に関して評価する。

評価は上記のように段階がある。それぞれ指標は異なるが、いずれも目標達成状況の検証するという役割があり、評価した結果は次の活動に反映させることが前提である。

この他、経済面から見た経済評価の手法もある。プログラム実施に投入された予算によってどれだけの効果があったかを評価するものである。

選択肢考察

問 193

×(1)　施設サービスは都道府県が指定・監督を行うサービスであり、介護老人福祉施設、介護老人保健施設、介護療養型医療施設、介護医療院が該当する。

×(2)　会食サービスは必須ではない。市町村長の判断で任意に行う事業である。

×(3)　地域介護予防活動支援事業の中に含まれる。住民主体の介護予防活動の育成・支援の展開の中で必要に応じてボランティアを対象とした研修会や学習会を実施する。

○(4)　介護予防普及啓発事業で想定される事業は、基本的知識に関するパンフレットの作成・配布や講演会・相談会の実施、運動教室・低栄養予防教室等の介護予防教室の実施、各対象者の介護予防の実施を記録する媒体の配布などがある。

×(5)　地域介護予防活動支援事業で想定される内容は、ボランティア等の人材育成のための研修や地域活動組織の育成・支援、二次予防事業修了者の活動の場の提供、介護予防に資する社会活動の実施がある。

問 194

○(1) 短期的目標である。

×(2) ロコモティブシンドローム予防の重要性の理解であれば、短期的目標である。

×(3)、(4) 行動面の改善であり、中期的目標である。

問 195

×(1)、(3) 経過評価である。経過評価は、プログラムの実施状況として計画通りの時期に実施でき、回数も予定通りに組めているか、周知方法は適正であるか。参加者の出欠席等の参加状況や満足度を評価する。また、運営する側のスタッフの評価も併せて行う。プログラムを担当するスタッフの人数が適正か、進行等が適正であるか、スタッフ自身が満足しているか、専門能力やスキルを生かしているかなど、総合的に評価する。

○(2) 影響評価である。教室に参加したことによって参加者の知識が増えたか、取り組みへの意欲や態度に変化があったか。選択肢の「低栄養を予防する食事について理解できたか」の他、「バランスよく食べることについて理解できたか」、「自分で料理を作ることができるようになったか」、「体重管理の方法を理解できたか」等が影響評価にあたる。

×(4) 結果評価である。事業実施の結果、最終的なプログラムの効果や達成度を評価する。選択肢の「対象者の３割が適正体重となった。」の他、自分で料理を作ることができたことによって「自立した生活を送れるようになった」、「毎日を楽しく過ごせるようになった」等がある。

正 解 問 193 (4)
問 194 (1)
問 195 (2)

10

問 196 　　**問 197**

次の文を読み「196」、「197」に答えよ。

K給食会社に勤務する管理栄養士である。配属先のK事業所では、マンネリ化防止をはじめ顧客満足度の向上と売り上げ拡大を目的に定期的にイベントメニューを提供している。

196「1年後に東京都で4年に1度開催される国際的なスポーツイベント」にちなんで開催地のご当地メニューを提供することになった。**最も適切な**のはどれか。1つ選べ。

(1) 深川丼
(2) たこ焼き
(3) タコライス
(4) 味噌煮込みうどん

197 イベントメニューを1食でも多く売り上げるためのプロモーション戦略である。人的販売として**最も適切な**のはどれか。1つ選べ。

(1) 1週間前から食堂の各テーブルに手作りの予告POPを設置した。
(2) 提供前日にK事業所の社内メールに案内のメールを送信した。
(3) 提供当日、管理栄養士が販売コーナーの前で利用者に直接声をかけた。
(4) 提供当日、注文が入ってから調理員が利用者の目の前で盛付を行い提供した。

正解へのアプローチ

問 196

イベント食を行う際、国内外の様々なイベントやその土地の食材や料理を知っていると提供する料理の幅を増やすことができる。普段から新聞やニュースに目を通し、世の中の出来事に関心をもつことが大切である。

問 197

プロモーション戦略（Promotion）は、商品や製品の価値を消費者に伝える役割を担う。顧客に買う気を起こさせて購買につなげるための活動である。商品戦略（Product）、価格戦略（Price）、流通戦略（Place）と合わせて、マーケティングの4Pとされる（**問 159** 要点 参照）。

選択肢考察

問 196

○(1) 深川丼とは、アサリやハマグリといった貝類とネギなどの野菜の味噌汁をご飯の上にかけたり、一緒に炊き込んで作る、東京都のご当地食である。

×(2) たこ焼きは、小麦粉を水に溶き、中に細かく刻んだたこの小片、その他具材を入れ、鉄板の型に流し込んで焼く、大阪府のご当地食である。

×(3) タコライスとは、スパイシーに味付けしたひき肉、野菜（主にレタスやトマト）、チーズ、サルサソースといったタコスの具材をご飯の上に乗せた、沖縄県のご当地食である。

×(4) 味噌煮込みうどんとは、味噌仕立ての汁でうどんを煮込んだ麺料理で、愛知県のご当地食である。

問 197

×(1) POPやポスターの掲示は販売促進にあたる。

×(2) ダイレクトメールは販売促進にあたる。

○(3) 直接の声かけは人的コミュニケーションにあたり、人的販売である。

×(4) 目の前での盛付などのデモンストレーションは販売促進にあたる。

正 解 問196 (1)
問197 (3)

要 点

主なプロモーション活動

広告・宣伝	不特定多数の顧客に対するマスメディアを使った認知率アップのための活動	テレビなど
販売促進	限定された専用のメディアを使った顧客づくりの活動	ダイレクトメール、POP、デモンストレーションなど
人的販売	人的コミュニケーションによる活動	セールス、試食販売など
パブリシティ	メディアに対して代金を払わない活動	プレスリリースの配布、セミナーなど

10

問 198　　問 199　　問 200

次の文を読み「198」、「199」、「200」に答えよ。

I保健所に勤務する管理栄養士である。

I地区の住民を対象に、高血圧症と調味料類の摂取の関連を調べるための研究を実施した。ベースライン時に高血圧症に罹患していない20～30歳代の男女の集団10,000人を30年間にわたって追跡し、高血圧症と調味料類の摂取との関連を研究する計画を立て実施した。調査期間には、定期的に食事調査を行い、調味料類の習慣的な摂取状況を把握し、高血圧症罹患についても調査した。調味料類の摂取が多い集団5,000人中500人の高血圧症罹患者がおり、調味料類の摂取が少ない集団5,000人中300人が高血圧症罹患があった。

198 この研究に用いられた研究デザインとして、**最も適切な**のはどれか。1つ選べ。

(1)　地域相関研究
(2)　前向きコホート研究
(3)　症例対照研究
(4)　ランダム化比較対照試験

199 この研究で用いられるのに適する食事調査法である。最も適当なのはどれか。1つ選べ。

(1)　食物摂取頻度調査法
(2)　食事記録法（秤量法）
(3)　24時間食事思い出し法
(4)　食事記録法（目安法）
(5)　陰膳法

200 この研究結果で「調味料類の摂取が多い集団5,000人が、調味料類の摂取を抑えることで予防できたと予想される高血圧症数」である。最も適当なのはどれか。1つ選べ。

(1)　4人
(2)　30人
(3)　50人
(4)　200人
(5)　355人

正解へのアプローチ

問 198

調味料類の摂取量の曝露要因と高血圧症の罹患という帰結の発生状況を解明する追跡調査であるため、前向きコホート研究が適している（**問 5**（要 点）参照）。

問 199

高血圧症などの生活習慣病の発症の要因には、長い年月にわたる食生活・食習慣が関与している。疾病の発症と食生活習慣の因果関係を検討するためには、習慣的な食事内容の把握が必要となり、食事調査法は食物摂取頻度調査法が適している。

問 200

コホート研究においての曝露効果の評価に用いられる指標には、相対危険と寄与危険がある。症例対照研究では、オッズ比が評価の指標として用いられる。

寄与危険は、「寄与リスク（絶対リスク増加）」とも呼ばれ、曝露群と非曝露群における疾病の頻度の差を示す。曝露群の発生率から非曝露群の発生率を引いたものが寄与危険となり、曝露効果の強さを示す。寄与危険（罹患率の差）は、その差が「曝露したことで罹患した分」である。例えば、喫煙群の肺がん発生率が30%で、非喫煙群の肺がん発生率が5%だとすると、「30－5＝25%」で、つまり、寄与危険は25%となる。その差が「たばこのせいで肺がんになった分」であって、言い換えると「たばこを吸わなければ肺がんにならなかった分」となる。

コホート研究においての曝露効果の評価に用いられる指標には、相対危険と寄与危険があり、それぞれ相対危険度、寄与危険を求めると以下のようになる。

相対危険の求め方

	疾病あり	疾病なし	計
曝露あり	A	B	A+B
曝露なし	C	D	C+D
計	A+C	B+D	総計 (A+B+C+D)

$$\text{RR（相対危険）} = \frac{A／(A+B)}{C／(C+D)} = \frac{\text{曝露群の罹患率}}{\text{非曝露群の罹患率}}$$

10

調味料類摂取量と高血圧症罹患の相対危険

		高血圧症罹患		計
		罹患あり	罹患なし	
調味料類摂取量	多い集団（曝露あり）	500	4,500	5,000
	少ない集団（曝露なし）	300	4,700	5,000
計		800	9,200	10,000

$$\text{RR（相対危険）} = \frac{500/(500+4,500)}{300/(300+4,700)} = 1.67$$

寄与危険の求め方
寄与危険＝A÷（A+B）－C÷（C+D）＝曝露群の罹患率−非曝露群の罹患率

寄与危険を用いることで、曝露を除去した場合の疾患予防人数を算出することができる。寄与危険＝500÷（500＋4,500）－300÷（300＋4,700）＝0.04となる。曝露群は5,000人であるため、予測される高血圧症の予防者数は、5,000人×0.04＝200人になる。

選択肢考察

問 198

×(1) 地域相関研究（生態学的研究）は、国や地域などの集団を対象に、栄養素摂取量と、疾病の罹患率・死亡率との関連を調査する方法である。

○(2) 前向きコホート研究は、健康人を集団の対象とし、ある要因の暴露情報を調査し、その集団の追跡調査を行い、要因への暴露の有無またはレベル別に疾病の罹患状況を観察し、要因と疾病との関連性を調査する方法である。

×(3) 症例対照研究は、疾病に罹患した患者（症例）と健康人（対照）について、過去のある要因の曝露状況を比較することにより、要因と疾病との関連性を調査する方法である。

×(4) ランダム化比較対象試験は、研究対象者を無作為に2グループに分け、一方には評価しようとする暴露要因への介入を行う群（介入群）、もう一方には介入を行わない群（対照群）に割り付けて、一定期間後に帰結の起こり方を比較し、介入の効果を検証する方法である。

問 199

○(1)　食物摂取頻度調査法は、食品リストとその摂取頻度を記入する調査票を用いて、対象者に習慣的な食事摂取量を聞き取るまたは記入してもらう方法である。1回の調査で個人の習慣的な食事摂取状況を把握することが可能である。集団における個人のランク付けを行い、摂取量と疾患との関連について検討を行うことができる。

×(2)　秤量記録法は、ある特定の日数の食事で摂取した食物の重量について、秤を使って測定し記録する方法であり、1回の調査では習慣的な食事摂取状況の把握は難しい。

×(3)　24時間食事思い出し法は、調査の前日の1日分に摂取した食物の量と種類を、調査員が面接して食事摂取状況を記録する方法で、1回の調査では習慣的な食事摂取状況の把握は難しい。

×(4)　目安量記録法は、ある特定の日数の食事で摂取した食物の重量を、目安量（ポーションサイズ）で記録する方法であり、1回の調査では習慣的な食事摂取状況の把握は難しい。

×(5)　陰膳法は、被験者が摂取した食物の実物と同じものを用意し、化学分析を行い摂取した栄養素量を推定する方法であり、習慣的な食事摂取状況の把握は難しい。

問 200

×(1)、(2)、(3)、(5)

○(4)　（正解へのアプローチ）参照。

正　解　問198　(2)
問199　(1)
問200　(4)

10

■ 索引 ■

C

G

H

I

J

L

M

N

O

Q

U

V

数字

ACCESS & MAP

東京校 *Tokyo*

〒160-0023
東京都新宿区西新宿 8-1-15
サンライズビル
TEL：03-5358-9211
FAX：03-5358-9212

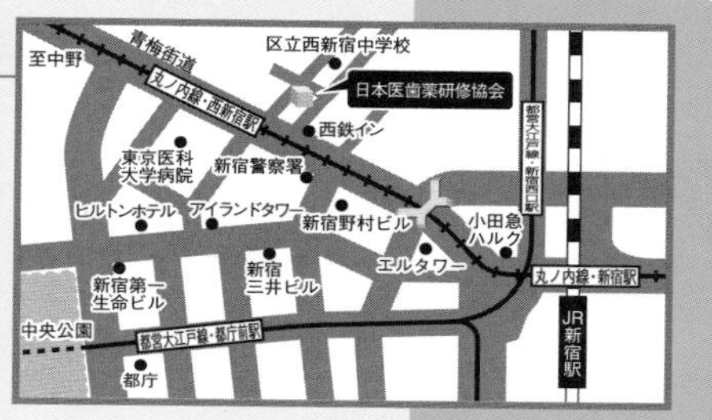

大阪校 *Osaka*

〒530-0001
大阪府大阪市北区梅田 1-3-1
大阪駅前第 1 ビル 9 F
TEL：06-4797-3516
FAX：06-4797-3517

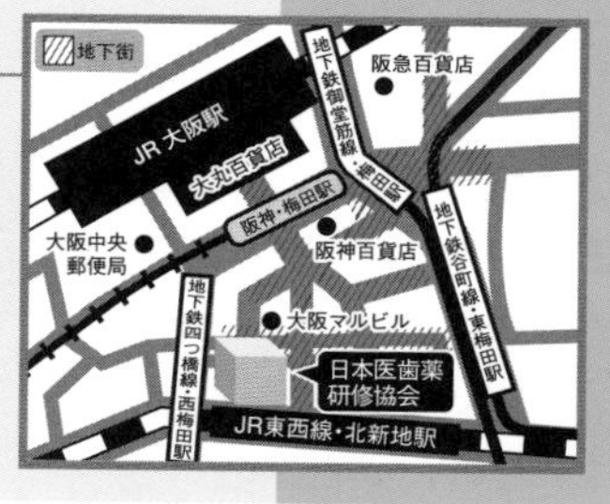

松本校 *Matsumoto*

〒399-0036
長野県松本市村井町南 1-35-51
メゾン西中屋ビル 1F
TEL＆FAX：0263-57-1489

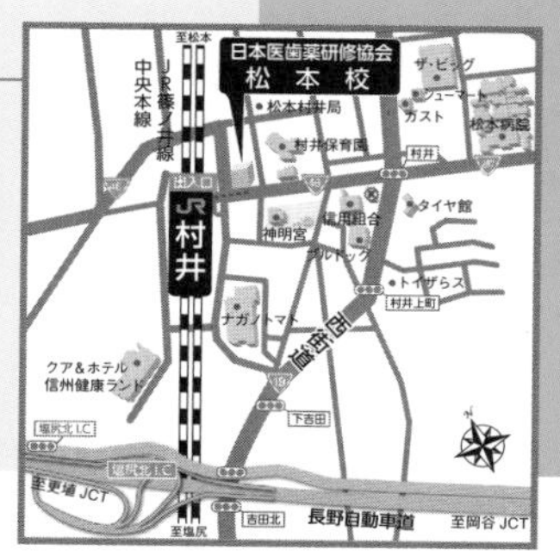

管理栄養士国家試験対策オリジナル問題集
管理栄養士国試合格のエッセンス 11

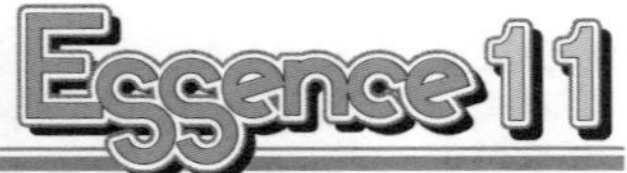

2020 年 11 月 28 日　第 1 刷　発行

編　者　　日本医歯薬研修協会
　　　　　管理栄養士国家試験対策委員会

発行元　　日本医歯薬研修協会
発売元　　株式会社　つちや書店
〒113－0023　東京都文京区向丘 1－8－1 3
電話 03（3816）2071（代）　ファックス 03（3816）2072
E-mail: info@tsuchiyashoten.co.jp

印刷・製本　(有)エスティー企画

ISBN 978－4－8069－1719－9　C3047